热带医学特色高等教育系列教材

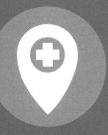 # 热带媒介生物学

夏乾峰　主编

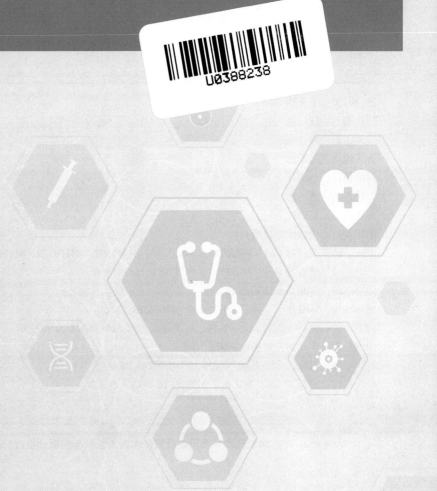

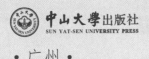 中山大学出版社
SUN YAT-SEN UNIVERSITY PRESS

·广州·

图书在版编目（CIP）数据

热带媒介生物学/夏乾峰主编. —广州：中山大学出版社，2022.10
（热带医学特色高等教育系列教材）
ISBN 978 - 7 - 306 - 07627 - 4

Ⅰ. ①热… Ⅱ. ①夏… Ⅲ. ①热带医学—传染媒介—生物学—高等学校—教材
Ⅳ. ①R188.11

中国国家版本馆 CIP 数据核字（2022）第 186161 号

出 版 人：王天琪
项目策划：徐 劲
策划编辑：吕肖剑
责任编辑：周明恩
封面设计：林绵华
责任校对：舒 思
责任技编：靳晓虹
出版发行：中山大学出版社
电　　话：编辑部 020 - 84110283，84113349，84111997，84110779，84110776
　　　　　发行部 020 - 84111998，84111981，84111160
地　　址：广州市新港西路 135 号
邮　　编：510275　　传　真：020 - 84036565
网　　址：http://www.zsup.com.cn　E-mail：zdcbs@ mail.sysu.edu.cn
印 刷 者：广州市友盛彩印有限公司
规　　格：787mm×1092mm　1/16　11.75 印张　285 千字
版次印次：2022 年 10 月第 1 版　2022 年 10 月第 1 次印刷
定　　价：38.00 元

《热带媒介生物学》编委会

Contents

目 录

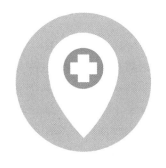

第一章 | 热带媒介生物学概论

热带媒介生物学（tropical vector biology）是研究在热带地区及亚热带地区传播人类疾病的媒介生物及其与人类宿主的相互关系的一门科学。它以热带媒介为研究对象，阐述其在生物界的分类、形态特征、生态习性、危害性，以及对其防治方面的知识，旨在控制和消灭热带媒介传播的人类疾病，保障人类的生命安全。

 ## 第一节　概述

媒介生物（vectors）是指能将传染病病原体从人或其他动物传播给人的生物。在人类发展的历史上，媒介生物与人类健康、经济发展和社会活动等密切相关。媒介生物对人体除了直接危害外，最严重的危害就是传播疾病，由媒介生物传播的疾病被称为媒介传染病（vector-borne diseases）。媒介传染病主要包括以吸血节肢动物为媒介的虫媒传染病和动物源性的动物媒介传染病，如疟疾、登革热和鼠疫等。可经按蚊叮咬传播的疟疾在第一次世界大战时期（1914—1918）发生了大流行，特别是在东非的英军，感染疟疾丧生者达 10 万以上。现在，疟疾已经成为全世界最普遍和严重的热带疾病之一，世界卫生组织发布的《2020 全球疟疾报告》显示，在 2019 年全球报告的 2.29 亿例疟疾病例中，超过 40 万人死于疟疾。14 世纪 40 年代，黑死病在欧洲暴发，瘟疫夺走了 2500 万欧洲人的性命（占当时欧洲总人口的三分之一），远高于欧洲因第二次世界大战而死去的人数（占其总人口的 5%）。引起黑死病的鼠疫耶尔森菌直到 1894 年方被发现，其经蚤叮咬传播。

随着全球气候变化、生态环境改变、全球贸易与人口流动速度加快、迅速无计划的城市化以及杀虫剂抗性产生等，媒介生物分布范围不断扩大，甚至一些之前已经被消除的媒介生物死灰复燃，媒介传染病日益严重。进入 21 世纪，西尼罗病毒、登革病毒和寨卡病毒的全球扩散，给媒介生物和媒介传染病的控制敲响了警钟。2017 年世界卫生大会批准的《2017—2030 年全球病媒控制对策》指出，全球约 80% 的人口处于一种或多种媒介传染病的风险中，约 17% 的全球传染病负担是由媒介传染病造成的，每年有超过 70 万人死于媒介传染病。

我国人口众多、幅员辽阔、对外交往频繁，面临着严重的本土媒介传染病负担和巨大输入风险，如登革热、疟疾、基孔肯雅热、肾综合征出血热等。近年来，我国媒介传染病频繁暴发，呈现出输入风险增加、部分疫情反弹和新发传染病不断出现的特点，防控形势异常严峻。另外，我国经济发达城市大部分都处于热带及亚热带地区。热带媒介生物的研究对我国生物安全和经济发展具有重要意义，同时也符合"健康中国 2030"的主旨，即主要健康危险因素得到有效控制，消除一批重大疾病危害。

 ## 第二节　热带媒介生物的共同特征及分类

热带媒介生物，除了少数哺乳动物，例如鼠，主要包括昆虫纲、蛛形纲、颚足纲、倍足纲等节肢动物。热带媒介节肢动物的基本形态特征有：①身体两侧对称、分节明显，身体因此被分为若干部分（即体节），每个体节一般都有一对附肢；②附肢具有若干关节，以关节相连的分节被称为肢节（podomere）；③附肢与身体相连的部分也有关节，这使它们具有多种功能，如运动、捕食、呼吸和感觉等；④体表由几丁质构成，能够保护机体，抵抗外来损伤，防止体内水分蒸发；⑤具有开放式循环系统，里面充满着血淋巴，所有的器官都浸泡在血淋巴内；⑥生活史中大都有蜕皮和变态现象。

热带媒介生物分类系统与其他动植物分类相同，主要包括界、门、纲、目、科、属、种以及亚种等级。其中，种是分类的基本单位，而种以上的分类阶元是代表在形态、生理等方面相近的若干种的集合单位。亚种是指某种生物分布在不同地区的种群，由于受所在地区生活环境的影响，它们在形态构造或生理机能上发生了某些变化，这个种群就被称为某种生物的一个亚种。亚种是物种形成的过渡阶段，地理隔离是构成亚种的必要条件。

媒介生物传统分类的主要依据是形态学的差异，方法简单易行，鉴定到种往往也是准确的。但只靠外部形态学特征进行分类有一定的局限性，如无法分辨近缘种或近似种。随着分子生物学的迅猛发展，热带媒介生物的分类技术也在不断发展。常用的分类技术有细胞遗传学分类技术、生物化学分类技术和分子生物学分类技术。

一、细胞遗传学分类技术

细胞遗传学主要是从细胞学的角度，特别是染色体的结构与功能，以及染色体和其他细胞器的关系来研究遗传与变异的机制。细胞遗传学分类技术即通过对媒介生物的染色体数目、形态、分组形式、C－带带型等方面的特征进行比较分析，从而对热带媒介生物进行鉴定。

二、生物化学分类技术

生物化学是一门研究生物体中的化学进程的学科。生物化学分类技术即利用生物化学的研究方法对物种进行分类的技术。主要有同工酶电泳技术和表皮碳氢化合物分析技术。

（1）同工酶电泳技术。同工酶是指生物体内催化相同反应而分子结构不同的酶，由不同基因位点或等位基因编码。同工酶电泳技术就是通过酶的电泳条带的差异来推断基因位点和等位基因的不同，并以此作为分类依据。

（2）表皮碳氢化合物分析技术。昆虫表皮蜡层中的主要成分是碳氢化合物，通常是碳数为 20～50、直链或支链、饱和或不饱和的长链烃类。昆虫表皮碳氢化合物的组分和含量在种间存在差异，常用气相色谱技术或气相色谱－质谱联用技术进行分析，以此为依据对昆虫的近缘物种进行鉴定。例如，美国俄克拉荷马州立大学的 Hoppe 等（1990）比较了虻属中三个在形态和地理分布上相似种的表皮碳氢化合物，结果显示这些表皮碳氢化合物之间差异显著。

三、分子生物学分类技术

分子生物学分类技术指利用分子生物学的方法分析 DNA 或 RNA 序列在不同物种的差异，并以此推断不同物种之间的演化关系。常用的基因有 16S rRNA 的核酸序列、细胞色素 C 氧化酶（COI）的基因序列以及核糖体 DNA 的第二内部转录间隔（ITS2）等。

Murrell等（2002）在一次全证据分析中使用了 12S rRNA、细胞色素 C 氧化酶Ⅰ（COI）、ITS2、18S rRNA 和形态学特征共 5 个部分的数据，推断了扇头蜱亚科（Rhipicephaline）和璃眼蜱亚科（Hyalomminae）7 个属的系统发生；研究了这些属内的亚属和种群的关系；解释了其生物地理学和生活史的演化。

 第三节　热带媒介生物的主要种类

媒介生物主要包括节肢动物和啮齿动物。节肢动物是动物界中种类最多的一个门类。在所有已知的动物种类中，大约有 84% 属于节肢动物门。节肢动物具有极强的适应性，可在陆地环境和水生环境中栖息。

节肢动物的显著特征是存在一种由几丁质与蛋白质结合而成的关节骨骼覆盖物。这种无生命的外骨骼是由下表皮（与其他动物的皮肤相对应）分泌的。可能是由于外骨骼的存在，节肢动物缺乏运动性纤毛。节肢动物的身体通常是分节的，各体节都有成对的附肢，这也是节肢动物命名的由来。大约有 100 万种节肢动物被描述过，其中大多数是昆虫。然而，这个数字可能只占总数的一小部分。根据从热带森林树梢采集的未描述物种数量，动物学家估计仅昆虫物种总数就高达 550 万种；所描述的 48000 多种螨类可能也只占现有螨类数量的一小部分。

节肢动物门主要分为六足亚门（昆虫纲）、螯肢亚门（蛛形纲）、甲壳亚门（颚足纲）和多足亚门（倍足纲）。4 个亚门包括 13 个纲，可传播疾病的节肢动物分属其中 6 个纲，最重要的是昆虫纲和蛛形纲节肢动物。

一、昆虫纲

昆虫纲（Insecta），不仅是节肢动物门，也是整个动物界中种类和数最多的一个纲。昆虫有分节的躯体、有关节的腿和外骨骼。昆虫与其他节肢动物的区别在于它们的躯体分为三个主要部分：①头，包括嘴、眼睛和触角。②三节段的胸部，成虫通常有三对足，同时通常有一对或两对翅膀。③腹部，具有多个节段，包含消化、排泄和生殖器官。

（一）双翅目

双翅目（Diptera）是昆虫纲中最重要的一目，能够传播的疾病也最多。主要特征是仅具有一对发达的前翅，后翅退化为平衡棒，极少数种类无翅。口器为吸收式，复眼大，单眼 3 个。可分为长角亚目、短角亚目和芒角亚目。①长角亚目为双翅目演化的原始类型。成虫触角呈丝状，长度一般长于头胸部之和（见图 1-1a、b、c）。如蚊、蠓、蚋等吸血双翅目昆虫，其通过吸血可以传播多种病原体，引起疟疾、登革热、黄热病和丝虫病等。②短角亚目为双翅目演化的第二阶段（见图 1-1d）。成虫触角短于胸部，羽化时从蛹体的直形裂缝中钻出。它包括大部分虻类。雄虻不吸血，雌虻在吸血时可以传播多种病原体，引起锥虫病、野兔热和莱姆病等。③芒角亚目为双翅目演化的第三阶段（见图 1-1e）。成虫触角短，羽化时从蛹壳顶部的环形裂口钻出。主要包括蝇类。吸血蝇类可以传播非洲锥虫病，非吸血蝇类也可机械性传播霍乱、伤寒等疾病。

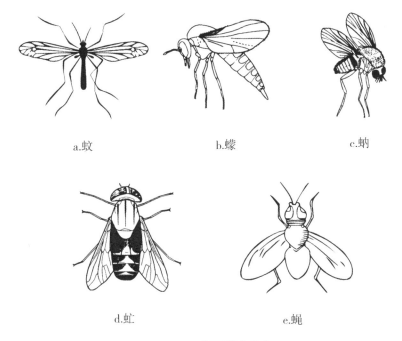

a.蚊　　　　　　　b.蠓　　　　　　　c.蚋

d.虻　　　　　　　　e.蝇

图1-1　双翅目媒介生物

（二）蚤目

蚤目（Siphonaptera）是一类体型侧扁、足长、体小，以吸血为生的全变态昆虫（见图1-2a）。蚤目通常被称为跳蚤，生活史有卵、幼虫、蛹和成虫四个发育阶段。成虫寄生于哺乳动物和鸟类，可以引起皮炎，同时还可以传播鼠疫和斑疹伤寒等疾病。

（三）虱目

虱目（Anoplura）隶属于昆虫纲、有翅亚纲，包括头虱、体虱、阴虱等。体型小，背腹扁平，刺吸式口器，不用时缩入头内（见图1-2b）。虱目终生寄生在哺乳动物及人体上，是以吸血为生的渐变态昆虫。虱子叮人吸血时，可引起皮肤发痒，手抓可导致皮肤破损，引起感染，形成脓疮。体虱和头虱被认为是传播流行性斑疹伤寒、虱传回归热等疾病的主要媒介。

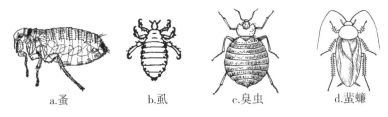

a.蚤　　　　　b.虱　　　　　c.臭虫　　　　　d.蜚蠊

图1-2　非双翅目昆虫媒介生物

（四）半翅目

半翅目（Hemiptera）隶属于昆虫纲、有翅亚纲、渐变态类，世界性分布，已知种类有38000种，以热带、亚热带地区存在的种类最为丰富。猎蝽科的锥蝽和臭虫科的臭虫可吸食人血（见图 1 - 2c）。锥蝽还可传播美洲锥虫病。

（五）蜚蠊目

蜚蠊目（Blattaria）是一类体型较扁平，头后口式，咀嚼式口器，足发达，适于疾走的昆虫，也被称为蟑螂（见图 1 - 2d）。在热带、亚热带或北方室温高的地方终年繁殖活动。可机械性传播痢疾、伤寒等疾病。

二、蛛形纲

蛛形纲（Arachnida）是节肢动物门螯肢亚门下的一个纲，也是节肢动物门中仅次于昆虫纲的第二大类。躯体由头胸部和腹部两部分构成或头胸愈合成躯体，无触角，有 4 对足。蛛形纲动物均为雌雄异体，大多为卵生，少数为卵胎生，与热带病密切相关的主要有两个目。

（一）蜱目

蜱目（Ixodida）是蜱螨亚纲中专性吸血寄生的有害节肢动物（见图 1 - 3a）。体背腹面扁平，表皮革质，通常可以分为假头（capitulum）和躯体（idiosoma）两个部分。吸血后，蜱虫体型增大。蜱的叮咬会造成宿主血液损失，同时往往会引起伤口继发感染。蜱虫还可以传播很多人、畜疾病，严重危害人类健康和生活生产。

（二）真螨目

真螨目（Acariformes）是蜱螨亚纲中的一目，体型较小，呈圆形或卵圆形，体后半部分没有气门（见图 1 - 3b）。成螨和若螨有 4 对足，幼螨只有 3 对足。比较常见的媒介螨虫有革螨、恙螨和粉螨等。螨虫叮咬人吸血，不但可以引起螨性皮炎、哮喘，还会传播病毒、立克次体、细菌和原虫等病原体。

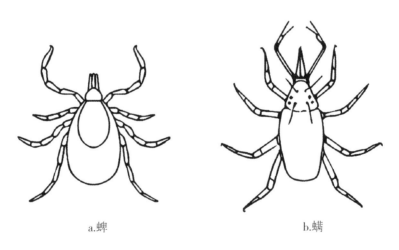

a.蜱   b.螨

图 1 - 3　蜱螨形态

三、其他

（一）颚足纲

剑水蚤属节肢动物门甲壳亚门颚足纲（Maxillopoda）动物，是淡水浮游动物中的一个重要类群。体型细小，头胸部卵圆形，占虫体的大部分，腹部细小（见图1-4a）。第一触角大，通常用于游泳。原尾蚴常寄生于剑水蚤，人如果喝了含感染性剑水蚤的生水而感染裂头蚴，可引起癫痫、头晕等症状。

（二）倍足纲

马陆属节肢动物门多足亚门倍足纲（Diplopoda）动物，又被称为千足虫。主要特征是体节两两愈合（双体节），头节后的3个体节每节有1对足，其他体节有2对足（见图1-4b）。这也是倍足纲名称的由来。马陆可分泌有毒的化学物质，对人体有害。如热带雨林中的马达加斯加猩红马陆喷出的液体能使人双目片刻失明。

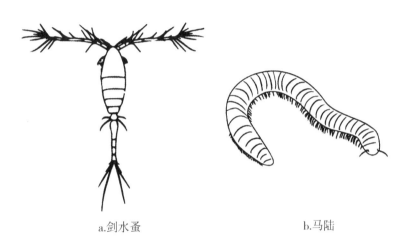

a.剑水蚤　　　　　　　　b.马陆

图1-4 剑水蚤和马陆形态

（三）哺乳纲

鼠类属脊索动物门哺乳纲（Mammalia）动物，有2200多种，占哺乳动物种类数的40%。其种类多、分布广、与人类活动关系密切、是鼠源性疾病的感染源或传播媒介，因而给人类带来了较大的危害。我国有鼠类近200种，主要流行的鼠传性疾病是由汉坦病毒引起的肾综合征出血热。

 第四节 热带媒介生物学发展历史

热带媒介生物学是研究主要分布在热带及亚热带的媒介生物的形态特征、分类、生活史、地理分布、致病机理、传播规律及防控策略的一门科学。热带媒介生物主要分为两大类——节肢动物和啮齿动物。其中，节肢动物媒介生物数量最多，种类最丰富。而昆虫是媒介节肢动物中最大的一个类群，早期人们对热带媒介生物学的研究主要体现在对媒介昆虫的研究。随着科学技术的迅猛发展，媒介昆虫已经发展成为一门独立的学科，而热带媒介生物除了昆虫纲，还有蛛形纲、倍足纲以及鼠等。其中，热带媒介昆虫和热带媒介蜱螨是主要的研究内容。

19 世纪末期，国际上首次确证昆虫是疾病的传播媒介生物。英国医生 Patrick Manson 于 1877 年发现班氏丝虫在致倦库蚊体内发育，这为媒介昆虫学的发展奠定了基础。1895 年，另一位英国医生 David Bruce 发现非洲锥虫病由舌蝇（tsetse fly）传播，并找到了这种疾病的病原体布氏锥虫（*Trypanosoma brucei*）。随后，疟疾、鼠疫、登革热等多种疾病的传播媒介生物也被确认。媒介昆虫研究重点逐渐转为疟疾等全世界广泛传播的媒介传染病的暴发、流行病学研究和重要媒介的控制。到 20 世纪七八十年代，国际媒介昆虫领域借鉴遗传分析工具展开研究，如利用 PCR 方法（聚合酶链式反应）对媒介昆虫进行分类鉴定。20 世纪末，登革热再次流行，登革热的致病机理、监测预防等成为媒介昆虫领域的重要研究方向。进入 21 世纪后，媒介昆虫的研究蓬勃发展，在媒介昆虫基因组与遗传学研究、对杀虫剂抗性研究、生物防控研究、分类和进化研究、媒介昆虫传播疾病机制等研究领域取得了较大的进展。

我国对热带媒介昆虫的研究起步较晚。1938 年，吴希澄出版了我国第一本比较系统地介绍媒介昆虫的专著《医学昆虫学》。1930—1950 年，冯兰洲教授在媒介昆虫研究领域做出了一系列卓越贡献：确定了中国疟疾和丝虫病的主要媒介昆虫，并对媒介白蛉传播黑热病的作用进行了深入研究。同时代的胡经甫教授撰写了《中国昆虫名录》，该著作记载了昆虫 25 目、392 科、4968 属、20069 种，几乎囊括了世界上所有有关中国昆虫的记载。新中国成立后，我国媒介昆虫研究进入了快速发展的阶段。陆宝麟教授在 20 世纪 50 年代研究了蚊类的生殖营养循环和生理年龄，在 1978 年发现了登革热暴发流行的媒介——埃及伊蚊和白纹伊蚊。1997 年，陆宝麟教授出版了《中国蚊科志》，标志着我国蚊类分类研究进入成熟阶段。2011 年后，疟疾、登革热、埃博拉、寨卡热等传统和新发昆虫媒介疾病持续发生。随着我国对媒介昆虫疾病的研究更加重视，媒介昆虫生物组学、生理生化、分类进化和传播机制等研究方向取得了重大进展。

蜱螨学的研究可以追溯到 18 世纪，瑞典著名的分类学家卡尔·冯·林奈在 1735 年发表的著作《自然系统》中开始把蜱螨列为一个属来进行描述。1882 年，意大利科学家 A. Berlese 记载了在一些国家采集到的螨虫数据。两年后，英国学者 A. D. Michael 编写了《粉螨科》和《甲螨科》两本专著。19 世纪末 20 世纪初，蜱螨学已经开始在欧洲发展成为一门近代科学。1929 年，德国科学家 H. G. Vitzthum 编写了两本欧洲螨虫分类的专著，加上 G. H. F. Nattall 编写的蜱总科的专著，奠定了蜱螨学研究的基础。到了 19 世纪 50 年代，蜱螨学快速发展，已经成为一个独立的学科分支。1963 年，国际上开始有了蜱螨学的学术大型会议——国际蜱螨学大会，至今该大会已经召开了十几届。蜱螨学的研究全面展开，其形态学、分类学、生物学、生态学、致病分子机制以及防控方法等研究方向发展迅猛。

我国很早就有关于蜱螨的记录。1578 年，李时珍在《本草纲目》中不仅描述了蜱的形态和危害，而且对其发育过程也有记载。20 世纪 30 年代，我国学者冯兰洲教授及钟惠澜教授发现，回归热的传播并不是通过蜱的粪便，而是蜱的基节腺分泌物污染伤口所致；50—60 年代，我国科研工作者主要对森林脑炎、斑疹伤寒、恙虫病和出血热等疾病的传播媒介蜱、革螨、恙螨进行研究，在蜱螨分类、生活史、栖息与活动、与宿主的关系以及所传疾病的流行病学调查等方面积累了大量的资料。进入 70 年代，有关螨虫的研究拓展到了蠕形螨和尘螨的形态、生态、致病性和诊断治疗。80 年代，我国大量有关蜱螨学的专著出版。李隆术的《蜱螨学》、邓国藩的《中国蜱螨概要》等，直接推动了我国蜱螨学研究的发展。90年代后，我国蜱螨学的研究进入了分子生物学的时代，如蜱螨基因组多态性DNA的研究，恙虫病立克次体基因序列扩增、鉴定和克隆等。

 第五节　热带媒介生物的生活史

热带媒介生物大都为节肢动物，这里主要对热带媒介节肢动物的生活史进行描述。生活史是指生物个体从出生至死亡所经历的全部过程，是生物种的属性。主要包括生殖、生长发育和各发育阶段的行为。例如，热带媒介生物蜱的生活史包括卵、幼虫、若虫和成虫四个时期（见图1-5）。

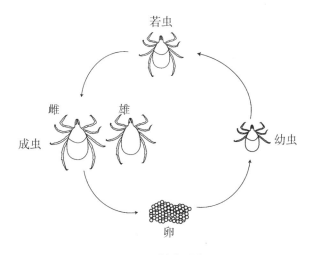

图1-5　蜱生活史

一、生殖

热带媒介生物的生殖根据受精机制可分为两性生殖和孤雌生殖，按照产生后代的虫态又可分为卵生和卵胎生。

大多数媒介节肢动物的生殖方式是两性生殖，即雌雄异体，雌雄交配，雌性个体的卵与雄性个体的精子结合，产生受精卵，最后从受精卵发育成正常个体。而在媒介节肢动物的某些种类中，卵不经过受精也可以发育成正常的个体，这种方式即为孤雌生殖，也称为单性生殖。孤雌生殖有利于在不利环境下保存种群。

根据受精卵的发育是否完全在母体外进行，媒介节肢动物两性生殖主要分为卵生和卵胎生两种类型。如果受精卵发育完全在母体外进行，依靠卵自身所含营养完成，则为卵生。如果受精卵发育在母体内和母体外共同完成，则为卵胎生。卵胎生有利于避免卵暴露在外界环境中可能遇到的危险，有利于后代的安全发育。

二、生长发育

发育根据发育过程可分为胚前发育（pre-embryonic development）、胚胎发育（embryonic development）和胚后发育（post-embryonic development）三个阶段。胚前发育为配子的形成阶段。胚胎发育是指从受精卵第一次分裂开始到胚胎形成的过程。胚后发育指从胚胎发育完成后到性成熟的过程。

（一）胚前发育

胚前发育主要是指配子发育，配子包括雌虫的卵和雄虫的精子。卵的发育始发于卵原细胞，卵原细胞原始分裂产生卵母细胞，卵母细胞吸收营养、合成卵黄，然后，最外层形成卵壳。卵成熟后，从卵巢管柄进入输卵管。卵的端部有 1 个或多个贯穿卵壳的小孔，被称为卵孔（micropyle），精子可通过卵孔进入卵内进行受精，所以卵孔又被称为受精孔。精子发育始发于原始生殖细胞分裂，分裂后产生 1 个新的原始生殖细胞和 1 个精原细胞。精原细胞经过 6 ～ 8 次分裂产生 64 ～ 256 个双倍体精母细胞，然后，精母细胞转变成精子。

（二）胚胎发育

雌雄交配，卵受精被称为合子。胚胎发育始发于合子的第一次分裂。首先经过卵裂和胚盘形成。然后，细胞开始分化形成胚带和胚膜。接着，胚带从前到后沿着中线内凹，凹陷的部分称为胚带中板，两侧为胚带侧板。侧板相向延伸而愈合成胚胎的外层，而中板两端也相向愈合成里层。外层进一步发育成外胚层，里层进一步分化成中带和侧带，中带发育成内胚层，侧带发育成中胚层。胚层形成后，胚胎开始分节，形成原头和原躯。原头发生口、眼和触角等；原躯发生胸部和腹部等；而不同的胚层形成不同的器官。

（三）胚后发育

对于卵生媒介节肢动物来说，胚后发育指从卵孵化而出到成虫的发育过程。而对于卵胎生媒介节肢动物来说，由于胚胎发育完成与孵化而出的时间并不一定相同，因此，有专家把胚后发育叫作卵后发育。多数媒介节肢动物的胚的发育都要经过几个时期，以全变态昆虫为例，要经过幼虫期，即经过孵化成幼虫；幼虫经过几次蜕皮变成蛹；处于蛹发育阶段时，虫体不吃不动，但体内却在发生变化；最后羽化成成虫。

三、滞育

在媒介生物生活史中，如果出现了非致死的不良环境，如温度降低、食物减少等，一些媒介生物体内会产生一系列的生理变化，使能量物质储积、代谢减缓，进入滞育状态以待环境发生改变至适合再进行生长发育。

 第六节　热带媒介生物的生态学

生态学是研究有机体与周围环境（包括非生物环境与生物环境）相互关系的科学。热带媒介生态学即研究热带媒介生物与周围环境相互作用的科学。热带媒介生态学主要研究内容包括：①热带媒介生物个体生长繁殖、分布与环境的关系；②热带媒介生物群落的组织，种间的关系与生存密度的稳定和变化；③种群的遗传性及在时空上的存在状况以及变动规律。

一、个体生态学

热带媒介生物的个体生态学研究热带媒介生物生长、发育、栖息和活动等行为与环境因素的相关关系以及环境因素对这些行为的影响。环境因素可以分为非生物因素和生物因素两大类。非生物因素包括光照、温度、湿度等。一些媒介生物在温度低于一定数值下，不能完成生殖周期，从而限定了其分布。如印鼠客蚤卵发育的限定温度是 11.3 ℃，幼虫为 13.3 ℃，蛹为 12.1 ℃，当在温度持续低于 13.3 ℃的地域，印鼠客蚤不能完成生长繁殖。然而，全球气候变暖导致一些媒介生物的分布范围逐渐扩大。生物因素包括天敌（捕食性天敌和寄生天敌）、病原微生物和宿主等。生物因素一般作用于个体，而且与媒介生物之间是相互影响的。自然界中大量微生物可以导致媒介生物致病，其中主要有真菌、细菌和病毒。球孢白僵菌等真菌已经被应用到媒介害虫的防治中。宿主可得性也会影响媒介宿主的分布。

二、种群生态学

种群（population）是指同一时间在一定的自然区域内，同种生物所有个体的集合。种群是构成物种的基本单位，也是生物群落的基本组成。根据研究对象的不同，种群可以分为实验种群和自然种群。

种群的主要特征有性别比和年龄分布。性别比即群体内雌雄个体的比例，一般为 1∶1。一些媒介生物在食物缺乏时，雌性比例会下降。年龄分布是指不同年龄组的个体在种群内的比例。年龄分布反映的是种群个体的出生率，两者呈反比的关系。自然条件下媒介生物种群总是和其他物种种群联系在一起，彼此制约发展。种群之间存在竞争、捕食和寄生三种关系。

三、群落生态学

群落（community）是指在一定时空上分布的各物种的种群集合，包括动物、植物、微生物等各个物种的种群，共同组成生态系统中有生命的部分。群落中通常有一些重要的优势种（dominant species），它们占有较多的资源，具有加大容量的能量和高的个体数量密度，是群落中的关键性物种。除优势种外，还有亚优势种（subdominant species）、伴生种（companion species）以及罕见种（rare species）等。随着时间的推移，一些物种可能会取代另外一些物种，一个群落会取代另外一个群落，即群落演替。所以对于热带媒介要进行监测，防止媒介有害生物大量繁殖，成为群落优势种。生物多样性通常用来描述群落生物中的多样性、变异性。

随着分子生物学的快速发展，20 世纪 90 年代，生态学产生了一个新兴的学科分支，即分子生态学。分子生态学利用分子生物学的手段来研究和解决生态学问题，阐明外界环境对以中心法为基础的基因突变、基因表达以及蛋白质活性的影响，基因在生态功能和生物多样性保育中的作用，同时，探讨生物适应和进化的分子生物学基础。

 第七节　热带媒介生物对人类的危害

热带媒介生物对人类的危害体现在两个方面：直接危害和间接危害。直接危害，即对人类直接的骚扰、螫刺、寄生和引起过敏反应等。间接危害是作为媒介将病原体传播给人类，引起疾病。

一、直接危害

直接危害主要包括侵袭和吸血。多种媒介生物如蚊、白蛉、蠓、虻、蚋、蚤、虱、臭虫、蜱等会侵袭人体。

蚊虫与人类密切相关，蚊虫中，雄蚊不吸人血，雌蚊叮咬人体吸血。此外，蚊子在寻找宿主吸血时，会发出"嗡嗡"的声音，严重影响人们的工作和睡眠。蚊虫叮咬往往会伴随着奇痒和丘疹。白蛉多见于人的房屋、畜舍以及墙缝等，也能叮人吸血，造成人体血液损失。蠓一般滋生于水塘、沼泽、树洞、石穴的积水及荫蔽的潮湿土，在我国多分布于南方。蠓叮咬吸血时，可引起皮炎等局部反应。虻是吸血能力最强的昆虫，某些虻一次吸血可达上百毫升，常见的有牛虻和斑虻。斑虻能侵扰人，叮咬时能引起剧烈疼痛，产生大面积红肿。雌蚋交配后吸血，造成人体血液损失，多出现于春、夏、秋三季。蚤可接触人体进行骚扰并吸血，轻者被叮咬的部位常感到奇痒，影响休息，重者会因抓伤而感染。虱目中人虱和耻阴虱都寄生于人体，虱吸血后，在叮刺部位可出现丘疹和瘀斑，产生剧痒，抓搔可引起继发性感染。臭虫的幼虫和成虫都以吸血为食，并且可以在室内大量繁殖。蜱虫除卵，在各个发育时期都需要吸血，成虫可寄生吸血达两周时间，可造成被叮咬部位局部充血、水肿，还可引起继发性感染。

（一）螫刺和毒害

一些热带媒介节肢动物在螫刺时会分泌毒液到人体中，引起毒害，轻者有局部的红肿和疼痛，重者可引起全身症状，甚至死亡。例如，一些蜱类在叮咬的时候会分泌毒素进入人体，引起肌肉麻痹，毒素能在神经肌肉接头处阻断乙酰胆碱的释放，导致传导阻滞的发生，可致人呼吸衰竭而死亡，这也就是人们常说的蜱瘫痪。

（二）过敏反应

大部分热带节肢动物通过口器刺入皮肤吸血的同时，也会分泌具有抗原性的各种物质进入人体内，导致过敏反应的发生。媒介节肢动物分泌物中的毒素、抗凝蛋白、溶血素以及各种酶类对于人体来说都是非己物质，可引起免疫反应，在某些条件下，会导致过敏反应的发生，叮咬导致的过敏反应一般局限于皮肤。如果吸入非己物质，一般以全身症状为主。蚊、蝇、蚋等吸血叮咬会导致局部过敏反应，但是，螨和蜚蠊的组分可以通过呼吸系统进入人体，引起全身的反应。例如，尘螨可导致哮喘、过敏性鼻炎，严重危害人体健康。据临床统计，儿童过敏性哮喘约 80% 与尘螨有关。

（三）寄生

一些媒介生物可以寄生于人体。最常见的螨虫病有耳螨、疥螨和蠕形螨病。耳螨寄生在耳道内，常会导致局部瘙痒、摇耳。疥螨寄生在表皮中，可引起剧痒，皮肤表面潮红、有疹状小结、皮肤增厚、有结痂，通常因经常抓破引起缺毛。蠕形螨通常寄生于皮脂腺和毛囊中，一般以颜面部、四肢及腋下多见，患部皮肤发红，有散在红疹，感染后可形成脓包，多有体臭。穿皮潜蚤的雌蚤会寄生于人体皮内，引起潜蚤病，局部剧烈痛痒，伤口易继发感染而形成多发性疼痛性溃疡或并发破伤风、淋巴管或淋巴结炎。

二、间接危害

媒介生物可携带对人致病的病原体，主要包括病原微生物和寄生虫。它们在与人接触时将病原体传给人类，引起疾病。其传播疾病的方式主要分为机械性传播和生物性传播两种类型。

（一）机械性传播

机械性传播是指病原体并不在媒介生物体内进行扩增，其只是机械地携带了病原体，在合适的情况下传给人类。例如，携带病原体的蟑螂污染了人类的食物，人类通过进食而感染了病原体。

（二）生物性传播

生物性传播是指传播过程中，病原体在媒介生物上发生了生命行为。根据病原体与媒介生物的关系，生物性传播可以分为4种类型：发育式、繁殖式、发育繁殖式以及经卵传播式。

（1）发育式传播是指病原体在媒介生物体内可进行生活史循环变化，但并不繁殖，仅有形态结构和生理生化特性的变化，但是无数量上的增加。比较典型的是丝虫在媒介蚊虫内的携带。

（2）繁殖式传播是指病原体在媒介生物体内只有数量上的增加，但没有形态上的变化。病原体只有达到一定的数量才能进行传播。大多数媒介生物传播病原体属于这种情况，如病毒、细菌、立克次体等。

（3）发育繁殖式传播是指病原体在媒介生物体内既有形态学上的变化，又有数量上的增加。如疟原虫与杜氏利什曼原虫。

（4）经卵传播式是指病原体在媒介生物中可以感染雌虫的卵，使媒介生物下一代也携带病原体。如硬蜱的森林脑炎病毒、克里米亚 – 刚果出血热病毒、蚊虫体内的日本脑炎病毒等。

据统计，每年有超过70万人死于媒介生物传染病，包括疟疾、登革热、丝虫病和森林脑炎等（见表1－1）。蚊、蜱是这些传染病的主要媒介。丝虫病则受到蠓、虻和蚋的传播。

表 1 - 1　热带传染病的病原体及其媒介生物

疾病	病原体	媒介生物
疟疾	疟原虫	按蚊
登革热	登革热病毒	伊蚊
马来丝虫病	马来布鲁线虫	按蚊
班氏丝虫病	班氏吴策线虫	库蚊
乙型脑炎	乙型脑炎病毒	库蚊
森林脑炎	森林脑炎病毒	硬蜱、革螨
克里米亚 - 刚果出血热	克里米亚 - 刚果出血热病毒	硬蜱
Q 热	伯氏立克次体	硬蜱、软蜱
莱姆病	伯氏疏螺旋体	硬蜱
蜱媒回归热	包柔螺旋体	软蜱
非洲锥虫病	布氏锥虫	蝇
流行性斑疹伤寒	普氏立克次体	人虱
虱媒回归热	包柔螺旋体	人虱
鼠型斑疹伤寒	莫氏立克次体	蚤
欧氏丝虫病	丝虫亚目、丝虫科各种丝虫	螨
罗阿丝虫病	罗阿丝虫	虻
盘尾丝虫病	旋盘尾线虫	蚋

第八节　热带媒介生物的防治

　　热带媒介生物的防治是热带媒介生物学的重要研究内容，也是热带媒介生物学研究的最终目标。对热带媒介生物从最初的灭绝主张到现在的控制，热带媒介生物的防治越来越科学与规范化。

　　20 世纪 40 年代，DDT（双对氯苯基三氯乙烷）的问世使媒介生物的防治取得突破性进展。然而，随着 DDT 长期、大量的使用，媒介生物对 DDT 产生了抗性。DDT 在自然环境中降解缓慢，对环境也产生了破坏性影响。探索研究更多的媒介生物防治方法一直在进行。主要包括物理防治、化学防治和生物防治。

一、物理防治

　　物理防治主要是通过机械力、光、热、声、放射线等物理方法捕杀、隔离或驱赶媒介生物，防止它们骚扰人类、传播疾病。例如，在蝇类出没的地方悬挂粘蝇带、充电式苍蝇拍等，该类方法的主要特征是适合小规模的使用。也可以通过紫外线灯管诱杀媒介害虫。

20 世纪 50 年代，美国科学家还发明了辐射不育法，即通过辐射对目标媒介生物进行绝育。

二、化学防治

化学防治是指使用天然或合成的对媒介生物有杀灭作用的化学物质进行防治。化学防治的方法使用方便、见效快，但一般会污染环境，还有媒介害虫耐药性问题。DDT 已经在 2002 年被我国明令禁止使用。马拉硫磷、杀螟硫磷、敌敌畏等化学杀虫剂相继被投入使用。目前，家庭卫生杀虫剂主要是安全性好、杀虫效果佳的菊酯类，这类化学类杀虫剂因生物降解快而受到重视，被认为是有前途的杀虫剂。

三、生物防治

生物防治是指通过利用媒介生物的天敌或其代谢物控制媒介生物的方法。相对于化学防治，该方法对环境友好、可持续，但相对见效慢。生物防治的方法主要有释放媒介生物的捕食性天敌或致病微生物。代表性的致病微生物有苏云金杆菌和球形芽孢杆菌。苏云金杆菌血清型 H – 14 可有效杀灭蚊、白蛉和蚋的幼虫。球形芽孢杆菌主要用于库蚊防治。除了细菌，对真菌如白僵菌和绿僵菌的研究也较多，可应用于热带媒介生物的防治。

上述防治措施可以根据实际情况综合使用。同时，应提高人民对媒介生物防治重要性的认识，加强卫生管理，制定相关的法律法规，加强检疫、卫生监督以及强制防治措施。

参考文献

［1］ 俞守义，邹飞，陈晓光，等．现代热带医学［M］．北京：军事医学科学出版社，2012.

［2］ 李朝品．医学节肢动物学［M］．北京：人民卫生出版社，2009.

［3］ 叶真，夏时畅．病媒生物综合防制技术指南［M］．杭州：浙江大学出版社，2012.

［4］ 汪世平．医学寄生虫学［M］．北京：高等教育出版社，2004.

［5］ 邹振，康乐．媒介生物学与媒介昆虫［J］．昆虫学报，2018，61：1 – 10.

［6］ Michael Lehane. The Biology of Blood-sucking in Insects［M］. 2nd ed. New York：Cambridge University Press，2005.

［7］ Alan S. Bowman. Ticks：Biology，Disease and Control［M］. New York：Cambridge University Press，2008.

［8］ Richard L. Guerrant，David H. Walker，Peter F. Weller. Tropical Infectious Diseases Principles，Pathogens and Practice［M］. 3rd ed. Philadelphia：Elsevier Health Sciences，2011.

［9］ Laura Nabarro，Stephen Morris-Jones，David A. J. Moore. Peters' Atlas of Tropical Medicine and Parasitology［M］. 7th ed. Philadelphia：Elsevier Health Sciences，2019.

［10］ Gary R. Mullen，Lance A. Durden. Medical and Veterinary Entomology［M］. 3rd ed. New York：Academic Press，2019.

［11］ Jerome Goddard. Public Health Entomology［M］. New York：CRC Press，2012.

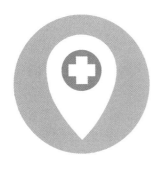

第二章 | 热带昆虫纲媒介生物

昆虫纲媒介生物种类繁多，是多种热带病病原体的储存宿主和传播媒介。热带昆虫引起的热带病已对人类健康构成严重威胁，是备受关注的全球公共卫生问题。控制媒介染疾病是当前人类健康保护面临的重大挑战。

第一节　蚊

蚊（Mosquito）被研究者认为是地球上最致命的动物。蚊传播的疾病又称蚊媒病（mosquito-borne diseases），该病每年至少夺去 100 万人的生命。截至 2018 年，蚊媒病约占全球传染病发病率和死亡率的 17%。蚊媒病的危害在媒介传播疾病引起的健康风险中排在首位。

一、分类

蚊属双翅目（Diptera）、蚊科（Culicidae），是最重要的医学节肢动物。全世界已记录蚊虫共 3 亚科（巨蚊亚科、按蚊亚科、库蚊亚科），35 属，3500 多种。中国已发现 370 余种，其中常见的吸血蚊虫有按蚊、库蚊、伊蚊 3 属。蚊的分类鉴定方法有传统的形态学鉴定法，相继结合了遗传学、分子生物学的方法进行分类。蚊分类的理论和方法在《世界蚊类专著》《中国蚊虫检索表》《中国动物志·昆虫纲·双翅目·蚊科》中记载十分详尽，是目前进行蚊分类的重要依据。

二、形态特征

卵：椭圆形，长 0.5～1 mm，宽 0.2 mm。按蚊卵呈舟形，不聚集，两侧有浮囊，单个卵漂浮于水面（见图 2-1）。库蚊卵呈圆锥状，堆积为一簇浮于水面（见图 2-2）。伊蚊卵呈橄榄形，单个卵散在沉于水底（见图 2-3）。

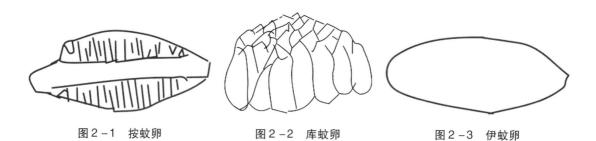

图 2-1　按蚊卵　　　　图 2-2　库蚊卵　　　　图 2-3　伊蚊卵

幼虫：又称孑孓。头部小，胸部宽大，腹部细长（见图 2-4）。按蚊幼虫静止时浮于水面，与水面平行。库蚊幼虫和伊蚊幼虫静止时与水面呈一定角度。

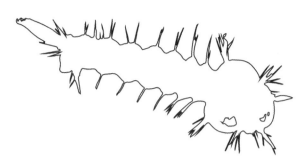

图2-4　蚊幼虫

蛹：逗点状。头部和胸部融合为一个部分——头胸部，膨大。腹部细长、分节、向下卷曲。静止时浮于水面（见图2-5）。

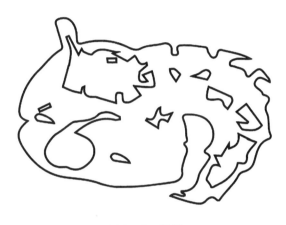

图2-5　蚊蛹

成虫：分头、胸、腹三部分（见图2-6）。头部略呈球形，有1对复眼、1对触角、1对触须和1个被称作喙的刺吸式口器。头部有许多器官与蚊进食、感知、嗅觉等行为相关。1对触角位于复眼之间，密布轮毛，可以感知人在呼吸或运动时产出的二氧化碳气体。雄蚊触角上的轮毛长而浓密，雌蚊触角上的轮毛短而稀疏。复眼可以监测到物体的运动。按蚊属雌雄成蚊触须与喙等长，库蚊属和伊蚊属雌蚊触须比喙短、雄蚊触须比喙长。蚊的口器由上唇、舌、1对上颚、1对下颚组成，包裹于下唇（喙鞘）内。雌蚊的喙可刺破人、动物的皮肤并吸食血液，雄蚊的喙不能刺破皮肤，也不需要吸血。胸部分前胸、中胸和后胸三部分。前胸和后胸均退化，中胸发达，有1对翅膀，翅膀窄长。前胸、中胸和后胸各发出一对足，足细长。腹部由10节组成。第1~8节腹节各有1对气孔，第9~10节演化为雌性或雄性的外生殖器。

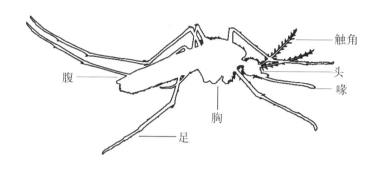

图 2-6　成蚊

三、生态习性

蚊的发育类型为完全变态发育。完成生活史需经过卵、幼虫、蛹和成虫 4 个阶段（见图 2-7）。卵、幼虫、蛹在水中生长、发育，成虫生活在陆地上。雌蚊于水中产卵。在适宜的温度、湿度等环境条件下，卵经 2～3 d 发育为幼虫，幼虫经 5～8 d 蜕皮 4 次发育为蛹。2～3 d 后，蛹羽化为成虫。成虫经 1～2 d 发育后，可进行交配、吸血、产卵。成虫在适宜条件下需 9～15 d 完成一个生活史周期。成蚊生活在室内和室外，可昼夜叮咬人。成蚊寿命约 2～4 周，雌蚊比雄蚊寿命长。雌蚊、雄蚊均以植物花蜜、果汁或类似的糖源为营养来源，而雌蚊还需要吸血供卵巢发育才能产卵。雌蚊叮咬吸血的对象范围很广，包括冷血动物、温血动物和鸟类。雌蚊喜欢停落在人或动物的头部、腿部。叮咬吸血的过程包括探索、伸入、寻找血管、吸血、离开。

库蚊不会长距离飞行，已知飞行距离可达 3.2 千米。按蚊只在水面上产卵。库蚊在淡水或死水，如水桶、马槽、观赏鱼塘、水坑、小河、沟渠和沼泽地等的表面上产卵。雌性库蚊产出的 100～300 个卵黏附在一起形成舟筏，浮于水面。按蚊卵和库蚊卵喜水不耐干燥，在干燥环境中很快死亡。伊蚊则将卵产在有水的小型容器内壁上，卵如同胶水一样粘在容器壁上。由于伊蚊卵的卵壳坚硬，其卵的抗干燥能力较强，甚至在干燥环境中可存活长达 8 个月。当水覆盖卵表面，如雨水淹没、涨潮、灌溉时，卵才能孵化。伊蚊通常在有少量积水处即可产卵，如盛有少量水的碗、杯、轮胎、小桶、花瓶或其他储水容器。

蚊幼虫，又被称作"扭摆体"（wigglers），根据水温不同，可在水中生活 4～14 d。按蚊幼虫有呼吸孔与外界进行气体交换。库蚊幼虫和伊蚊幼虫以呼吸管突破水面

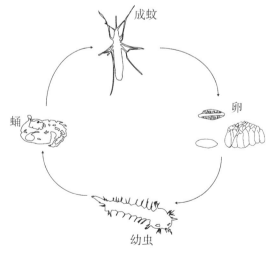

图 2-7　蚊生活史

张力，伸出水面进行呼吸，以获取氧气。蚊幼虫的头部在水中以藻类、浮游生物、真菌、细菌和其他微小生物为食，以获取大量能量供幼虫发育。

蚊蛹，又称作"翻转体"（tumblers），在水中生活2～3 d。蛹静止于水面，通过呼吸管获取氧气。当受到声音或震荡等干扰时，蛹会突然跳动，跌跌撞撞沉入水底，待到水面不动时，很快又浮回水面。依据水温和蚊种不同，蛹期有2～3 d或5～6 d不等。在低水温环境中，温度降低时，蛹期可延长至一周以上或更久。当蛹临近羽化时，卷曲的腹部伸展，成蚊从蛹的头胸部裂开的表层逸出，站立在水面上并停留一段很短的时间，使其身体完全干燥、变硬，翅膀伸展至适当干燥后才能飞行。新羽化的成蚊只能进行短距离飞行，不能持续长时间飞行。蚊蛹羽化为成蚊的时间约为15 min。

除南极洲外，地球上的大陆区几乎都有蚊分布。它们出现在高山、平原、森林、沙漠、村庄、市区，而热带雨林拥有物种多样性最丰富的和数量最大的蚊类。

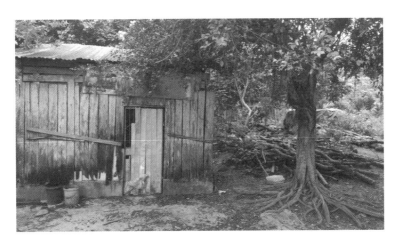

图2-8　海南屯昌某捕蚊点

四、危害性

自古以来，蚊与人类疾病的关系密切，是人类经过长年累月的探索后确定的影响人类健康的最重要的节肢动物。蚊是传播多种人类疾病的重要媒介昆虫。尤其是在热带、亚热带环境的发展中地区，蚊传播人类疾病造成的后果更为严重，如引起人类大量死亡、残疾、失明，丧失劳动力，降低生产力，造成严重的经济损失和卫生资源损耗。蚊传播的自然疫源性疾病又被称作蚊媒传染病。

（1）骚扰：蚊在人生活、劳动、学习、玩耍时在周围飞舞，嗡嗡声和不时的侵扰使人难以专心、不胜其扰。

（2）叮咬吸血：蚊叮咬吸血时，将唾液注入人体皮肤，刺激免疫系统，可引起Ⅰ型超敏反应和Ⅳ型超敏反应，引起局部皮肤微红、肿胀、瘙痒、坚硬。叮咬处被搔破，可并发细菌感染。有些人反应强烈，叮咬处皮肤出现大范围肿胀、酸痛和发红，甚至出现全身症状，如低烧、麻疹、淋巴结肿大等。

（3）传播病原体，引起蚊媒传染病：蚊可在人类、家畜、野生动物之间传播病原体，引发广泛传播的蚊媒传染病和严重的公共卫生问题。由节肢动物传播的虫媒病毒（arbovirus）大约有 620 种，其中 100 多种虫媒病毒是由蚊传播的。蚊传播的病毒性传染病有基孔肯雅（Chikungunya）、登革热（dengue fever，DF）、东部马脑炎（eastern equine encephalitis，EEE）、乙型脑炎（Japanese encephalitis，JE）、裂谷热（Rift Valley Fever，RVF）、罗斯河病毒病（Ross River virus disease，RRVD）、黄热病（yellow fever）、寨卡（Zika）等；蚊传播的寄生虫性传染病有疟疾（Malaria）、淋巴丝虫病（lymphatic filariasis）。蚊感染病原体并将其传播给人或动物是一个复杂的过程。蚊只传播可以在蚊体内生长或繁殖的微生物。蚊从人或动物身上吸血，血液中含有的病原体须从蚊肠道进入蚊体内，在蚊体内繁殖，然后进入唾液腺，此过程需要 2 ~ 3 周。待蚊叮咬人或动物时，病原体从唾液腺进入被叮咬的人或动物的血液中而导致感染。蚊感染和传播病原体的能力取决于病原体的种类、环境温度、血餐中摄入病原体的数量、蚊龄等。

基孔肯雅病毒感染人体后，人出现最常见的症状是发烧和关节痛，还可以出现头痛、肌肉疼痛、关节肿胀或皮疹。非洲、亚洲、欧洲、印度洋和太平洋地区都曾暴发过基孔肯雅疫情。2013 年年底，美洲首次在加勒比海岛屿上发现基孔肯雅病毒，是由受感染的旅行者携带引起的。目前没有基孔肯雅病毒感染的预防和治疗药物。

登革热病毒由伊蚊传播。登革热在全球 100 多个国家中很普遍。约全球 40% 的人口、30 亿人居住在有登革热风险的地区。登革热通常是高风险地区的主要疾病，主要流行于热带和亚热带地区，包括印度尼西亚群岛、澳大利亚东北部、南美和中美洲、东南亚、撒哈拉以南的非洲、加勒比海部分地区（包括波多黎各和美属维尔京群岛）。目前，预防登革热的疫苗（Dengvaxia®）已获许可，并在某些国家、地区供 9 ~ 45 岁人群接种。世界卫生组织（WHO）建议疫苗仅适用于接种给已确诊登革热病毒感染者。

东部马脑炎病毒存在于嗜鸟血的黑尾脉毛蚊（*Culiseta melanura*）与鸟类宿主的循环中。黑尾脉毛蚊几乎专吸鸟类血液，并不是将东部马脑炎病毒传播给人类的重要媒介。实际上将该病毒传播给人类的媒介是某些伊蚊和库蚊。东部马脑炎病毒引起脑部感染的病例非常罕见，主要发生在大西洋和墨西哥湾沿岸各州以及大湖地区的淡水硬木沼泽及周围，其中户外工作者和户外运动爱好者为高发人群，50 岁以上和 15 岁以下的人临床症状较严重。患者表现为全身性发热、发冷、关节痛、肌肉痛或神经系统疾病，包括头痛、呕吐、腹泻、癫痫、嗜睡和昏迷。约 30% 的东部马脑炎患者死亡。截至 2020 年 10 月 20 日，该年度各地医院已向美国疾控中心（CDC）报告了 9 例东部马脑炎病例，其中印第安纳州 1 例、马萨诸塞州 4 例、密歇根州 2 例和威斯康星州 2 例。东部马脑炎病毒（EEEV）的潜伏期（从感染蚊虫叮咬到发病的时间）为 4 ~ 10 天。

乙型脑炎病毒是一种黄病毒，主要是由库蚊叮咬传播的，夏季和秋季发病人数较多。在亚热带和热带地区，该病毒可以全年传播，通常在雨季达到高峰。约有 1% 的乙型脑炎病毒感染者有临床症状。该病潜伏期通常为 5 ~ 15 天。最初的临床表现为发烧、头痛和呕吐，严重者会出现神经精神症状、身体虚弱、运动障碍、癫痫发作。20% ~ 30% 的乙型脑炎患者死亡。目前，注射灭活的乙型脑炎疫苗是预防该病大面积流行的主要措施。

裂谷热是一种病毒性疾病，常见于撒哈拉以南的非洲的驯养动物中，如牛、水牛、绵羊、山羊和骆驼。人与被感染的动物血液、体液接触，或由蚊叮咬而感染。尚无人传人的病例记录。该病主要引起动物严重疾病，而大多数裂谷热感染者没有症状或有发烧、无力、背痛和头晕的轻度症状，少数严重患者出现眼疾、出血和脑炎等症状。裂谷热暴发的国家有冈比亚、肯尼亚、马达加斯加、莫桑比克、沙特阿拉伯、南苏丹、苏丹、坦桑尼亚、也门、赞比亚、津巴布韦等。

罗斯河病毒病通过蚊虫叮咬传播。55%～75% 的感染者无明显症状，有症状者表现为关节痛、肌肉痛、发烧、疲乏和皮疹等临床表现。澳大利亚和巴布亚新几内亚的旅行者有感染罗斯河病毒的风险。户外运动爱好者是高风险人群。在寒冷的冬季，该病发生风险较低。

黄热病病毒在非洲、南美的热带和亚热带地区被发现。该病毒主要由伊蚊传播，可由非人灵长类动物传播给人，也可以在人与人之间传播。蚊可从感染者发烧前的一段短暂时间和发病后 5 天之内感染。黄热病的潜伏期为 3～6 天，大多数感染者为无症状感染者，现症患者有发烧、头痛、全身酸痛、皮肤发黄、黄疸等临床表现，重者高烧、黄疸、出血、休克，甚至器官衰竭，有 30%～60% 的重度患者死亡。

寨卡病毒由伊蚊叮咬传播，也可通过性传播，或由孕妇传播给胎儿并引起以小头畸形为主要临床表现的大脑先天缺陷。目前没有预防寨卡病毒致病的疫苗或治疗药物。患者有发热、皮疹、头痛、关节痛、肌肉痛等症状，很少有人死于寨卡病毒的感染。

疟疾在联合国开发计划署、世界银行、世界卫生组织于 2000 年提出的全球重点防治的 10 种热带病中排在首位，是危害最严重的热带传染病。疟疾由按蚊传播。疟疾病人有发热、寒战、大汗淋漓、浑身乏力等症状。脑型疟疾和超高热型疟疾极易引起患者死亡。2018 年，全球有 405000 人死于疟疾。目前有 91 个国家和地区的近一半世界人口生活在有疟疾传播风险的地区。

淋巴丝虫病是一种被忽视的热带病（neglected tropical diseases，NTD）。成虫寄生在人体的淋巴系统中，雌、雄虫交配产出微丝蚴，微丝蚴进入人体外周血中，蚊叮咬人吸血时，微丝蚴进入蚊体内，发育为丝状蚴。当含有丝状蚴的蚊再叮咬人吸血时，便将丝状蚴注入人体内而引起感染。淋巴丝虫病患者有淋巴结肿大、腿部或胸部的象皮肿、睾丸鞘膜积液等症状。该病是全球永久性致残的主要原因之一。

五、防治

（1）清除滋生地，减少死水量：清理积水、树洞、废弃轮胎、池塘、沟渠、浅水池，维护环境干净、清除垃圾；排空临时水池，保持游泳池的水处理和循环。家居环境注意清理有雨后积水或盛水的物品，如水桶、花盆、浅碟、鱼缸、玩具、瓶盖等。

（2）加强监管：追踪成蚊、蚊幼虫的数量、分布、种类及传播的病原体类型，及时监管和反馈可有效为防蚊灭蚊提供依据。

（3）安全使用杀虫剂：使用有机氯杀虫剂（如 DDT、三氯杀虫酯）、有机磷杀虫剂（如敌敌畏、双硫磷）、苄氯菊酯、倍他灵、普列菌素、依托芬等杀虫剂以喷雾形式使用。喷雾器喷出的细小气雾滴在空气中停留并接触飞舞的蚊而杀蚊。但应考虑长期使用杀虫剂产生的抗药性。

（4）使用物理屏障：蚊被人的体温、释放的汗液、气味、二氧化碳、乳酸、尿酸、脂肪酸等吸引。此外，深色和移动影响蚊的视觉，对蚊也特别有吸引力。因此，在居住场所要安装百叶窗、窗纱、门纱以防止蚊进入房间，房间内使用捕蚊器、蚊帐，穿着长袖、长裤防止蚊叮咬。

参考文献

[1] www. cdc. gov.

[2] www. mosquito. org.

[3] www. epa. gov.

[4] Crampton J M, Warren A, Lycett G J, Hughes M A, et al. Genetic manipulation of insect vectors as a strategy for the control of vector-borne disease［J］. Ann Trop Med Parasitol, 1994, 88（1）: 3 – 12.

（芦亚君）

第二节　蝇

蝇（Muscidae）是一类与人类联系十分紧密的双翅目昆虫。蝇及其幼虫多出没于茅厕、马厩、禽舍等污秽有机质堆集处，因其体表和肠道内常会携带致病微生物、病毒以及寄生虫，多种病害会在其飞行或觅食的过程中进行传播，例如人体的胃肠道疾病和发生于动物体的蝇蛆病。

一、分类

蝇属于昆虫纲，双翅目，环裂亚目（Cyclorrhapha），目前世界范围内已识别的蝇有64科34000种。根据能否叮咬人或动物，可粗略地将蝇分为非吸血蝇和吸血蝇，前者的口器为舐吸式，组织膨大柔软，无法穿透皮肤，主要用于汗液、蜜露或死去动物的组织液的摄取；后者则会使用刺吸式的口器完成皮肤穿刺和血液的吸取。依据成虫头部的触角上方是否存在囊缝，蝇还可分为无缝群（Aschiza）和有缝群（Schizophora）；后者还可进一步分为有瓣类（Calyptratae）和无瓣类（Acalyptratae）。有瓣蝇类除具有腋瓣（Calypter）结构，体表特征和内在器官相比于无瓣蝇类更为复杂，囊括了厕蝇科（*Fanniidae*）、花蝇科（*Anthomyiidae*）、丽蝇科（*Calliphoridae*）、麻蝇科（*Sarcophagidae*）、舌蝇科（*Glossinidae*）、蝇总科（*Muscoidea*）等。

其中多数的病原传播媒介集中于蝇总科，常见的有家蝇属（*Musca*）的家蝇（*Musca domestica*）和秋家蝇（*Musca autumnalis*）、螫蝇属（*Stomoxys*）的厩螫蝇（*Stomoxys calcitrans*）、腐蝇属（*Muscina*）的厩腐蝇（*Muscina stabulans*）、厕蝇属（*Fannia*）的夏厕蝇（*Fannia canicularis*）和灰腹厕蝇（*Fannia scalaris*）、齿股蝇属（*Hydrotaea*）的古铜黑蝇（*Ophyra aenescens*）和曲胫齿股蝇（*Hydrotaea scambus*），以及角蝇属（*Haematobia*）的扰血蝇（*Haematobia irritans*）。具体分类标准可参考薛万琪、赵建铭主编的《中国蝇类》。

二、形态特征

蝇为全变态昆虫，生活史包括了卵、幼虫、蛹和成虫4个阶段（见图2-9）。

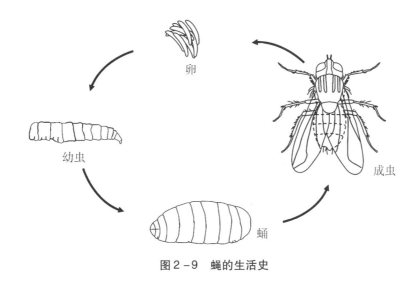

图2-9 蝇的生活史

（1）卵：分散或十几粒成行出现，呈乳白色，长0.8～2 mm，为椭圆形或弯曲成香蕉状，并伴随背侧孵化褶的成对产生。有时褶皱会突起呈翼状（厕蝇），或是沿纵轴延长为柄状，成为卵的呼吸结构（秋家蝇）。

（2）幼虫：俗称蛆，具有三个孵化期。幼虫的头位于躯体较窄的那端，头部缺少眼结构，且无硬化的卵囊保护，上方存在瓣状突起和已经退化的触角、触须。透过幼虫的体表隐约可见其头咽骨，作为咽的主要组成部分，内部与幼虫的消化系统相连，向外依次是叉状的咽骨片、呈"U"形断面的后骨片以及外露的齿骨片和口钩。口钩由上颚退化而来，会在幼虫爬行、挖掘和撕咬食物时发挥作用，也可收纳于口中。头咽骨各组分的尺寸和构成情况是确认蝇种属信息的重要依据，例如腐蝇和齿股蝇的成熟幼虫，咽骨片的结构更为特殊，而额外的副口骨片结构仅在丽蝇的幼虫中出现。胸部构造较为简单，共分3节；无足，但在第1节具有一对侧向排列的前气门。腹部8节，第1～7节的两侧和第2～7节的腹面均具有板状结构，其上生长着许多刺状突起；第8腹节上存在后气门一对，末端接连尾部，拥有肛门和光滑的肛板结构（也有文献将尾部划归为腹部的第9节和第10节，肛板由第10节形成）；肛门附近可见单一或成对出现的瘤状突起。

幼虫体表的气门构成情况不仅是分类学的重要信息，还可用于确认幼虫所处的龄期。以前气门为例，1龄幼虫不存在该结构。与后气门有关的特征更为复杂，作为幼虫主要的呼吸孔道，气门的外围有气门环结构，并且在幼虫进入第2龄期时，会在内部出现气门钮和气门裂，气门裂的数目与幼虫的龄期呈对应关系（角蝇例外，其第2期幼虫和第3期幼虫后气门都有3条气门裂）。不同的种属之间，会存在气门之间距离的远近、气门环是否闭合、气门裂长短曲直方面的区别。

（3）蛹：形态因种属不同而存在差异，丽蝇的蛹为粗糙的椭圆形，而家蝇的蛹表面光滑。不过从构造上看，蛹均由外部的蛹壳和内部的裸蛹所构成，并且第 3 期幼虫在蛹化的过程中，头咽骨片会被保留，黏附于蛹壳内侧的头盖之上。蛹壳则是由幼虫的皮肤皱缩硬化而来，上面依然可观察到前后气门的存在。此外，蛹的前端还会产生 1 对气门管作为蛹的呼吸通道。

（4）成虫：体长 4 ～ 12 mm，体表呈棕灰色到黑色不等。头部正上方有 3 只单眼，以前 1 后 2 的方式排列。两侧各具一只复眼，相比于雌虫复眼较宽的间距，雄性两只复眼的前缘相接或极靠近，呈合生状态。两复眼之间有 1 对触角，由柄节、梗节和触角芒构成。这 3 个部分的特征分别为：柄节最小，基底周围环绕着额囊缝，是额囊的残留（在羽化时，蝇会借助该结构顶破蛹壳）；梗节的外侧背方存在纵裂缝；触角芒，通常为单纵，上下侧都有纤细的刚毛。额囊缝的下方是 1 个月牙形的骨片，被称为新月片，为环裂亚目昆虫的主要特征之一。新月片与中颜板、口上片和颜堤共同构成蝇的颜，其中颜堤的下方存在长且坚韧的髭，大约垂直于口器生长的方向。

口器又称喙，不同种属之间差异巨大，由基喙、中喙和口盘组成，基喙为紧接口缘的倒圆锥状结构，大部分柔软，仅在前方有一骨化的上唇基，下前端有 1 对负须片，以供单节的下颚须附着。中喙可分为上唇、中舌和下唇，是喙的主体。口盘连接其末端，由一对半圆形的唇瓣组成。由唾液腺所产生的唾液会流经中舌达到唇瓣裂，之后在头内食窦泵所产生吸力的作用下，经中舌回流至食道。蝇对血液、蜜露和组织液的吸食均按此方式完成，而蝇是否具有吸血习性，可通过唇瓣的特征进行判断。非吸血蝇的唇瓣呈膨大状，每片表面分布有感应物理和化学刺激的感受器，还有成行由刚毛所构成的拟气管，可用于食物的粉碎或液体的刮食。唇瓣裂的两侧有喙齿，非吸血蝇的喙齿较短。而吸血蝇的唇瓣裂相对较小，结构更为紧凑，喙齿更加坚硬、尖锐，且尺寸更大，喙已成体演化为适宜刺破皮肤和吸食血液。

成虫的胸分为 3 节，每节有 1 对足，翅着生于中胸，后胸有平衡棒 1 对，中胸和后胸各有气门 1 对。如在中胸气门的下方和中足基节的后上方，被称为下侧片的区域无法观察到鬃毛的存在，可判断为蝇总科，更详细的划分则依赖于翅脉系统的排列方式和形态。蝇的腹部有 5 个明显的节段，其后已退化的第 6 ～ 12 节会形成尾器和外生殖器。外生殖器可翻转，雄性为阳体，平时会扭转 180°，且部分被阳基侧突覆盖。雌性为长管状的产卵器。

消化系位于内部，上面提及的唾液腺横贯头部和腹部，所摄取的食物最终会在中肠进行消化。有时，蝇会将吮吸到的液体暂存于支囊，然后经喙吐在食物表面，进行类似反刍的行为。所产生的废物和未被完全消化的食物最终以粪便的形式排出。由于蝇在进食过程中需要不断地分泌液体，且排粪频繁，其失水较多，进一步刺激取食的频率，最终出现在食物上边吃、边吐、边拉，不仅造成了食物的污染，还使其成为多种病原的机械传播者。

三、生态习性

不同种属的蝇在栖息、活动、食性、温度适应性上不尽相同，这里主要对重要病原媒介的生态习性进行介绍，且按照其对生境的偏好性，分为污蝇，包括家蝇、厩螫蝇、古铜黑蝇、银眉黑蝇、厩腐蝇、夏厕蝇；粪蝇，包括扰血蝇和秋家蝇；汗蝇，包括速跃齿股蝇和曲胫齿股蝇。

污蝇一般在食物生产的下脚料、已腐败的垃圾和人类的粪便等有一定含水量的废弃物中产卵。因为足够湿润的环境不仅利于有机质的进一步酵解，也适宜微生物的大量滋生，可以为幼虫提供充足的食物。类似地，在家禽或家畜活动的区域，污蝇会选择在未被及时清理的饲料和粪肥里产卵。对于产卵地点，粪蝇和汗蝇会进行更为严格的挑选，前者仅会在"新鲜"排出的动物粪便里产卵，汗蝇则主要在植物的腐殖质中产卵。之后对应种属的幼虫会在滋生的基质中蠕动、觅食，幼虫的食性可能会发生变化，绝大多数的蝇幼虫是食腐的，只会以细菌、真菌和细小的有机质颗粒为食。但速跃齿股蝇和厩腐蝇的第3期幼虫可捕食其他软体昆虫。在发育到下一个时期之前，其幼虫会进入游移期，不仅进食会停止，还会排空消化道，然后在产卵处化蛹，或是率先迁移至临近更为干燥的区域。

最终孵化为成虫所需的时间受多种因素的影响：一是食物的供给情况。污蝇在食物不足时，会经历更长的幼虫期，而粪蝇则会选择在发育过程中更早地化蛹，形成体型更小的成虫，雌性的产卵能力也会下降（即使在正常情况，粪蝇的繁殖能力仍低于污蝇）。二是温度。大多数幼虫的最适生长温度在27 ℃和32 ℃之间，最多耐受5 ℃的低温和43 ℃的高温。在夏季，蝇平均2～5天产卵一次，雌蝇一生最多产卵2次，从卵到成虫通常花费1～6周。

相比于幼虫，成虫所处的环境更为严酷，蝇需要不断寻找食物来维持生长。非吸血的蝇类主要通过吸食植物的汁液、蚜虫或蚧虫所产生的蜜露来补充所需的水、无机盐、糖类和蛋白质。对于固体食物，还需要唾液的参与。蝇使用唇瓣对食物进行研磨，同时在唾液中酶类的作用下，使食物逐渐溶解，然后液化的食物经由喙达到消化道。吸血蝇则从体液、分泌液和血液中获得营养。在叮咬人或动物时，蝇首先将喙抵在皮肤之上，在唇瓣快速开合的过程中，唇瓣裂会反复地作用于皮肤，直至其被挫伤，然后开始吸食血液。雌性蝇还会将食物中的蛋白部分用于卵的孵化和成熟，待交配后形成受精卵。

交配的具体发生方式和地点与种属有关，厕蝇和齿股蝇常选择荫翳处作为交配场所，雄性蝇通过成群地在空中盘旋以吸引雌性蝇加入，之后配对的蝇会落地开始交配。其他的蝇类则是栖息于阳光可照射到的区域，雄性蝇通过拦截过往的雌蝇来完成交配。蝇的进食、交配和产卵仅会发生在白天，夜间基本处于静息状态，但主动或被动进入人类建筑的蝇除外。在灯光的照射下，蝇依然可以依靠自己的视觉和嗅觉完成叮咬和产卵等行为。蝇吸血的过程较为迅速，仅需在人和动物身上停留几分钟即可完成，随后蝇会在邻近的区域进行长时间的休息，以保证食物的消化。在日间，也可见蝇停歇在某处，这主要是出于调节体温的需要，当环境温度超过30 ℃时，蝇会躲入阴凉处。在温带的春秋两季，蝇的活动频率基本上随着温度的上升而增加，并会在一天中温度最高时，活动最为剧烈。但是在炎热的夏季，或是热带、亚热带地区，呈相反的趋势，仅会在日出和日落时出现活动高峰。观察发现，多数的蝇仅会在距采食点或繁殖点1.5千米的范围内活动，采用标记重捕法，发现其最大飞行距离为5～16千米。

四、危害性

由于蝇的产卵和觅食地点包括且不局限于有机废物的堆积处、各类动物的尸体等污秽不堪的环境，大量的致病微生物会趁机黏附于体表或进入消化道，随着蝇向周围扩散，这些病原得到传播。此外，蝇边吃边排的习惯可导致任一接触过的食物、水源或器具都会被污染，存在引发胃肠道疾病的可能。以美国 2014 年公布的数据为例，每年由蝇所直接或间接引发的食物中毒事件可达到 10 万起，严重时可致残、致死。与其他媒介所不同的是，蝇在这一过程中只是进行机械性的携带，病原除发育外并不会繁殖。下面依照蝇的种类对其危害进行详细说明。

家蝇是人类生存环境中最为常见的种属，一般出现在垃圾、腐烂的废弃物和食物之中，也会在食物上爬行或者栖息在墙壁、窗户和天花板的表面，造成这些区域被家蝇的呕吐物、粪便或者它所携带的污秽物所污染，是肠道疾病传播的重要影响因素之一。对家蝇采取积极的防治措施，区域范围内的肠胃疾病的发病率会显著下降。数据统计显示，如果通过杀虫制剂的使用等方式将蝇的数量降低 95%，当地儿童突发腹泻的概率也会同步下降 23%。

山蝇主要分布在太平洋群岛、亚洲和非洲地区，是家蝇属的另一重要成员。山蝇不具有吸血的习性，但同样可携带多种致病菌，导致肠道疾病的发生。同时，山蝇成虫喜好在人或大型哺乳动物的眼鼻口腔等处停留，造成细菌性结膜炎和沙眼传播的可能。实验表明，当山蝇的种群数量下降 75% 时，婴幼儿的腹泻概率会下降 22%，同时呈降低趋势的还有沙眼患病率，约为 75%。需要注意的是，沙眼和山蝇之间的联系目前仍存在争议，也有沙眼发病率并未随山蝇的减少而减少的例子出现。

秋家蝇的活动具有趋光性。在人类居住环境内，常在玻璃上看到正在活动的秋家蝇个体。其中死掉的个体会招来皮蠹，两者均可引起人体的过敏感应。而活的个体是病原线虫的中间宿主，可造成猫、狗、兔、马、牛、羊等已被驯养的哺乳动物感染，目前已出现了多起人畜共患病例。具体传播过程以结膜吸吮线虫和加利福尼亚吸吮线虫为例，雌性虫体会寄生于宿主的泪管之中，引起眼部的不适感和结膜炎的产生，虫卵会在眼部分泌的液体中进行孵化，然后在秋家蝇进食的过程中进入到蝇的体内，经过 2～4 周的潜伏期，第 3 龄期的线虫会在蝇下一次进食的过程中寄生于新的宿主。

厩螫蝇一般出现在野外环境之中，具有吸血的习性，主要叮咬人的下肢。由于吸血过程中人体会产生明显的疼痛和灼热感，少量厩螫蝇的存在就可严重干扰人在野外的休息或非剧烈的运动，历史上曾出现多次因厩螫蝇导致的旅游区关闭的事件。普遍认为，疾病的传播与厩螫蝇的活动无关，但仍无法完全排除该风险。实验室的结果证明了在进食的过程中致病微生物可沾染蝇的口器，并且可在其体内存活数小时至数天。

厩腐蝇一般出现在污浊的环境之中，例如茅厕、废物堆积处或是动物粪便聚集处。其进食习惯和家蝇十分相似，也是一个潜在的食源性致病微生物的机械传播者。但是厩腐蝇主要生存在野外，主要是对水果造成污染。因此，当它们出现在露天的市场或水果摊时，有可能对人群的健康造成威胁。在部分罕见病例中，还出现了由厩腐蝇所导致的泌尿系统和生殖系统蝇蛆病。

夏厕蝇又被称为小家蝇。是一类不叮咬人的污蝇，通常会成群出现在居住环境中，多盘旋于建筑物的顶端。由于幼虫主要在茅厕、腐烂的垃圾和家禽的粪便中进行繁殖，雌蝇和雄蝇均会在身上携带致病微生物。夏厕蝇并不进食人类的食物，从健康的角度出发，其所引发的危害较小。但临床病例表明，衣服和寝具如沾染了夏厕蝇的卵，则有可能导致人体的消化道、耳道和泌尿道出现蝇蛆病。

五、防治

蝇的防治问题，可细分为如何避免幼虫的孵化、如何杀灭或驱赶成虫。这需要采取综合性的措施，基本立足点在于蝇本身的生态特点，以及与人生活之间的联系，防治应以环境防治为主，并结合其他有效的控制手段和方法，具体内容可分为4个方面：第一，开展种群调查，明确需要防治的蝇种；第二，对主要蝇种进行密度检测，尤其是需要了解蝇的季节消长规律；第三，调查蝇的滋生地和滋生频率，特别重视小型、分散滋生环境的调查；第四，准确掌握蝇种对杀虫剂的灵敏度，以指导大规模消杀过程中的用药种类和用药剂量，并及时进行蝇耐药性水平产生情况的调查。

以家蝇的环境防治为例，最为首要的是滋生物的及时清除，日常活动所产生的大量垃圾、食物加工废弃物、下脚料等物质可供蝇幼虫滋生，因此需建立严格的清除管理制度，及时清除滋生物。基于蝇幼虫在孵化、蛹化过程中对氧气的消耗特性，可采用垃圾袋、水、塑料薄膜对滋生物进行封闭隔离处理，或是及时将其清运至指定场地进行掩埋。

而化学杀虫制剂的使用仍是蝇类综合防治中不可缺少的一个手段，在大型垃圾箱、大型垃圾转运站等清运场所中需要喷洒该制剂，以保证对滋生物的完全清除。在紧急情况或发生自然灾害时，化学杀虫机制的使用可迅速完成对媒介昆虫的杀灭，从而切断传染通路，控制疾病的流行或预防灾后传染性疾病的发生。

常用的灭蝇制剂如下。

（1）三氯杀虫酯，作为一种有机氯杀虫剂，具有触杀和熏蒸作用，对动物无致畸作用，无残留毒性，是较为理想的家用杀虫剂。

（2）甲氧DDT，同为有机氯杀虫剂，具有更广的杀虫谱，除触杀外，还具有胃毒作用，主要用于牲畜体外寄生虫的防治。

（3）敌敌畏，具有多种杀虫机制，施药后易分解，环境中持留时间较短，无残留。对家蝇的杀灭能力较强，但按照我国农药毒性分级标准，敌敌畏属于中等毒杀虫剂，使用时需注意人体暴露的风险。

（4）敌百虫，有触杀和胃毒性的有机磷杀虫剂，具有渗透性，属低毒杀虫剂；倍硫磷，具有触杀和胃毒性的有机磷杀虫剂，渗透性强，不易水解或挥发，喷洒后17天仍可保持对蝇的96%杀灭效果，但该制剂对家畜的毒性较大。

（5）马拉硫磷，具有触杀和胃毒性的有机磷杀虫剂，效力中等，该制剂对鱼和蜜蜂有较大毒性。常与敌敌畏进行1∶1配比后使用。

（6）右旋胺菊酯，拟除虫菊酯类杀虫剂，是有害昆虫防治中的主力药物，可在家庭、公共区域和食品仓库中喷洒。常与杀灭菊酯复合使用。

（7）溴氰菊酯，具有较广的杀虫谱，在菊酯类化合物中拥有最高的生物活性。属中等毒杀虫剂，对黏膜有刺激性。

（8）氯菊酯，作为杀灭菊酯的代表，无刺激性，适合以喷雾的形式施用，持续时间长，但效用较低，常与其他杀虫剂复合使用。

（9）顺式氯氰菊酯，为高活性粉剂，与水混合后可喷洒物体表面，持效性较好。

（10）敌灭林和苏脲 1 号，均属于昆虫生长调节剂，通过抑制几丁质合成使其羽化受阻，同时具有胃毒性。

物理性防治手段由于不会产生污染，也不会诱导产生抗性，因而未被淘汰。具体如下。

（1）捕杀，主要针对室内出现的少量成蝇活动。

（2）捕蝇笼，该装置除了作为灭蝇工具外，也是一种监测工具，多用于易滋生蝇的场所或特殊行业中。

（3）粘蝇纸，由黏合剂和糖或蜜混合制备而成，主要用于成蝇密度较低的禽舍、马厩以及库房之中，多采用悬挂的方式进行放置，离地应超过 2 m。

（4）机械滚动式捕蝇器，在机械齿轮的作用下，进食诱饵的蝇会被扫入箱笼内，适用于成蝇密度较高的环境。

（5）电击式捕蝇器，分别利用光电完成对蝇的诱导和杀灭，常见以紫外线灯管和蓝光灯管作为诱导源，外套有高压电网。适用于医院、宾馆、餐厅、食品等行业，需放置于光线较暗的区域，且悬挂高度应超过 2 m。

另外，蝇防治的新方向是通过对蝇天然的捕食者、竞争者等生物因素的利用，达到对卵、蛹和幼虫的控制。例如窃蝇金小蜂属或俑小蜂属，作为在蝇的滋生环境中的寄生蜂，雌蜂在找寻到合适的宿主后，会利用产卵器钻破宿主的身体，并在其中产下 1～3 枚卵。在宿主的营养被耗尽后，成蜂会从蝇的蛹中孵化出来。

参考文献

［1］ G. R. Mullen and L. A. Durden. Medical and Veterinary Entomology ［M］. Third Edition. New York：Academic Press，2019.

［2］ 中国科学院中国动物志委员会. 中国动物志. 昆虫纲. 第四十九卷. 双翅目. 蝇科（一）［M］. 北京：科学出版社，2016.

 第三节 白蛉

白蛉是现存世界上最古老的双翅目昆虫。化石证据显示，白蛉的出现可追溯至侏罗纪晚期到三叠纪早期，至今已有 4 亿年历史。科研人员还发现，产生于白垩纪晚期的琥珀中白蛉的标本形态和现代品种之间并无明显区别。此类昆虫分布十分广泛，在沙漠、雨林以及其他所有可供昆虫栖息的环境中均可见到其身影。

一、分类

白蛉属于蛾蚋科（Psychodidae）白蛉亚科（Phlebotominae）。截至 20 世纪 90 年代，世界范围内白蛉亚科共发现了 960 种，分为 3 个属：白蛉属（*Phlebotomus*）、罗蛉属（*Lutzomyia*）、司蛉属（*Sergentomyia*）。但现存的教科书和识别手册在分类细节上未完全统一，主要是因为传统的分类标准的建立所依赖的是单一地区、有限样本所获取的数据，随着新的分类方法和技术的应用，有些亚属需要重新评估，可能会升格为新的属。有些同形种，可通过分子生物学的标记（例如线粒体 DNA 或核酸序列）进行更为详细的划分。

对于其中致病性较强的品系，相关科研机构还进行了基因组的测序工作。目前，长须罗蛉（*Lutzomyia longipalpis*）和巴浦白蛉（*Phlebotomus papatasi*）的基因组已部分测序完毕，前者总大小为 150 M 碱基，其中 40% 的遗传密码得到了解析，后者大小约 300 M，测序覆盖度为 23%，相关的结果已上传至公共数据平台（www. vectorbase. org/vectorbase/app），供全世界的研究人员分享。

二、形态特征

白蛉的生活史主要包括卵、幼虫、蛹、成虫 4 个阶段（见图 2 - 10）。

卵：呈两端钝圆的长椭圆形，长约 400 μm，宽约 150 μm。在卵排出 12 h 内，其颜色将逐渐加深为棕色或黑棕色。卵表面十分光滑，上面存在许多纤细的斑纹，是分类学的重要依据之一。

幼虫：共有 4 个龄期。幼虫体长约 10 mm，通体呈浅灰色，脑部为黑色，尾部具有刚毛结构。头部、胸部和腹部载有数根突出的棒状鬃毛，是白蛉幼虫的识别标志之一。幼虫脑袋为前口式，拥有侧眼点，短触须，口器为咀嚼式；身体由 3 个胸部节段和 7 个腹部节段构成，节段之间的环状结构并不明显；前胸存在 1 对前气孔，在不易察觉的第 9 节存在 1 对后气孔，在靠近气孔处还可见 1～2 对尾部刚毛。

蛹：外观似鼓槌状，体表有棒状的刚毛。在蛹的发育过程中，透过蛹壳可见成虫的触须、足等结构。在生长初期，蛹为灰白色，随着表皮颜色的加深和硬化，蛹的颜色也逐渐显现为黑色。

成虫：体长通常不会超过 5 mm，并且胸腹部的结构更加纤细，这一点与蛾蚋科昆虫存在明显区别。成虫头部呈球形，为下口式，拥有明显的黑色复眼。触须修长，有 12～16 个节段；节段被短刚毛覆盖着，且每个节段上存在卷曲的长刚毛。与口器紧密相连的是 5 个节段的触须，上面存在可感觉外界环境的刚毛。成虫的胸部明显隆起，翅膀呈卵型或椭圆性，腹部拥有 6～8 个节段。雄雌成虫的外生殖器十分明显，是重要的外观形态参照。

雌性成虫的口器拥有 6 个匕首状的口针，该结构在不使用时会被成虫置于唇内。成虫在叮咬吸血时，上颚会进行纵向剪切或横向拉锯动作来破坏皮肤，下颚则负责牢牢地抓住伤口，起到对口器的固定作用。唾液腺分泌的抗凝血因子和血管扩张因子会保证吸血的顺利进行。雄性成虫的口器结构更为简单，仅有少量或没有齿状结构。虽然实验发现雄性成虫也可吸食血液（伤口由雌性成虫的叮咬所产生），但多数情况下雄性成虫仅会吸食植物的糖分以满足生长所需，当然，雌性成虫有时也会这么做。

三、生态习性

白蛉幼虫主要栖息于含有丰富机质或腐殖质的泥土之中，在自然环境中很难直接寻觅到其踪影，但在该滋生地附近必定有成虫的存在。白蛉成虫的生长环境包括中空的树干、动物的尸体甚至白蚁巢穴，而可导致人或动物产生疾病的品系主要生长于家畜的圈养处，例如马厩和猪圈，还可存活于地下室、水井和厕所等阴暗、潮湿的地方。理论上可通过对成虫的捕获来大致定位幼虫的孵化场所。

对于白蛉而言，吸食血液并不是其产卵的必要条件，只要体内积累足够的营养物质，雌性白蛉可在不进食血餐的情况下产卵；除此之外就和普通雌性成虫一样，只会在吸血后产卵，并且在产卵前可能会多次吸食血液。在实验室条件下，还出现过白蛉自育的情况。统计数据显示，群体中会有 8% 的雌性成虫可在不吸食血液的情况下产卵，平均产卵 12枚；而吸食血液后，雌性成虫平均每次可产卵 60～70 枚。以巴浦白蛉为例，所吸食血液中的细胞会在 6～18 h 后解离，直至第 24 h 在虫体的中肠部位形成包裹血餐的围食膜，从血液的吸食、吸收、消化到卵的成熟通常需要 5～8 d。

再经过 4～20 d，卵孵化为幼虫。环境中的有机质、真菌和其他类型的微生物将成为幼虫的营养来源。在经历 4 个龄期（30～60 d）后，幼虫转化为成虫。最终所需的时间由环境的温度和食物的供给情况而定。在寒冷的冬天或是炎热干燥的夏季，卵会出现蛰伏或滞后发育的现象，或幼虫始终处于第 4 龄期，时间可长达 1 年之久。

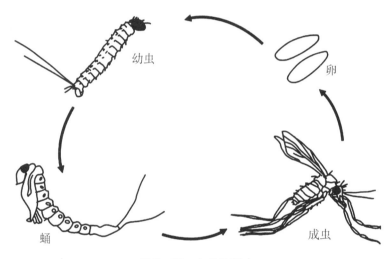

图 2－10　白蛉生活史

白蛉对活动区域有一定的选择性，需同时满足 2 个条件：幼虫孵化地的附近，且周围存在可供吸食血液的人和动物。野外环境中除了中空的树干，白蛉还会生存于洞穴和岩石的缝隙之中，或是森林的落叶、地面的植被，或在树冠处。在居家环境中，白蛉还可出现于卫生间、衣柜之中。

通过标记重捕法可对白蛉的迁徙情况进行研究。数据显示，长须罗蛉的飞行范围约为1.5 km，由于它并不属于强壮的飞虫，其活动很容易被大风、强降雨等极端气候所限制，当然在某些特定情况下，强风也会协助其飘散到更远处。位于新热带地区的白蛉成虫的飞行距离通常不会超过 200 m，但是一些种属会在树木的根部和树冠处来回移动。统计结果显示银足白蛉和东方白蛉的移动距离普遍超过 500 m，长须罗蛉和高加索白蛉的飞行距离在 1000 m 左右。

白蛉的成虫主要以树汁、花蜜等富含糖类和蛋白质的液体为食。巴浦白蛉的雌性成虫还可刺破植物的叶片来获取树汁。此外，雌性成虫需要吸食脊椎动物的血液来孵化卵，叮咬的部位多集中于暴露的皮肤。其中，长须白蛉的雄虫会在雌性成虫吸血时表现出求偶行为，并且通过制造特殊的声音或从腹部释放信息素（萜类化合物为主）以吸引雌性。吸血一般发生在夜间，但也有部分种系选择在白天叮咬人和动物。该行为还受温度的影响。以巴拿马地区的白蛉为例，当环境温度低于 20 ℃，其将失去叮咬动物的能力。而秘鲁地区的白蛉在 10 ℃ 条件下仍可保持活性。

有些白蛉在吸血时会表现出宿主偏好性，例如，高氏白蛉除叮咬哺乳动物外，还可吸食鸟类的血液；蝙蝠白蛉只会吸食蝙蝠的血液；巴浦白蛉喜欢吸食人和犬类的血液；银足白蛉是否吸食人血取决于地域分布情况。不过总体而言，人依然是白蛉叮咬的首要目标。

白蛉的生活同时受季节变化和地理因素的影响。在热带地区，大部分种属的白蛉种群会在雨季之后出现短暂的爆发式增长。例如，印度地区的巴浦白蛉和银足白蛉的种群会在雨季显著扩大，但是，到了旱季，在该环境中则很难再找到这两种白蛉。

在美洲地区，白蛉的活动与分布情况还与森林的覆盖度有关。草地中的白蛉种属最为单一，随着植被的增加或植物多样性的增强，环境中的白蛉种属构成也更为复杂。单一种群在环境中的数量分布情况也同样适用该规律，例如在东非地区，密林所拥有的白蛉数量要高于树林和灌木丛。在哥伦比亚地区，相比于天然林区，农村地区的白蛉在种群疏密程度、丰富程度和多样性上都更为弱势。这些实例都直接体现了白蛉的分布特点，也从侧面证明在热带雨林中白蛉的种群最为丰富。

四、危害性

白蛉叮咬所带来的直接影响是对人类睡眠的干扰，因为在吸食到足够的血液之前，白蛉会反复叮咬人类。统计数据显示，每只白蛉每晚会进行 20 ～ 50 次的叮咬，使刺痛感不断产生。人被叮咬后，皮肤还会出现炎症，通常表现为直径 2 ～ 3 mm 的红色或粉红色丘疹，需 4 ～ 5 天才会逐渐消退。在中度和重度症状中，会发展为蜂窝性组织炎，有时还会引发眼睑和嘴唇的肿胀，继续被叮咬则会导致脱敏。

由于白蛉是多种病毒、致病微生物和线虫的中间宿主，其叮咬可引发一系列健康问题，常见的疾病如下。

（1）水疱性口炎。其病原体属水疱病毒属弹状病毒科，具有 2 个独立的血清型（新泽西型和印第安纳型）。该疾病主要对家畜造成影响，偶发人类急性感染的情况。在人体中，以自限性病症为主，常见发热、寒战、肌肉酸痛。该疾病的特有病征为咽炎、口腔黏膜的水泡样病变和颈淋巴结节，目前，实验室中常将该病毒作为狂犬病病毒的替代物，以研究其复制和结构组成情况。

白蛉在吸食患者的血液时会被该病毒感染，使其成为病毒在自然界的中间宿主，在叮咬下一个人或动物时，导致该疾病的传播。但具体的传播方式和传播途径仍有大量的信息存在空缺。不过研究发现，易感人群主要集中在与农业有关的人员，例如，兽医在该疾病的诊治过程中，可能由于职业暴露而患病。此外，有证据表明，水疱性口炎的传播还与其他类型的节肢动物有关：在秆蝇科、花蝇科和蝇科昆虫体内可检测到该病毒的存在，在某些极端条件，甚至出现其他昆虫在接触受患畜污染的牧草后感染的情况。相比于此，蚊、蠓、墨蚊等具有吸血习性的昆虫更易成为该病毒的携带者。

（2）昌迪普拉病毒脑炎。该疾病最早发现于印度（1965年）。病原体昌迪普拉病毒同为水疱属病毒，在结构上与水疱性口炎病毒十分类似。临床普遍认为其为偶发性疾病，直到2003年，印度出现了大规模的暴发，共有329名儿童受到感染，病死率约56%。次年该疫情再次暴发，共感染23名儿童，主要症状包括高热、感觉失调、痉挛、呕吐、腹泻和脑炎，严重时会出现昏迷和死亡。2005至2006年间的统计数据显示，当地季节性出现的病毒性脑炎也是由昌迪普拉病毒所引起的。目前，相关的临床病例仅出现在印度，然而抗体检测结果显示，该病毒还流行于斯里兰卡以及西非地区。进一步调查发现，除白蛉外，在灵长类、食虫类和偶蹄类动物体内也可检测到该病毒的存在。

（3）白蛉热，又称巴浦热。该疾病是由布尼亚病毒科、白蛉病毒属的病毒感染所引起的。该疾病流行区域较广，在我国、中南美洲、南欧、北非均有白蛉热病例。有关该疾病的认知最早可追溯到20世纪90年代，是人类识别到的第一个虫媒病毒。1908年，澳大利亚的随军牧师发现，如果采取措施将白蛉隔绝于生活环境之外，可有效降低军队内部白蛉热发生的概率。

作为一种自限性疾病，白蛉热通常不致死。其病程一般为3天，主要病症为突发性的头疼、高热、肢体和背部以及眼痛。与其他虫媒疾病所不同的是，白蛉热所产生的高热症状会迅速缓解。在欧洲地区，白蛉热主要表现为脑炎，潜伏期通常为3～4天，有时也可达到6天。在临床病症出现前1～2天，可检测到病毒血症的存在。

（4）昌吉诺拉病毒病。该疾病是由呼肠孤病毒科、环病毒属的病毒所引起的，鸟类和人体是该病毒的常见宿主。目前，临床上唯一的一例人类致病病例出现在巴拿马，该病例病症表现为急性发热，患者未经治疗就已痊愈。科研人员于1959年从该地区分离得到了其病毒颗粒。

流行病学调查显示，在邻近的哥伦比亚和巴西也有该病毒的分布，但具体的流行区域和发病概率仍未得到完全解析。血清学研究显示，大部分的感染发生在人的幼年时期，基本无症状，或仅产生轻微症状。该病毒在人体内的潜伏期未知，在动物体内预估为6～9天。

（5）巴尔通体病。该病是由巴尔通氏体感染所引起的，因巴尔通医生于1905年首次从病人的血液中分离到该病原微生物而得名。巴尔通氏体是运动性、需氧的革兰氏阴性杆菌，外形可在球菌与短杆菌之间进行变化。在自然条件下，该微生物可在血细胞中或内皮细胞的胞质中进行生长。需要注意的是"战壕热"和"猫爪热"的致病菌也是该微生物，因此，临床上巴尔通体病可指代多种疾病，需要进行区分。

巴尔通体病的潜伏期一般是2～3周。发病前，在血液中可检测到致病菌的存在，该情况可持续数年。临床上巴尔通体病可发展为两种类型：急性的发热性贫血，又被称为奥罗亚热；良性的皮疹，又被称为秘鲁疣。前者的病症还包括发热、头痛、肌肉和关节疼痛、淋巴结肿大和急性贫血；如不进行治疗，致死率达10%～90%。后者可能会在奥罗亚热的病症结束之后才会发病，中间间隔数周到数月；其症状前期以肌肉、骨头和关节的疼痛为主，之后皮肤出现疣状皮疹，可呈粟粒状、结节状或大块腐肉状；其该疾病可能持续数月或数年，基本不会致死。

在世界范围内，巴尔通病主要流行于秘鲁、厄瓜多尔和哥伦比亚，白蛉在其播散过程中起到了关键性的作用，但病原体从携带者到最终宿主之间的传播链条并不完整，数据显示家鼠也是一个重要中间宿主。

（6）利什曼病。在白蛉所引发的一系列健康问题中，利什曼病对人体的危害最为明显。其可分为皮肤型利什曼病和内脏型利什曼病，两者主要在热带和亚热带传播，具体的流行区域随地理环境的不同而发生变化。在中亚，它主要发生在半干旱和干旱区；在中东的地中海地区，疾病一般在城区中流行，全世界 80% 的皮肤型利什曼病集中于此；在非洲，病例主要集中于农村；在美洲，它则被视为一种森林疾病，2019 年，该区域内超过 97% 的内脏型利什曼病病例来自巴西。全球共有 98 个国家近 2 亿人口生活在利什曼病的威胁下，依照现有的统计数据，感染病例超过了 1200 万，世界卫生组织预测每年的新增病人在 200 万左右。

该疾病是由利什曼原虫的感染所导致的，该寄生虫与丝虫属的锥虫具有很强的亲缘性。基于基因和免疫学的有关指标，目前已鉴定出 20 个种。利什曼原虫的生活史大致如下：在宿主中，会以无鞭毛体的形式寄生在淋巴系统的巨噬细胞和血液中的单核细胞。无鞭毛体为圆形或卵型，直径 3 ~ 7 μm，可在巨噬细胞的空泡内进行复制，产生 50 ~ 200 个新子代。直至细胞裂解，利什曼原虫会侵入其他细胞。在白蛉吸食血液的过程中，无鞭毛体会转化为前鞭毛体。在初始阶段，前鞭毛体连同血餐被封闭于围食膜内，随着围食膜的自然降解，或是在寄生虫的作用下加速降解，逃逸的前鞭毛体会定植于白蛉的肠道，并在此处进一步分化和发育，形成具有感染能力的后循环期前鞭毛体，最终侵入白蛉的食道或咽部，通过白蛉的叮咬行为随唾液进入到新的宿主。在吸血过程中，白蛉还会往叮咬处注射大量的唾液。研究显示，该唾液中含有 30 种以上的活性蛋白，可抗血液的凝结，或是促进血液的流动，或是破坏血小板的沉积，还有些可在宿主体内引起免疫反应。

利什曼病的临床发病情况与利什曼原虫的种属有关。其中皮肤型利什曼病可潜伏 1 周至数月不等，人体被感染的部位会依次出现红疹和丘疹，病灶随着病情的发展不断扩大，最终会出现溃烂，在皮肤上形成大小不一的创口。在淋巴和血液循环的作用下，利什曼原虫会转移至身体的其他部位，重新引发溃烂。随着感染的伤口逐渐被疤痕组织替代，患者的外貌将出现显而易见的变化。如果病人还感染了其他病毒性疾病，免疫系统清除体内原虫的能力还会进一步降低，皮肤型利什曼病会进一步发展为黏膜皮肤利什曼病。患者的鼻咽部会产生大面积的溃烂，甚至出现面部的塌陷。

内脏型利什曼病是一个慢性的系统性疾病，侵入的虫体随着血液流散至全身，潜伏期为 2 ~ 4 个月，病症主要为慢性的发热，淋巴结、肝脏和脾脏的肿胀。临床上可观测到血液中红细胞数量、白细胞数量和血小板数量的同时降低。在发病过程中，患者的体重会逐渐减轻，并且身体机能也越来越弱。在病程晚期，患者会出现头发稀疏、心悸、气短、面色苍白、水肿及皮肤粗糙等贫血症状，并且皮肤颜色会不断加深，因此，该疾病又被称为黑热病，严重时可致死。20 世纪 80 年代末，在苏丹地区出现了内脏型利什曼病的大流行，共 70 万人的生活受到了影响，死亡人数达到了 4 万。

五、防治

对于白蛉的防治，首要进行的是对其生态分布特点和范围进行了解，可采用动物诱捕法、光诱捕法、饵诱捕法等手段对野外和居住环境附近的白蛉数量和种群构成进行调查。

其次，有针对性地采用物理、化学和生物的手段，例如，及时清除环境中的垃圾、积水、污水，对白蛉的滋生地进行破坏。在野外活动时选择干燥、空气流通顺畅的区域，减少与白蛉接触的机会；或是穿戴必要的保护性衣物，并在皮肤暴露处涂抹驱虫剂。为达到迅速控制白蛉种群数量的目的，可进行杀虫剂的喷洒，在室内可选用马拉硫磷、杀螟松、溴氰菊酯、氯氰菊酯，或以倍硫磷、敌敌畏进行熏蒸。这些制剂的特性参见本章第二节蝇的防治部分。为避免耐药性的出现，现阶段白蛉防治还引入了苏云金芽孢杆菌作为生物杀虫剂。

参考文献

［1］ G. R. Mullen，L. A. Durden. Medical and Veterinary Entomology ［M］. Third Edition. New York：Academic Press，2019.

［2］ 徐芳. 基于形态特征及线粒体 Cytb 基因的白蛉分类及分子系统学研究 ［D］. 广州：暨南大学，2011.

第四节 蠓

蠓（Midge）是一类外形上与摇蚊十分相似的双翅目昆虫，常具有吸血习性，叮咬人和动物。我国的唐代诗人元稹就在其《虫豸诗·浮尘子》中对蠓进行了生动的描述："无声不见飞""暗啮堪销骨"。而在世界上的其他国家，蠓还因其特征获得了一系列俗名，例如美洲土著将其称为"灼热的烟灰"，澳大利亚北部地区将其称为"沙蚊"。需要注意的是，在昆虫研究领域，"沙蚊"实际指的是蛾蚋科白蛉亚科昆虫。

一、分类

蠓属于双翅目，蠓科（Ceratopogonidae）。世界范围内包含 123 个属，共有 6727 种。可粗略地划分为四个亚科：细蠓亚科（Leptoconopinae）、毛蠓亚科（Dasyheleinae）、蠓亚科（Ceratopogoninae）以及铗蠓亚科（Forcipomyiinae）。除毛蠓亚科外，其他亚科中均存在吸食脊椎动物血液的种属。其中库蠓属是多种动物病原的主要宿主。细蠓属和铗蠓属肆虐于热带和亚热带地区，主要叮咬脊椎动物。

在我国的昆虫学研究中，蠓科的系统研究起步较晚，但发展较快。从 1940 年仅记录有 1 属 1 种，到 1996 年《海南岛的蠓类》一书的发表，我国学者已完成了铗蠓属（*Forcipomyia*）的 23 个亚属 138 个亚种、裸蠓属（*Atrichopogon*）的 5 个亚属 85 个种、库蠓属（*Culicoides*）的 11 个亚属 250 余种，蠛蠓属（*Lasiohelea*）66 个种、细蠓属（*Leptoconops*）45 个种的研究。

二、形态特征

蠓的生活史主要包括卵、幼虫、蛹、成虫4个阶段（见图2-11）。

（1）卵：呈短杆状，略弯曲。体长约0.25 mm。在发育过程中会出现体表由白色向棕色或黑色转变的过程。在幼虫时期，蠓体长且纤细，成熟时可达2～5 mm；通体呈白色、透明状的圆柱体，具有黄色或棕黄色的头壳结构；胸腔部位存在典型的皮下色素沉积，与腹部等长。不同种属的幼虫在腹部刚毛/突出物的形态和毛序上存在差别，但库蠓及其邻近属除近尾端存在4对刚毛外，并无其他明显特点；侵袭植物的属的刚毛格外长，便于幼虫的移动。此外，幼虫可通过一对狭长、分裂状的肛乳突的开闭来调节体内外的渗透平衡，在绝大多数蠓幼虫的标本中，该结构会回缩至直肠中。幼虫由于并不具有呼吸孔结构，主要依赖于皮肤呼吸。库蠓属和细蠓属幼虫的胸腹部无任何附属结构，而铗蠓属和裸蠓属幼虫拥有发育完整的侧胸部原足、刚毛。

（2）幼虫：口器由一对不对称的上颚构成，通过颚的垂直运动或略有角度的转动，完成对食物的捕获、撕扯和刮削。上颚的形状以及牙齿的数目是蠓分类学的重要信息。在幼虫的口腔内部存在一个复杂且骨质化的内唇结构，由一对侧臂以及中间相互堆叠的齿状结构所构成。内唇与槽状的下咽共同构成了幼虫的咽部，其中下咽在黏附于侧臂的肌肉的驱动下前后移动，完成对固体食物的研磨并将其推送至消化道。不同种属所拥有的咽部齿状结构数目以及内唇的硬化程度各不相同，主要取决于幼虫所摄取的食物种类和进食习惯。

（3）蛹：外表近似棕色，在前端拥有一对相对短的呼吸角。角顶端存在数个微小的气孔。这些用于呼吸的管道呈疏水状，使蛹可以悬浮于水体表面，直至其发育到成虫阶段。此外，在发育未完成的翅状结构之下所储藏的空气也可为蛹提供额外的浮力。

（4）成虫：体长一般为1.0～2.5 mm，其中吸血蠓的口器会发育为适合叮咬和穿刺组织的结构。雌性蠓口器的周围还存在唇瓣结构，与其头部等长，由一个上内唇、一对刀片状的上颚、一对上颚叶和一个腹部下颚所构成，后者在中部沿纵向区域存在一条沟槽，在成虫进食时用以传递唾液。上颚尖端的内侧存在一排牙齿，主要用于叮咬时破坏皮肤结构。雄性蠓的口器更为短小，无法用于吸食血液。与口器相连的是一对拥有5个节段的上颚触须，其中第三个节段呈肿大状，节段上存在特异性的感觉器，是成虫的感受器官。成虫的触须从下到上依次是基底、含有江氏器的茎部、13根亚节。每个节段拥有一定数量的腔锥形感受器，研究发现感受器的数量与宿主存在一定的联系。例如，叮咬鸟类的蠓类比吸食哺乳动物血液的蠓拥有更多感受器。成虫的翅膀除2个中脉外，通常还具有1～2个放射状的翅脉，可直达其边缘。部分区域由于附着了致密的刚毛，颜色更深。

三、生态习性

雌性蠓在吸食血液后即可产卵，或是体内自幼虫期就储存了足够的营养，也可自发产卵。一般情况下，卵巢发育成熟到产卵需要7～10天，也有记录显示可缩短至2～3天。每只雌性蠓可生产30～450个卵，具体的数量取决于吸食血液量的多少。卵呈纺锤体，长约0.25～0.5 mm，表面存在极微小的突出，是气盾呼吸的主要器官。初期卵为白色，之后颜色逐渐加深至棕色，经过2～7天孵化为幼虫。

在热带和极地苔原环境中均可见到蠓的幼虫，但幼虫主要是在水栖和半水栖环境中发育。其中细蠓主要出现在沙地或干燥地区的碱性土壤中，其栖息地还包括浅滩、海岸滩涂和沼泽；铗蠓可在浅水的藻类或苔藓中找到；澳蠓主要栖息于湿润的土壤和腐殖质之中；库蠓无特定的栖息地，在有机质丰富的环境中即可生长。除了上述地点外，腐朽的植物、动物的粪便以及严重盐碱化的内陆水池中也可以找到蠓的存在。

其幼虫多数为掠食性的，主要以原生动物、轮虫、寡毛类环虫、线虫为食，还可捕食其他昆虫的幼虫以及小型的水栖或半水栖无脊椎动物。部分种属的幼虫则通过进食腐殖质、细菌、真菌、绿藻、硅藻来获取营养。不过，幼虫在食物种类的选择上并不严格。实验结果显示，杂斑库蠓主要以微生物作为食物来源，也可捕食线虫，以完成个体的孵化。

幼虫的发育将经历4个龄期，需要2周到1年不等，这主要取决于蠓的种类、外界环境的纬度和所处的季节。多数情况下，蠓幼虫期为7～8周，会以幼虫的形式越冬。如果遭遇炎热的夏季，由于长期处于休眠状态，幼虫的发育时期会进一步延长。在某些地区甚至需要2年左右才可进入下一个生长阶段。

越冬的幼虫会在春天或夏初蛹化，以产生第一代成虫。群体中雄性蠓普遍早于雌性蠓出现，当雌性个体出现时，雄性蠓已达到了交配的条件。羽化后的24小时内，雄虫即可产生成熟的精子，通过外生殖器暂时性的翻转，以促进与雌性蠓的配对和交尾。雌性蠓在吸食血液后即可获得产卵的能力，其中自发产卵的雌性蠓会在发育为成虫1周后产卵，此后和普通雌性蠓一样，产卵需要再次吸食血液。在野外环境中，此类吸血—产卵的行为一般不会超过3次。在实验条件下，杂斑蠓可完成7次该循环。

在此之前，标志性的事件是出现成群飞舞的雄蠓，大量的雄虫会在水体或者适合孵育的场地上空集结，以拦截途经的雌性蠓。依照翅膀震动的频率，雄性蠓会判断闯入者是否为同一种属，之后，雄性蠓和雌性蠓会降落到地面或植物的表面开始交尾。还有些种属的蠓会以爬行的方式相互靠近，或是雌性蠓和雄性蠓都被吸引至同一宿主，雌性蠓在完成血液的吸食后立即开始与雄性蠓交尾。

成虫飞行和生长所需的能量和营养主要通过吸食花蜜获得，这一点雌性蠓也不例外。与许多具有吸血习性的昆虫相类似，雌性蠓只会在卵的发育和产卵过程中需要吸食血液（以哺乳动物为主，部分也可叮咬鸟类、爬行类和两栖类，甚至表现出一定的宿主特异性）。它会使用上颚锯齿状的尖端来划破皮肤以及皮肤下的毛细血管，导致血液渗透入临近的组织。在咽泵的作用下，血液进入到雌性蠓体内。之后，雌性蠓会飞入临近的植被中，休憩数天时间以保证卵的发育。

调查显示，库蠓主要在黄昏和傍晚活动，而细蠓在日间更为活跃。大部分的吸血蠓会在日落和日出前1 h左右，表现出强烈的进攻欲。有些种属仅会在黄昏或黎明时分，达到一天之中活动的最高峰，还有些种属会在日间进行叮咬和吸血，然后在午后出现高频率的飞行。这些行为的差异性不仅与种属有关，还取决于季节的变化情况、温度的波动以及光照的变化。例如，有的种属在低于14 ℃的环境中会停止活动，而有的种属活动并不会受低温的干扰。除此之外，蠓的活动还受相对湿度、大气压和其他天气因素的影响。其中风速的影响最为明显，由于蠓的体型十分渺小，微风即可对其飞行造成干扰。一旦风速超过2.5 m/s，蠓就很难保持正确的飞行姿态或准确地飞向宿主。

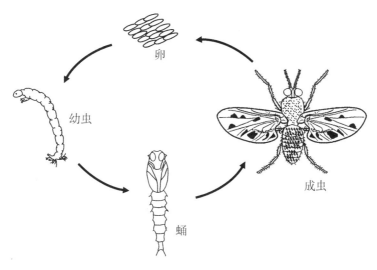

图 2-11　蠓的生活史

蠓一般会在孵化地附近出没，活动范围也以此为中心向四周扩散，最后运动的距离取决于蠓何时找到所需的配偶或可供吸食的动物，以及飞行时的天气情况。研究表明，库蠓的雌性成虫可飞行约 2 千米，但是雄性成虫的飞行距离要短得多，常常不及雌性蠓的一半。

四、危害性

对于人和动物而言，蠓带来的最大问题是持续性的叮咬，此类情况在海岸区域的碱性泥沼中最为严重，不仅会造成当地居民身体上的不适，还会对当地的旅游业造成直接的影响和破坏。

蠓的体积如此之小，以至于大部分人会误认为叮咬他们的是蚊，但与蚊存在根本性区别的是，被蠓叮咬后会出现极为明显的刺痛感和灼热感，并且叮咬处的皮肤会出现红肿，但不会有疹出现。临床数据显示，该不适感会持续几分钟到数小时。对于那些较为敏感的体质，蠓的叮咬会引发持续 2～3 天的瘙痒。在热带的部分区域，蠓（主要是细蠓和蠛蠓）的叮咬可产生更为严重的后果，叮咬处会有水泡产生，伴有浆状物渗出。

在叮咬、吸血的过程中，蠓还造成了病毒、致病丝虫在人和动物之间的传播，主要流行于热带和亚热带地区。病毒性疾病主要有奥罗普切热。

奥罗普切热是由布尼亚病毒所引发的一类疾病，因第一个案例是在特尼达利的煤炭工人中分离得到而得名（1955 年）。据记载，该病毒是巴西亚马逊地区多次病毒性疾病流行的元凶。在 1980 年之前，该疾病仅在巴西的帕拉及其临近区域流行，在 1961—1980 年间，约有 16 万人感染了此病毒。之后，在巴西的其他地区也陆续接到了该疾病暴发的报告，主要在城市地区流行。2020 年，WHO 的通报指出，在法属圭亚那地区也确认了该疾病的存在。血清学的研究表明，原始疫区内约有 44% 的人口曾感染过该病毒。

该疾病会导致非致死的急性发热病症，伴随有 2～5 天的关节和肌肉疼痛。约有一半的病例会出现头疼、眩晕和惧光症状，偶发虚脱。这些症状往往会反复发作，导致最后的病期持续 2 周左右，临床上普遍认为该疾病的潜伏期为 4～8 天。

该疾病的流行病学信息较为复杂，不仅与引发疾病的科属有关，也与中间宿主的具体情况有关，在潜在的中间宿主中其抗体水平也不尽相同。有证据表明，该病毒传播存在城区与林区之间的循环。在非流行期，曾发现某些猴子的体内存在高水平的抗体，推测其是病毒的一个重要宿主。其他能将病毒从丛林带入城市的中间宿主还有野生的鸟类。在流行期，可在多个种属的肉食性鸟类中检测到高水平的病毒抗体，推测其是城市地区疾病暴发的主要中间宿主。

城区疾病的暴发主要是由帕拉库蠓所引起，虽然该种属栖息于森林的树木之中，但人在居住环境中也存在被该种属叮咬的可能。已经感染的雌性库蠓能在吸血后 4～6 天获得传播病毒的能力。尽管在致倦库蚊、埃及伊蚊中分离到该病毒，但该发现对于病毒扩散的意义尚不明确。

在库蠓的体内还分离得到了多种虫媒病毒，其中 4 种属于布里亚病毒，包括克里米亚-刚果出血热、裂谷热、舒尼病毒、杜比病毒。此外，3 种蚊媒疾病（东部马脑热、乙型脑炎、委内瑞拉马脑炎）的病毒颗粒也在库蠓和细蠓体内得到了验证。但目前获得的实验和临床数据仍无法确认蠓的叮咬是否会传播此类病毒性疾病。

蠓的活动还可导致丝虫的传播，引发的疾病如下。

（1）曼氏丝虫病，主要流行于热带和亚热带，库蠓、铗蠓、细蠓均是其病原生物的自然宿主。患者通常不会表现出明显的症状，微丝蚴留存于皮肤的毛细血管之中，被真皮组织所包裹，所产生的危害相对较小，对其的检测主要依赖于皮肤标本和血液样本的采集，以镜检的方式观察是否含有微丝蚴。成虫主要在于腹膜相连的脂肪组织中，偶然会导致结膜炎和眼球的肿胀。在部分病例中，丝虫会导致严重的关节疼痛、嗜酸细胞增多、肝脏肿大、淋巴管阻塞或炎症。部分病症与班氏丝虫感染或象皮病十分类似，临床上多采用艾维菌素治疗该疾病，但是常用的抗丝虫药物乙胺嗪无法杀死该寄生虫。

该疾病的传播起始于蠓对已感染宿主的叮咬，微丝蚴随着血液进入蠓的中肠区域，然后，这些幼虫会穿透中肠壁，在 24 小时之内到达胸部的肌肉组织，并在此处发育，经过 6～9 天成长为第 3 龄期幼虫，继续移动至头部和口器处。当蠓再次叮咬人或动物时，具有感染性的丝虫会通过伤口进入人或动物体内，最终会有 1/3 的个体继续发育为成虫。

（2）常现丝虫病，主要流行于非洲的撒哈拉地区，在几内亚湾附近的西非国家中也有流行。肯尼亚、安哥拉、加蓬等国的感染率可以达到 50% 甚至以上。由于奴隶贸易的兴起，该疾病之后被带到了美洲，造成了在南美地区的广泛流行。委内瑞拉的流调数据表明，当地的感染率已经超过了 50%。

一般认为常现丝虫的感染并不具有致病性，对应的微丝蚴会存在于外周血循环之中，会在人的体腔内发育为成虫，部分受感染的人群会表现出关节痛、高热、乏力、短暂的水肿、中度的麻疹样皮肤病变以及嗜酸细胞增多的症状。另外，还有病例显示该寄生虫的感染会导致各类眼部疾病，例如眼皮的肿胀、过度流泪、结膜肉芽肿或结节。此类病情是由成虫钻入结膜的结缔组织所导致的，因而该疾病又被称为眼蛆虫病。另外，曾在患者的脾脏、肾脏、直肠和淋巴结节中分离到该寄生虫的成虫，但是在临床上依然无明显的表征。对于这一类病人，可使用甲苯咪唑作为治疗药物。

实验数据显示，在非洲地区，库蠓是常现丝虫的中间宿主。与曼氏丝虫相类似，常现丝虫的微丝蚴也是在蠓吸血的过程中，经由中肠移动至胸部肌肉组织。在蠓吸食血液的8～10天后，常现丝虫会发育为具有感染性的第3龄期幼虫。

（3）链尾丝虫病，该疾病一般只会出现在中西非的热带雨林中，由格氏库蠓携带和传播，目前已经蔓延至布基纳法索和刚果地区。有关的流行病学信息还不够完整，但是在中非共和国进行的血清学调查显示，该病感染概率应为13%～14%。普遍认为，链尾丝虫病无明显的临床症状，但链尾丝虫感染可偶发轻度的皮肤病变，这是因为链尾丝虫会在躯体和上肢的真皮组织中聚集，其中成虫多寄生于身体的上半部分。乙胺嗪可有效治疗该寄生虫的感染。

研究发现蠓还携带了35种可感染动物的虫媒病毒，分类上以布尼亚病毒和呼肠病毒为主，可导致牛、马、羊等家畜患病。常见的疾病如下。

（1）蓝舌病，其病原体在分类学上属呼肠孤病毒科环状病毒属，主要感染反刍动物。其于20世纪30年代在南非被首次发现，然后通过贸易和人员交流带入欧洲地区。该疾病一般流行于北纬40°和南纬35°之间，相关的记录表明该疾病也曾在北欧地区暴发。例如在2006年，该疾病出现于荷兰、比利时和法国。次年，该疾病在丹麦、瑞士和英国等国家出现。随着全球气候变化和风力的作用，该疾病目前已扩散到了地中海地区。但是，从2015年至今，欧洲地区再未出现该疾病的暴发。

该疾病的病死率在10%左右，动物在感染的早期症状并不明显，以食欲不振为主，常伴有低热的出现。随着病情的发展，可依次观察到鼻腔和口腔充血，转化为淤血，口腔和鼻腔组织的坏死和结痂，结痂脱剥落后的溃疡面形成。同时可见到眼结膜充血、肿胀、流泪等症状。之后，大部分动物会在5～7天内自动愈合，剩余的部分会进一步恶化，出现横纹肌玻璃样病变所导致的咽喉头麻痹或食道麻痹，或是表现在舌头上的"垂舌"症状。在该阶段，动物的心肌与骨骼肌也会受到损害。

（2）非洲马瘟，该疾病的病原体为呼肠病毒科环状病毒属，主要感染马、驴、骡，致死率较高。有关非洲马瘟的记录最早出现于17世纪的南非，之后在1899年首次完成了其病原的分离工作。现阶段，该疾病已从原始疫区扩散到了阿拉伯半岛、西亚和南欧地区。按病程的长短、症状以及病变的部位，非洲马瘟可分为肺型、心型、肺心型和发热型。其中肺型的致死率最高，多见于暴发初期或新发病的地区，呈急性经过，患病动物的体温高达42℃，呼吸困难，心跳加快，眼结膜潮红，眼泪增多且畏光，肺部出现严重的水肿，呼吸伴有剧烈咳嗽，鼻孔扩张，会有大量泡沫样液体流出，病程5～7天，常因窒息死亡。心型，呈亚急性经过，病程缓慢，潜伏期7～14天，之后患病动物出现发热、黏膜充血，以及大范围的皮下水肿的症状，其中颈部、背部、臀部、眼睑等区域的水肿最为明显。由于肺部水肿，还可引发心包炎、心肌炎、心内膜炎。其中，死亡病例出现在发热后的4～8天，病死率约50%。肺心型，呈亚急性经过，多发生于有一定抵抗力的动物，同时具有肺型和心型的症状。发热型，主要见于对非洲马瘟已免疫或部分免疫的动物，潜伏期更长，病程只有1周左右，表现以体温升高、厌食和结膜充血为主。

五、防治

现阶段对蠓的防治以预防为主，因为市面上仍没有针对蠓的特效杀虫制剂，并且在自然环境中，很难对蠓的滋生地进行定位，或者虫卵与虫卵之间过于分散，无法保证杀虫药物的全面覆盖。对环境中易滋生蠓的区域进行人工干预是更为现实的手段，例如，对马厩、禽舍周围的水体进行抽取，对洼地进行填充都可有效降低蠓发育为成虫的概率；或是对人或动物进行有策略性的防护，例如，调整作息时间，以避开蠓每日的活动高峰。对于马、驴、骡需额外注意，减少其暴露于野外的时间和频率。由于纱窗的网眼不足以对蠓进行拦截，需额外在厩舍的外墙和顶棚喷涂杀虫制剂，以降低蠓进入的可能。在室内可通过空调的使用，降低蠓的活动能力；在室外，人群应穿长衣以减少皮肤的暴露。

下一阶段则是将生物技术引入到蠓的防治之中，例如对沃尔巴克氏体的使用。沃尔巴克氏体是一类广泛存在于节肢动物体内的革兰氏阴性共生菌，能够通过多种机制和作用调控宿主的生殖行为以及种群数量。有研究人员提取果蝇、伊蚊和库蚊的沃尔巴克氏体，并导入登革病毒的媒介白纹伊蚊体内，发现携带新型沃尔巴克氏体的蚊株与雌性蚊交配所产的卵不能发育，如大量释放此类雄蚊，可以使蚊子种群数量降低，使其无法传播登革热。理论上，该策略同样可用于其他有害节肢动物的防控，在野外捕获的库蠓体内也找到了该微生物的证据，科研人员正在筛选可引起胞质不亲和作用的品系。

参考文献

［1］虞以新. 中国蠓科昆虫［M］. 北京：军事医学科学出版社，2006.

［2］Mullen G R. , Durden L A. Medical and Veterinary Entomology［M］. Third Edition. New York：Academic Press，2019.

［3］Shults P，Cohnstaedt L W，Adelman Z N，Brelsfoard C. Next-generation tools to control biting midge populations and reduce pathogen transmission［J］. Parasites Vectors，2021，14（1）：31.

 第五节　虻

虻是一类广泛分布的吸血昆虫。全世界已知虻类约3800种，中国约有380种。其体型粗壮，飞翔性较强。雄性虻可吸食植物汁液，雌性虻则吸食人畜血液。虻对家畜疾病的传染有较强的带动性。其主要分布于热带、亚热带、温带。虻类常集中于近水且温度较高的地方，水田、沼泽地、苇坑、流水、静水附近是它们栖息的理想环境。

一、分类

虻类属节肢动物门（Arthropoda）双翅目（Insecta）短角亚目（brachycera）。瑞典学者林奈（Linnaeus）在1758年首次建立了虻属（*Tabanus*），从而开始了虻的系统分类研究。虻科早期根据后足胫节端部刺距的有无，分为距虻亚科（Pangoniinae）和虻亚科

（Tabaninae）两个亚科。后经科学家 Mackerras 对其外生殖器的系统研究，形成了现在采用的 3 个亚科的分类系统。至 1972 年，全世界已知虻类 3500 种，1992 年增至 137 属 4233 种。其中，与我国有关的古北界有 540 多种，东洋界有 600 多种。根据 Mackerras 和 Oldroyd 等科学家的研究，虻科起源于南美洲，分南北两路向全世界扩散，理由是南美洲虻科原始类群最丰富，且非洲、大洋洲的虻类与南美洲的种类接近。

中国开始虻类研究较晚，Fabricius 最早于 1787 年报告了中国一新种——断纹虻（*T. striatus*），在此后 100 多年仅见外国人的零星报道。黄能在 1936 年统计中国虻类为 4 属 80 种，胡经甫于 1940 年在《中国昆虫名录》中列了 4 属 86 种。至 1966 年，中外虻科分类工作者共报道中国虻科昆虫约 200 种。20 世纪 70 年代以后，我国新一代昆虫学家广泛合作，大大地推动了中国虻科区系与分类的调查研究，仅 1977—1989 年，我国昆虫学家就报道了 150 个新种、20 多个中国新记录种（刘维德，1985）。王遵明的《中国经济昆虫志（1994）》收录了双翅目虻科 336 种，已经阐明区系的基本框架。2004—2007 年，在研究过程中，科研人员进行了 4 年的补点采集调查，国内许多昆虫标本收藏单位对收藏的虻类标本进行了系统整理，极大地丰富了中国虻科区系分类知识。至 2008 年，我国虻科已知 458 种，隶属于 3 亚科 7 族 14 属。其中，距虻亚科 2 族 3 属 3 种；斑虻亚科 3 族 5 属 47 种；虻亚科 2 族 6 属 408 种。

二、形态特征

虻的生活史分为卵、幼虫、蛹、成虫 4 个阶段，在此将简述其各生长阶段形态特征并着重介绍成虫具有分类价值的特征。

虻的卵呈纺锤形或圆筒形，有些种的卵中央略向一侧弯曲。刚产下时多为白色，有些则为黄色、黄白色或灰色，而后变为深棕色、褐色或黑色。长度为 1～2.5 mm。卵的形态及卵产下后的排列形状有种的特异性。

虻幼虫为浅黄色或灰白色，细长，呈纺锤形，两端尖细。体形大小因种的不同变化相当大，小的 10 mm，大的超过 60 mm。

虻蛹头、胸部合并。初蛹化时，颜色较浅，为黄白色，或稍带绿色，以后逐渐变暗，多数种类为黑褐色。

虻类成虫体粗壮（见图 2-12），体长为 5～6 mm。体长的测量长度是在侧面观从额胛到尾端，不包括触角。

虻的头部（见图 2-13）呈半球形，一般宽于胸部，两侧各一个大复眼，占据头部的大部分体积，由许多眼面组成，雄性为接眼式，即两复眼紧靠在一起，复眼上半部大眼面一般明显大于下半部的小眼面；雌性为离眼式，即两复眼多少分开。

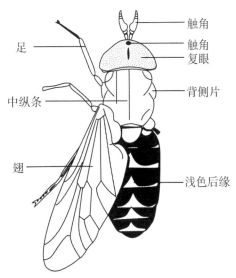

图 2-12 雌性虻（仿许荣满等，2016）

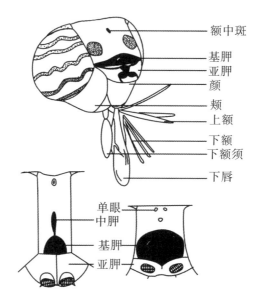

图2-13 虻的头部（仿许荣满等，2016）

额的前方（下方）为亚胛（或称额三角），其上生长1对触角，触角分3节，即柄节、梗节和鞭节，鞭节的端部分有2～7个环节（见图2-14），鞭节的第1环节称基环节，端部的几个环节合称端环节。

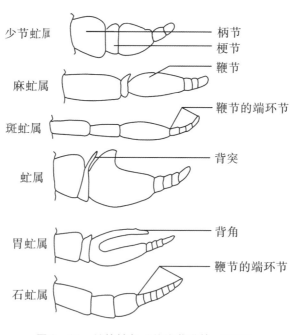

图2-14 虻的触角（仿许荣满等，2016）

虻的胸部（见图2-15）和其他双翅目昆虫一样，中胸发达，有时有鉴别种的价值。盾片与小盾片之间有1小的骨片，称前小盾片。侧板一般无重要鉴别特征。足（见图2-16）基节、转节、股节、胫节和跗节的颜色及着生毛的颜色和长短，胫节上浅色环的大小和数量具有鉴别种的作用；后足胫节末端有无1对胫节距，具有鉴别亚科的作用；跗节末端有1对爪、1对爪垫和1片爪间突。翅多数透明，有的属有横带，有的属有云雾斑。

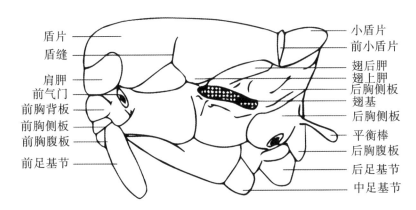

图2-15　虻胸部侧面观（仿许荣满等，2016）

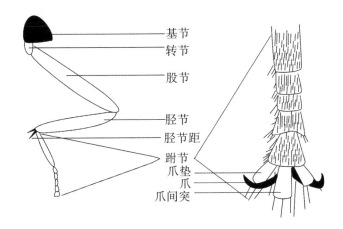

图2-16　斑虻属的后足（仿许荣满等，2016）

虻的腹部背板和腹板常见有由粉组成的横带或纵条，有的则在背板上有大小不同的三角斑、斜形或圆形侧斑等，这些在分类鉴别上已被广泛应用。

三、生态习性

（一）交配与产卵习性

虻类群舞交配活动不易被观察。群舞时，可能有十多只、几只，或仅有一只雄性虻在空中飞舞，一般在离地面1～4 m高的空中迎着微风，上下、前后微微移动，雌虻飞入，在空中交接，而后停落在植物或岩石上，完成交配。群舞交配时间因种而异。

多数种类雌性虻需经交配、吸血才能产卵，也有不吸血就能产卵的。根据不吸血产卵的程度，虻可分3类：①不吸血产卵种类；②第一次产卵不需吸血的种类；③不吸血不产卵的种类。日本人Hayakawa在1981年对日本50种虻作饲养观察，发现有29种羽化后不经吸血，仅饲以蜜糖水即可产卵。不吸血产卵种类的雌性虻，其处女虻个体卵巢发育程度很不一致，卵泡囊在克氏Ⅰ～Ⅳ期不等；而第一次产卵就需吸血的种类，其处女虻个体卵泡囊均停留在克氏Ⅱ期，只有吸到血的个体，卵巢才开始发育。在自然界捕到的雌性虻，经解剖，经产个体在70%以上的，这个种应为不需吸血就可产卵的种类；而小于70%的应为需吸血才能产卵的种类。

雌性虻完成1个生殖营养周期（即从吸血或花蜜等植物汁液到产卵所需时间）一般需要6～10天。

雌性虻产卵多在植物茎、叶上，一生可多次产卵，一次产卵达1～2 h。土灰虻（*T. griseus*）的卵多产在稻叶、苇叶和一些窄的草叶上，多数产在阳面，少数产在阴面。合瘤斑虻（*Chrysops. suavis*）的卵产在水边40 cm以内的植物上，多数产在阴面，少数产在阳面。虻产卵时，头部向下，尾部向上。有些种的虻产卵于流溪中突出的岩石上。据实验室观察，有的产在容器内壁，有的产在容器顶部的纱布或铁纱上。

（二）成虫的取食习性

雄性虻上颚退化，不吸血，只吸取植物汁液。雌性虻不仅需吸血，而且也需吸取植物汁液作为能量的来源。两性虻取食的化学感受器在前足跗节腹内侧和唇瓣的离口缘，一般对糖类敏感。虻喙的长短不影响吸血。吸血时，把下唇推向一边，用上、下颚刺破动物皮肤然后用下唇舐血。虻喜欢吸地面动物的血液，如牛、马、鹿、骆驼等，也吸鸟类及蛇、鳄鱼、蜥蜴、甲鱼、龟类和蛙类等爬行类、两栖类的血。斑虻是虻类中比较喜欢吸人血的类群。

不同种的虻在动物身上喜欢吸血的部位不同，斑虻一般在腹部吸血，麻虻一般在体两侧吸血，原野虻（*Tabanus amgenus*）等虻属类群喜欢在腿部吸血，而体型大的佛光虻（*T. budda*）和金色虻（*T. chrysurus*）则在背部吸血。

虻喜欢攻击移动物体，如人在走动时，虻会追踪，但停下不动时，却很少有虻攻击；有些虻会追逐奔跑的动物或汽车，当动物或汽车刚停下时，可发现有许多虻停落，以后则慢慢减少。虻的吸血量一般约等于体重，多的可达体重的2倍，范围为50～500 mg。

（三）成虫的栖息习性

截至目前，人们对虻的栖息习性还未有充分的研究。在林区，虻的种类和数量都很多，但栖息场所却不易被找到。虻一般在树干和树枝上栖息，这在平原地区很容易看到。斑虻喜欢在树叶和竹叶的背面栖息，在草原地区，常见在茎、叶上栖息；在林区，常见在1～2 m高的树干和树杈上栖息，特别是在路旁，在有牲畜活动的乡村小路旁，更易找到成虫的雌、雄个体。

（四）成虫的季节活动

虻类在热带地区全年均可活动，随着纬度的上升，活动季节缩短。在华南为3～11月，长江流域为4～9月，华北为5～8月，东北为5～9月。一般6～8月数量和种类均最多。根据活动季节长短和高峰情况，可分为3个类型：①Ⅰ型数量大，活动季节长，高峰明显；②Ⅱ型整个活动季节数量均很少，高峰不明显；③Ⅲ型活动季节短，但高峰明显。在福建三明市，中华斑虻活动于 3 月下旬至 11 月中旬，高峰在 6 月中旬，属Ⅰ型，而在福建将乐县林区，属Ⅰ型的有：范氏斑虻（*Chrysops. vanderwulpi*），活动于 4 月下旬至 9 月下旬，高峰在 5 月卜旬至 6 月下旬；原野虻（*T. amgenus*）与金条虻（*T. aurotestaceus*）活动于 4～10 月，高峰在 7～8 月。属Ⅲ型的有：亚马来虻（*T. submalayensis*），活动于 6 月中旬至 9 月中旬，高峰在 7 月下旬至 8 月下旬；广西虻（*T. kwangsiensis*），活动于 6～9 月，高峰在 7 月中旬至 8 月下旬。属Ⅱ型的有：峨眉山麻虻（*Haematopota. omeshanensis*），活动于 4 月下旬至 6 月上旬，活动数量少，高峰不明显。北方和高寒地区的虻类多为活动时间短，高峰明显的种类，如辽宁的僻氏虻（*T. pleskei*）、姚氏虻（*T. yao*），华北的土灰虻（*T. griseus*），新疆的多砂虻（*T. sabuletorum*）、摩氏瘤虻（*Hybomitra morgani*）、四列黄虻（*Atylotus quadrifarius*）等。

（五）成虻的飞行扩散和刺叮节率

虻为了吸血、交配、栖息、产卵，均要飞行。虻的飞行速度可高达 50 km/h，能追逐奔跑的动物和行进的车辆。影响虻活动的主要因素是温度和光照。

在高原地区用牛诱虻，可以看到在白天太阳光照耀下，有许多虻飞来刺叮，但当一片云遮住太阳，这种现象立即消失。这可能是温度影响最为典型的例证，因为在高原，即使在夏天，气温仍然很低，只有当日光照耀，温度上升，才能使虻达到起飞时所需的温度。

光照是影响虻活动的另一主要因素，灯下用盆接水可诱虻，诱虫灯可诱到雌、雄性虻。深色物体和二氧化碳也有诱虻作用，但二氧化碳诱到的均为雌性虻。

雌性虻吸血活动的昼夜节律因种和环境条件而异。在南方热带、亚热带地区，多数虻种在黄昏出现吸血高峰；而在北方，多数种在白天活动，高峰也在白天。按活动高峰出现的时间不同，可分为 3 类：①早晚型，活动高峰在清晨日出前和傍晚日落后，在闽北，有缅甸虻（*T. birmanicus*）、晨螯虻（*T. matutinimordicus*）和亚马来虻（*T. submalayensis*）等，且缅甸虻、晨螯虻在 11 时～16 时不出现；②黄昏型，活动高峰在傍晚日落后，在闽北，有浙江虻（*T. chekiangensis*）、窄额虻（*T. angustifrons*）、广西虻（*T. kwangsiensis*）和线带虻（*T. lineataenia*）等，全天均有活动，傍晚高峰明显；③白天型，高峰在中午或午后，北方多数种属之，如河南的土灰虻（*T. griseus*）、辅助虻（*T. administrant*）、中华斑虻（*Chrysops. sinensis*）和骚扰黄虻（*Atylotus. miser*）等。

四、危害性

虻类是重要的医学和兽医学昆虫，对人畜的危害表现为直接叮咬、骚扰和传播疾病。虻的吸血骚扰在许多林区和牧区相当严重：在林区影响伐木作业，严重时只好停止夏季伐木；在牧区造成肉类和乳制品的减产，严重时被迫停止放牧。据闽北山区调查，在虻多的季节，估计 1 头牛 1 天将失血 1000 mL 以上。在稻作区，虻幼虫对农民裸露的手脚进行叮咬，轻者留有伤口和肿块，重者则继发感染。

虻作为人畜疾病的重要传播媒介，是医学昆虫中最为典型的机械吸血传播者。因为虻个体大、口器粗，刺叮时，宿主感到疼痛，直接反应是用各种方法驱赶虻，造成虻的吸血中断。虻的吸血量大，中断吸血的次数多，且在中断吸血后，重新寻找血源的意志又特别顽强，所以机械传播的机会多。

虻也可生物性传播疾病。在我国，虻主要传播马传染性贫血病（equine infections anemia，EIA）、锥虫病（trypanosomiasis）、野兔热（Tularemia）和炭疽（anthrax）。

（1）马传染性贫血病简称马传贫，是一种由病毒引起的寄生虫病，可引起马、骡、驴等牲畜患病，在全世界均有流行，我国主要流行区在北方，可造成大量马匹死亡。其主要特征为间歇性发烧、消瘦、进行性衰弱、贫血、出血和浮肿；在无烧期间则症状逐渐减轻或暂时消失。自然条件下，EIA 主要由虻等吸血昆虫叮咬传播。在空间上，其多流行于低洼、潮湿地、沼泽地。在时间上，其大多在吸血昆虫活动时流行，夏季高于其他季节，雨季高于旱季。

（2）锥虫病又称睡眠病或嗜睡性脑炎，是由虻蝇叮咬而流行的世界性人兽共患寄生虫病。主要在牛、马、驴、骆驼和犬间流行，在我国北方主要的传播媒介为骚扰黄虻（*Atylotus. mser*）、美腹黄虻（*Atylotus. pullchellus*）、高额麻虻（*Hae. pluvialis*），在南方为断纹虻（*T. striatus*）。在非洲撒哈拉南部，其中有些流行区患病率高达八成。患者初期可出现发热、皮疹、水肿和淋巴结肿大等症状，其后脑部和脑膜也可出现炎症。东非锥虫病的病情可以快速恶化，脑部受影响的情况也较西非锥虫病更早、更多。锥虫病晚期时可能会慢慢地出现其他神经系统症状，昏睡的情况会逐渐增加，最终导致昏迷并造成死亡，嗜睡性脑炎亦因此而得名。

（3）野兔热是一种多宿主、多媒介、多传播途径的自然疫源性疾病，分布在森林、草原、河流和沼泽地等，流行于全世界。主要感染野生啮齿动物，并可传染给其他动物和人类。主要表现为体温升高，肝、脾、肾肿大，充血和多发性粟粒坏死，淋巴结肿大，并有针尖大干酪样坏死灶。在国外已知的媒介虻种中，我国现存的主要虻种有美腹黄虻（*Atylotus. pullchellus*）、黄缘斑虻（*Chrysops. relictus*）、娌氏斑虻（*Chrysops. ricaodoge*）、高额麻虻（*Hae. pluvialis*）、土耳其麻虻（*Hae. turkestanica*）、欧氏瘤虻（*Hae. erberi*）、秋季虻（*T. autommalis*）、多声虻（*T. bromius*）等。

（4）炭疽也是一种分布广、多宿主、多媒介、多传播途径的自然疫源性疾病，虻是炭疽病机械吸血传播的最适者。临床上主要表现为皮肤坏死、溃疡、焦痂和周围组织广泛水肿及毒血症症状，皮下及浆膜下结缔组织出血性浸润；血液凝固不良，呈煤焦油样，偶可引致肺、肠和脑膜的急性感染，并可伴发败血症。当刺叮病畜，特别是在病畜临死前对其叮咬，即可形成最大的感染机会，因病畜临死前体内的炭疽杆菌积聚于血管末梢，易被虻大量吸收。在自然条件下，食草兽最易感，人类中等敏感，主要发生于与动物及畜产品加工接触较多及误食病畜肉的人员。关于炭疽的已知传播媒介，在我国分布的主要有黑胫黄虻（*Atylotus. rusticus*）、高额麻虻（*Hae. pluvialis*）、黄角瘤虻（*Hae. lundbecki*）、浅黄瘤虻（*Hae. lurida*）、突额瘤虻（*Hae. montana*）、秋季虻（*T. autommalis*）、微赤虻（*T. rubidus*）和断纹虻（*T. striatus*）等。

虻生物性传播疾病，最出名的是在非洲，传播人和猴的罗阿丝虫病（loiasis），其媒介是几种斑虻。在不同国家或地区，生物性传播的还有牲畜的恶丝虫（*Dirofilaria roemeri*）和羊丝虫（*Elaeophora schneideri*），牲畜的泰氏锥虫（*Trypanosoma theileri*）和血孢子虫（*Haemoproteus metchnikovi*）。机械吸血传播还有猪霍乱病毒（*hog cholera*）、牛疫病毒（*rin-*

derpest）、红细胞孢子虫（*Anaplasma marginale*）等引起的家畜疾病。

虻虽然是害虫，但其成虫却是一种中药材，具有破淤积、消症结的效果，专作破血通经药。

五、防治

由于虻类在自然界滋生地区广大、飞翔力强，所以治虻必须采取综合措施，才能有较满意的效果。通常可以用破坏虻类滋生地的办法来防治虻类，如在它们幼虫滋生的水面上撒矿物油，并将水边产有虻卵的植物叶子处理掉，或填平一些小洼等。这些方法虽都有一定效果，但大面积开展则浪费人力、物力。

人类在观察、研究虻类的生活中，发现自然界有一些昆虫天生是虻的敌人，这些天敌对虻类有一定的杀灭作用，是抑制它们数量增长的因素之一。人们利用这些天敌来消灭虻类，也是对其防治的重要方法之一。利用生物防治法防治虻类，前途极为乐观。

参考文献

[1] 许荣满，孙毅. 中国动物志（虻科）［M］. 北京：科学出版社，2016.

[2] 陈汉彬，许荣满. 贵州虻类志［M］. 贵阳：贵州科技出版社，1992.

[3] 陈汉彬，许荣满. 贵州虻属五新种［J］. 四川动物，1992.

[4] 何静. 甘肃虻科（双翅目）研究［D］. 兰州：甘肃农业大学，2008.

[5] Austen E E. A contribution to knowledge of the Tabanidae of Plestine Bull［J］. Ent. Res. 1920（10）：27 – 321

[6] Burgr J F. A review of the horse flies of Sr Lanka［J］. Entomol Scand Suppl，1981（11）：81 – 123

[7] Burton J J S. Tabanidae of Thailand above the Isthmus of Kra［J］. Ent Rep Spec，Los Angeles，1978：1 – 165.

[8] Gonzalez C R. Dasybasis elquiensis：a new species of horse fly from Northern Chile（Diptera Tabanidae：Diachlorini）［J］. Mem Inst Oswakdo Cruz，2000，95（5）：629 – 632.

[9] Amoudi M A. Leclercq M. New records of Tabanidae（Diptera）from Saudi Arabia，first record of Atylotus venturi Leclerq and Tabanus separatus Eflatoun［J］. J Egypt Soc Parastol，1996，2（61）：1 – 7.

[10] Dieguez Femandez L，Rodriguez Gonzalez L，Sanchez Alonso C. New report of insects of medical importance for northeastern island chain of Camaguey［R］. Preliminary report. Rev Cubana Med Trop，1997，49（2）：139 – 141.

[11] Cooksey L M，Wright R E. Population estimation of the horse fly，Tabanus abactort（Diptera Tabanidae），in northcentral Oklahoma［J］. Med Entomol，1989，26（3）：167 – 172.

第六节 蚋

蚋是一类与蚊子和家蝇相近的、小的、吸血蝇类的总称。成虫形似蝇，但比蝇更小，呈黑色，俗称"黑蝇"。因背驼，又俗称"挖背"。全世界已知1270余种，主要分布于北温带及亚北极地区，中国已有百余种。蚋在发育过程为完全变态，分为卵、幼虫、蛹和成虫4个时期，卵、幼虫和蛹在水中发育，成虫在空中生活。雌性蚋可通过叮咬人与牲畜吸血，造成骚扰，并可传播疾病。

一、分类

蚋类属于节肢动物门（Arthropoda）、昆虫纲（Insecta）、双翅目（Diptera）、长角亚目（Nematocera）的蚋科（Simuliidae），具有昆虫纲的一般特征。蚋是一类小型驼背的双翅目吸血昆虫，同时也是医学昆虫中的一个世界性分布的重要类群。它不但对人畜骚扰吸血，而且能传播多种人类和禽畜疾病的病原体，与人类的关系甚为密切，从古代起就引起了人们的关注。

19世纪初，Latreille（1802）首次建立了蚋属（Genus Simulium），模式种为Colombaschens（molotypy）。1834年，Newman根据欧洲已知的相关资料，将蚋属提升为独立的蚋科（Family Simuliidae），并指定蚋属作为模式属，从而拉开了蚋科现代分类研究的序幕。但在整个19世纪，其研究进展相当缓慢，涉及蚋的研究虽然已从欧洲扩大到北美洲，但总共只记录了约40种。

20世纪是蚋科研究特别是蚋类系统学研究重要的发展期。涉及蚋的研究已从欧洲、美洲扩大到亚洲、非洲和大洋洲。随着蚋传盘尾丝虫病的发现，世界各地区系的调查不断地扩大和深入，发现并描述了许多分类新阶元，并反复对已知蚋类记录及其分类地位和名称进行校订，以经验途径等方式对蚋科的分类系统进行了探讨和整理，提出了不同的见解，同时也出现了很大的分歧。与此同时，结合蚋媒复组和隐种的发现，引进新技术和新方法应用于蚋类的分类鉴定，诸如细胞遗传、分子鉴别和系统发育数值分析等方法与传统的形态分类相结合，已成为当代蚋类分类研究的新趋势。

根据Adler和Crosskey（2014）的《世界蚋类分布名录全面修订》，截至2014年年底，全世界已知蚋类达2亚科26属2163种，其中包括现存种2151种和化石种12种（见表2-1）。

表2-1 不同时期全球所知蚋科的属、亚属和种数

名称	1945 Smart	1973 Smith	1988 Crosskey	1997 Crosskey	2014 Ader 和 Crosskey
属	—	8	23	24	26
亚属	—	49	57	53	42
种	617	1024	1461	1660	2151

蚋类分类学研究的发展，促进了与之相关的蚋类传播疾病及其生物学和防治的研究，从而进一步扩大和加强了系统学研究。从 20 世纪 70 年代起，在传统形态分类的基础上，蚋的分类学发展了细胞分类和局部的分子鉴别与系统发育数值分析，从而也开展了一些种组、复组和种下分类研究。与此同时，也加强了生态学、疾病关系和防治的相关研究，如《蚋类成虫的生态学和行为》（Davies，1978）、《蚋类的控制》（Jamnback，1973）、《吸血蚋类的流行病学研究》（Owvi，1978）和《蚋类的生态研究》（Kanayama，1988）等。

我国蚋类研究起步较晚，中华人民共和国成立以前仅见外国学者的零星报道，继英国人 Patton（1929）首次记载山东省的马维蚋（*Simulium equinum*）之后，日本学者 Shiraki（1935）记载我国台湾地区的 9 种蚋，Takahasi（1940—1948）先后报道东北地区及内蒙古、山西共计 6 种蚋。此外，Rubtsov（1940）还记述了新疆某些新蚋种。

自 20 世纪 70 年代以来，以中国昆虫学工作者为主体，共记述以我国为模式产地的蚋类新种 192 个，使中国蚋科区系面貌发生了根本性的变化。迄今，已知蚋类猛增到 6 属，15 亚属，333 种（见表 2 - 2），区系涉及全国 29 个省（区、市），使中国蚋类地理区划研究达到能划分亚区的水平。

表 2 - 2 不同时期中国已知蚋科的属、亚属和种数

名称	1949 文献综合	1976 谭娟杰等	1989 安继尧	1996 Crosskey，王遵明等 安继尧	2003 陈汉彬 安继尧	2007 陈汉彬	2014 陈汉彬 安继尧
属	—	—	3	4	5	6	6
亚属	—	—	12	16	19	19	15
种	16	50	91	164	209	246	333

二、形态特征

蚋类是一类小型的短足双翅吸血昆虫，在西方，通称为黑蝇（blackfly），我国民间则俗称为挖背（驼背）或刨锛。它也被称为黑蝇，可能是因为它们大多体色黯黑或棕褐，乍看似蝇而得名。至于被称为挖背或驼背，却是恰到好处，这是由于蚋类长期的运动适应，使其中胸肌肉特别发达，从而压抑了前、后胸的发展，致使中胸盾片明显隆起，呈穹顶状构造。至于称为刨锛，则是基于蚋喙短厚（见图 2 - 20），刺叮吸血特凶，可致宿主皮肤上留有"小血池"，并冒出组织液，活像被啃掉一块肉。

除上述特征外，蚋类与其他双翅目昆虫的主要区别如下。

（1）成虫模式触角 2 + 9 节；触须 5 节，第 3 节具感觉器（拉氏器）；雄性蚋接眼式，雌性蚋离眼式；足短粗，翅宽，无鳞，翅脉简单，前缘脉域的纵脉发达；腹节 I 背板演化为 1 片具长缘毛的基鳞片。

（2）蛹包被于茧中，前胸两侧具外露的丝状、球状或囊状的呼吸器官（鳃器）。

（3）幼虫圆筒状，前胸具单腹足，后腹具钩环。

蚋类属完全变态昆虫，分为卵、幼虫、蛹和成虫 4 个时期。在此将简述其各生长阶段形态特征并着重介绍成虫具有分类价值的特征。

蚋卵很小，裸眼勉强可见，呈长卵形、亚三角形、臂形或蛤形，长 0.15～0.46 mm，宽 0.10～0.19 mm，其形状和大小因种而异。

蚋蛹具有遮体的茧，茧是由前蛹的涎腺分泌制丝编织而成。大多属半裸型茧，前端开口，通常头部、前胸及鳃器裸露在外。体长一般为 1.5～5.5 mm，全身分为头、胸、腹 3 个部分。用于分类鉴定的主要性状有毛序及刺、棘等体壁衍生物，鳃器构造，呼吸丝的形状和数目，以及茧的形态特征，等等。

蚋的幼虫呈圆柱状，体长因种而异，通常为 4～8 mm，最大者可达 15 mm。初孵化的幼虫常为淡白色，以破卵器为特征，体长 0.5～1.0 mm，以后随着生长发育逐渐变为黄色、淡灰色、棕灰色、棕黄色、淡红色或暗绿色等。同种幼虫在不同龄期，其头扇毛数、尾环数等会存在差异。

蚋类成虫体长 1.2～5.5 mm，体型大小不但因种而异，而且种内也有较大的个体差异。

成虫整体分为头、胸、腹 3 个部分（见图 2-17），头部有发达的感受器和摄食器官；胸部由 3 个胸节组成，有足和翅等运动器官；腹部由 11 节组成，是代谢和繁殖的中心，腹节 Ⅷ～Ⅺ节特化为外生殖器。

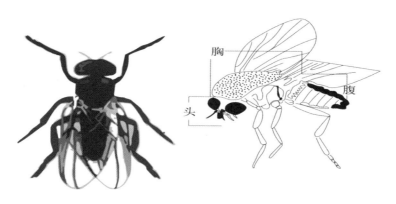

图 2-17 蚋成虫侧面观（仿陈汉彬等，2016）

蚋虫的头部近似圆球形（见图 2-18）。雄性蚋头部通常略宽于胸部，雌性蚋头部一般略小于或约等于胸宽。两侧具 1 对大复眼，两眼之间（雌虫）称为额，额的下缘两侧具触角 1 对，触角下方是颜，额前端的小片叫唇基，口器附着于此。

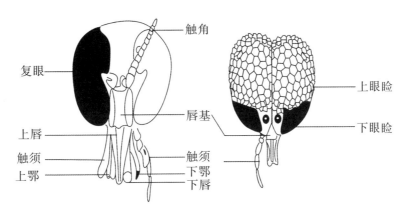

图 2 - 18　蚋虫头部（左雌右雄，仿陈汉彬等，2016）

　　蚋虫的触角通常由 9 ～ 12 节组成，模式触角 2 + 9 节（见图 2 - 19），伸出呈丝状，短于头部。触角是一种特化程度较高的感受器，其形态相当划一，没有两性特征分化，也没有特化的附属物，一般无分类学价值。但触角上各节的颜色，以及雄性蚋鞭分节 I 和鞭分节 II 的长度比值也偶用于分类。

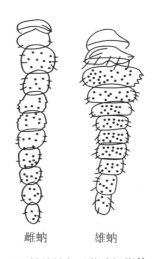

雌蚋　　雄蚋

图 2 - 19　蚋的触角（仿陈汉彬等，2016）

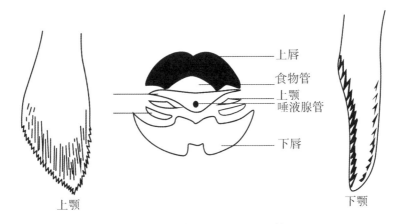

图 2 - 20　蚋的口器横切面（仿陈汉彬等，2016）

蚋虫的胸部分前、中、后 3 胸节（见图 2 - 21），各胸节有 1 对足，中胸有 1 对翅，翅的运动使中胸肌肉特别发达，从而压抑了前、后胸的发展。后胸有 1 对由后翅退化而成的平衡棒。

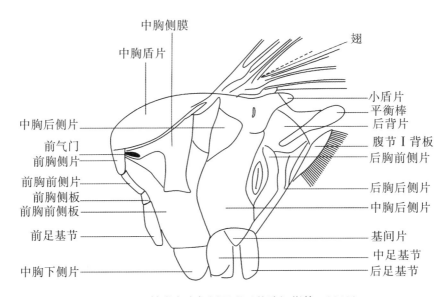

图 2 - 21　蚋成虫胸部侧面观（仿陈汉彬等，2016）

胸部附生有前、中、后足 3 对。足短拙。各足依次分为基节、转节、股节、胫节和跗节 5 个部分。跗节又分为 5 个跗分节（跗节 Ⅰ～Ⅴ）。跗节 Ⅴ 末端具爪，爪通常无爪垫，爪间突小，毛状（见图 2 - 22）。

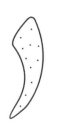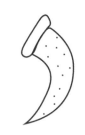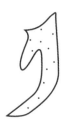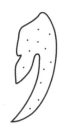

图 2-22 蚋的足爪（仿陈汉彬等，2016）

三、生态习性

（一）寿命

迄今，对蚋类成虫自然寿命的研究不多。已知雄性蚋寿命较短，大多在交配后几日内死亡。雌性蚋通常可存活 2~3 周或更长。在实验室条件下，金蚋（*S. metallicum*）的雌性蚋，存活了 85 日以上（Dalmat，1955）。也有报道在长期干旱的环境中仍然有蚋类活动，这一现象被某些学者认为是由雌性蚋夏眠而引起的。如果这是事实，则表明在特定情况下，雌性蚋可能存活达数月之久。

（二）产卵习性

交配后，雌蚋体内的卵通过受精囊口受精。然后，雌性蚋寻找血源，刺叮吸血，促使卵巢发育。当卵在体内发育成熟时，雌性蚋就选择适宜的场所产卵。产卵时间多在傍晚，少数种类可在清晨或中午。雌性蚋对产卵场所的水流速、水温和附着基物有探测和选择的能力，能准确地将卵产在无污染的流动水体、水生植物、枯枝落叶或石块上。

雌性蚋产卵的方式因种而异，主要有以下 4 种：①附着：产卵前探测附着基物，然后降落在被水浸湿或被水淹没的水生植物、枯枝落叶、石块或被浪花打湿的混凝土表面上，通常以卵块形式出现。如黄毛纺蚋，多发现在 0.1~2 cm 深处的植物茎叶上产卵（安继尧，1991）。②漂浮：雌性蚋直接在水面上漂浮产卵，卵下浮再黏附在水下基物上。③空投：雌性蚋在水面上飞旋，卵一个一个地产出投入水中。④潜水：雌性蚋先停落在露出水面的植物或石块上，然后在翅下带一个气泡沿停落面潜入到一定深度时产卵黏着在基物上，再浮出水面飞离。

蚋类幼期几乎全需在流水中发育，由于缺乏特殊的保护机制，在长期的自然选择过程中，蚋类通过高度的繁殖力以保证种族的繁衍。每批产卵少者 50~100 粒，多者可达 500~1000 粒，在基物上排列成单层或多层的卵块。卵块的形状、大小也因种而异，可达 5 mm²~240cm²，形状也不规则，呈带状或鳞片状等。卵块内卵的密度也因种而异，多者可达一百万粒。

（三）季节分布

蚋类的种属组成和种群数量表现出有规律的季节消长，被称为季节分布。成虫的季节分布明显，有种的特异性，主要受气候条件的影响。在热带和亚热带地区的蚋类可全年活动。而高纬度地区蚋类通常仅活动于 3~11 月，以卵或幼虫在水下或冰下越冬，因而在寒冷的冬季或早春通常没有成虫活动，全部生活史周期需 2~3 个月或更长。某些以幼虫越冬的种类，在 2 月即可化蛹，而有些以卵越冬的种类要到 6 月才能孵化。因此，不同蚋种一年内的繁殖代数不尽相同，一年一代的种类季节分布短，季节高峰也短，出现在 6～7 月；而一年多代的种类季节分布则长，可出现多个密度高峰。

（四）栖息和活动习性

从蚋类很少进入人居来分析，绝大多数蚋种属于野栖外食型。初羽化未受精的新蚋，在吸血前通常栖息于滋生地水体附近的草丛或灌丛中，对植物种类似乎并无选择性。当刺叮活动开始时，就能远离滋生地到山野或人居附近寻找血源。其飞行距离因种而异，与季节、植物群落、气候条件以及动物携带有关。有的种夏季在距滋生地附近 0.809～1.609 km，而春秋季却可远飞至 12.9～182.4 km；有的种在林区可飞离滋生地 10～12 km，而在旷野则很少能飞越 3 km，但是多数种类都在 2～5 km 的范围内活动。气流和鸟类的活动可能也有助于蚋类的飞行扩散，已有资料表明，曾从不同高度的空中（最高至 1530 m）捕获到蚋类（Glik，1939）。

四、危害性

蚋类是医学昆虫中的重要类群之一，与医学关系密切。凡是吸血蚋种，多和医学与病害相关，轻者通过侵袭骚扰、刺叮吸血降低宿主体力，影响其正常生活，造成经济损失；重者作为包括盘尾丝虫病等多种疾病的传播媒介，严重危害人类和禽畜的健康和安全。

蚋类的直接危害是骚扰吸血，危害人畜。人体如被大量侵袭，会引发蚋病（simuliosis）。所谓蚋病，是指被雌蚋刺叮产生的皮肤反应。蚋虫虽小，刺叮吸血却很凶猛，对在林区、山地、草原等地进行户外作业或训练的人群造成极大的威胁。人畜被刺叮初时不觉疼痛，刺叮后会出现小血点，产生红斑水疱样皮疹、化脓性病变、坏死性病变。有报道称部分被刺叮患者会出现强烈的过敏性反应，易继发感染淋巴结炎或淋巴管炎，导致过敏性休克，有时还会并发蚋热病（blackfly fever）。美国曾报道一种甄氏纳（*Simulium jennings*），可引起过敏性哮喘。

蚋类刺叮特别是群聚刺叮对家畜的危害尤为严重，轻者引发变态反应，造成肉产量和乳产量的降低，导致经济损失；重者可致牲畜于死地。最典型的例子是 18 世纪居住在多瑙河流域的牧民每年都有大批牲畜因蚋类刺叮而致死。为了避免蚋害，保护牲畜，牧民们不得不养成了季节性外迁的习惯。据 Ciurea 和 Dinuflescu 的报道，仅在 1923 年，罗马尼亚因蚋类刺叮而死亡的家畜就有 16474 头，死亡的牲畜有皮下出血和胶样浸润，肺部充血、肿胀，内脏出现点状溢血，伴有呼吸困难，重者 6～12 h 即可死亡。迄今，在加拿大、罗马尼亚等国家的若干地区，蚋类活动仍十分猖獗，有时大家畜死亡以千万计。在美洲的密西西比河流域，常有马、牛、驴等大家畜在被蚋类刺叮后几个小时内即死亡的报道，后来由于采取了有效的防治措施，才逐渐改变了这一局面。在我国，蚋类的吸血骚扰也造成了极大的危害。据中国人民解放军军事医学科学院对黑龙江省乌苏里江沿岸等地区的调查，蚋类对当地人畜刺叮骚扰仅次于蚊类和蠓类，严重干扰值班战士和户外作业人员的正常生活。此外，辽宁省西部凌原县和东部山区林场都曾发生大量蚋类刺叮野外作业的人群的事件，造成了严重的疫情发生。

蚋类还能作为人类和禽畜多种疾病的传播媒介，给生产生活造成多种危害。其传播的主要疾病有人盘尾丝虫病、家畜盘尾丝虫病、欧氏曼森线虫病、禽鸟住白细胞虫病、水疱性口炎等。

五、防治

目前，对蚋类的防治方法主要有物理、化学和生物防治法。物理防治方法有安装纱窗、穿防护衣、清理滋生场所等；化学防治则主要指菊酯类杀虫剂、驱避剂等的交互使用；生物防治法用苏云金杆菌和养鱼法防治河流中的蚋幼虫，取得一定的成效。据报道，在多地区蚋类分布调查中发现各地的蚋幼虫都有很高的索虫感染率，这表明索虫有可能成为一种生物防治剂。

在乌干达西部地区，憎蚋和洁蚋是传播盘尾丝虫病的主要媒介。乌干达成为首先试图通过媒介防治来消灭盘尾丝虫病的国家之一，并实施了针对传播媒介的防治措施，成效显著，其中 Bugoye 地区的盘尾丝虫病已经消失。

参考文献

[1] 陈汉彬. 中国蚋科昆虫 [M]. 贵阳：贵州科技出版社，2016.

[2] 陈汉彬. 中国蚋类的区系分布和地理区划 [J]. 动物分类学报，2002，27（3）：189－195.

[3] 陈汉彬，张春林. 中国蚋科五新种 [M] //中国昆虫学会. 中国昆虫学会第六次全国代表大会暨学术讨论会论文集，1997e：468.

[4] 陈汉彬，安继尧. 中国黑蝇 [M]. 北京：科学出版社，2003.

[5] 安继尧，简丙申. 蚋科昆虫与疾病的关系 [J]. 医学动物防治，1997，（132）：51－54.

[6] 安继尧，陈汉彬. 绳蚋亚属的分组研究 [J]. 寄生虫与医学昆虫学报，2007，14（2）：110－113.

[7] CHEN Hanbin, ZHANG Chunlin, YANG Ming. Checklist of Guizhou blackflies with description of a new species（Diptera：Simuliidae）[J]. Guizhou Science, 2003a, 21（1－2）：46－50.

[8] CHEN Hanbin, ZHANG Jianqing, ZHANG Chunlin. A New Blackfly to species of the genus Simulium from Guangxi, China（Diptera：Simuliidae）[J]. Acta Zootaxonomica Sinica, 2007, 32（4）：779－781.

[9] CHEN Hong, CHEN Hanbin. A new blackfly species of Simulium（Diptera：Simuliidae）from Guizhou Province [J]. China Entom Sin, 2001, 8（3）：208－212.

第七节 蚤

蚤（flea）是一种小型、无翅，善于跳跃的体外寄生虫，主要宿主包括哺乳动物和鸟类。蚤具有刺吸式口器，因此能通过叮刺吸血骚扰人畜，并且能够作为鼠疫、鼠型斑疹伤寒、绦虫病（cestodiasis）和潜蚤病（tungiasis）等疾病的传播媒介，是重要的医学昆虫。

一、分类

蚤属于节肢动物门昆虫纲蚤目（Siphonaptera），全世界已知的蚤类约 2500 种（亚种），我国记录 650 余种（亚种）。

二、形态特征

（一）卵

蚤卵相对较大（约 0.5 mm），呈白色卵圆形，个别种类为浅黑色，为孵化为幼虫提供许多必需的营养物质。

（二）幼虫

幼虫微小，成蛆形，体色灰白或灰黄，具有咀嚼式口器和棒状触角 1 对，幼虫期分三龄。幼虫体节分为 13 节，即胸部 3 节和腹部 10 节。在胸节和第 1～9 腹节上，一般具有两列鬃毛，其背板上具有多对感器。第 10 腹节又称为肛节，端部具有一对肛柱。1 龄幼虫具有破卵器（egg burster），2、3 龄虫体明显增大，其余形态大致相同。

（三）蛹

成熟的幼虫吐丝作茧，随后蜕皮化蛹。茧为黄白色，表面沾有尘土或碎屑。蛹与成虫形态相似，已形成头、胸、腹和足等结构，呈淡棕色。

（四）成虫

体型小，体长一般为 1～3 mm，呈棕黄至深褐色，雌蚤比雄蚤略长，虫体两侧扁平，无翅。体表光滑坚韧，具有向后方生长的鬃（bristle）、刺和栉（comb），有利于其在宿主的毛发间潜行。头部是感觉和摄食中心，其长度大于宽度，略似三角形。触角（antenna）分 3 节，从基部向端部分别为柄节（scape）、梗节（pedicel）和鞭节（flagellum），其中鞭节部分明显膨大，一般又复分为 9 小节，藏于触角窝（antennal fossa）内。触角是蚤类重要的感觉器官，雄蚤发达的触角还有辅助交配的作用。眼处于触角窝的前缘，仅有一个小的晶状体，有的物种则完全退化。雌雄成虫均具有刺吸式口器，位于头部腹面，由 1 对针状下颚内叶及内唇组成食物管，外包以分节的下唇须构成喙。胸部是运动中心，由前胸（prothorax）、中胸（mesothorax）和后胸（metathorax）3 节组成，每 1 胸节由背板 1 块、腹板 1 块和左右侧板构成，每 1 侧板又分为前侧片和后侧片，各胸节的腹板和侧板分化程度也有所不同。前胸分为背板、前胸前侧片，前胸后侧片与前胸腹板被称为前胸腹侧板（prosternosome），有些蚤类前胸背板的后缘具有 1 列发达的梳状扁刺，被称为前胸栉（pronotal comb）。中胸分为背板、腹板和前后侧片，部分种类的中胸背板颈片内有假鬃。后胸分为背板、背板侧区、腹板和前后侧片，后侧片位于背板侧区和前侧片的后方，是侧面最大的一片，许多蚤类在背板后缘处存在端小刺（apical spinelet）。每一胸节各有一对长而发达的足，每足由基节（coxa）、转节（trochanter）、股节（femur）、胫节（tibia）和跗节（tarsus）组成。基节粗壮，前缘和内外侧都有鬃，使其善于跳跃。转节短，下连宽大的股节。胫节较为窄长，后缘处通常排列着成对或成丛的鬃，其末端一般为圆形或截形，根据蚤种类的不同有所差异。跗节分为 5 节，第 1 跗节至第 4 跗节，其长度依次渐短，第5跗节负面上一般有4对或5对侧蹠鬃（lateral planter bristle），末端有爪（claw）一对。腹部是蚤类的营养、排泄和生殖中心，共10腹节，每节由腹板（sternum）和拱形背板（notum）组成。第1～7腹节被称为生殖前节（pregenital segments），第7腹节后方的臀板（pygidium），是由第10腹节背板分化而成，其上分布着若干杯状凹陷，每个凹陷内具有一根细长鬃和许多小刺，能够感觉空气的振动，是蚤类探知周围环境变化及发现宿主的重要感觉器官。臀板的形状以及背板上凹陷的数量是蚤分类的重要依据。第1腹节至第8腹节各有一对气门，处于背板两侧的气门窝，第8腹节的气门最为发达。雄性蚤的第8、第9腹节和雌性蚤的第7腹节至第9腹节特化为生殖节（genital segments）或变形节（modified segments），雄蚤的生殖节在交配时能固定雌蚤的尾端，结构十分复杂。第9腹节被称为抱器，背板和腹板分别形成上抱器（upper clasper）和下抱器（lower clasper）。雌性蚤的第7腹节至第8腹节位置的体内一般具有1个受精囊，其形态因种而异，因此是重要的鉴定特征。第10腹节为生殖后节，可分为肛背叶和肛腹叶，两叶之间为肛门。雌性蚤肛背叶外侧的锥形结构为肛锥（stylet），其上附有一或多根端鬃或侧鬃。

三、生态习性

蚤类为全变态昆虫，其发育包括卵、幼虫、蛹和成虫4个时期（见图2-23），幼虫与成虫在形态和习性上有很大不同。在适宜的温度和湿度下，蚤卵期为2～21天。幼虫期一般需要9～15天，分三龄。幼虫在阴暗潮湿环境下，经两次蜕皮后发育为成熟幼虫（三龄）。成熟幼虫身体变白，从唾液腺吐丝作茧，表面沾着周围的尘土碎屑，具有伪装保护作用。蛹通常在一周内完成发育，温度可影响其发育时长，低温可使幼虫期延长至200多天，蛹期延长至近一年。此外，湿度也是影响蛹发育的重要因素。若环境干燥，蛹体内脱水而缩小，导致死亡。由茧包裹的蛹需要经过空气振动、动物扰动、接触压力及温度的升高等刺激，才能破茧而出，否则可以长期蛰伏于茧内。在自然条件下，我国南方地区蚤类一年繁殖数代，北方地区多为一年一代。成虫羽化出茧后不久就能吸血，随后交配产卵。雌性蚤一生可产卵300～400粒，有的可达数千粒，如猫栉首蚤指名亚种，营半固定和固定寄生蚤类产卵量更大。蚤的寿命短者约数月，长者可达1～2年。

成年雌性蚤通常在宿主身上产卵，无黏性，因此在宿主的行动过程中，通常会掉落在周围的窝巢或粪便中。这些地方也是幼虫的滋生地，幼虫以环境中的有机物碎屑或成虫未消化的血便为食进行发育。蚤类的吸血习性因其种类而有所不同，有的嗜吸人或其他哺乳动物的血，有的嗜吸鸟类的血。蚤吸血活动频繁，常边吸血边排便，此与其传播疾病相关。此外，吸血对成蚤的寿命也具有重要的意义，通常吸血机会愈多，寿命愈长。

蚤类是恒温动物，周围环境温度会影响其体温和新陈代谢。蚤类的变态发育时间长短除受蚤的种类、幼虫的营养和成虫吸血等因素控制外，温度、湿度也是重要的影响因素。在适应的湿度和有效发育温度范围内，温度愈高，蚤发育时间愈短，反之愈长。此外，环境的温度、湿度还会影响成蚤的寿命。在一定范围内，温度愈高，其寿命愈短，而湿度愈高，寿命愈长。蚤类对宿主的体温变化非常敏感，当宿主感染疾病体温升高或死亡后体温降低时，其会离开原宿主并找寻新宿主，这一习性对鼠疫等疾病的传播至关重要。

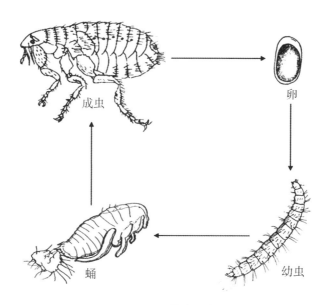

图2-23 蚤生活史

一般来说，蚤类的宿主分为两大类：95% 为哺乳动物，包括啮齿目、食肉目、兔形目、有袋目、偶蹄目和单孔目等 16 个目，其中以寄生在啮齿目的蚤类最为重要，因为它们与鼠疫等自然源性疾病的传播密切相关；另外一类为鸟类，占 5% 左右。蚤类对宿主的选择性可分为 3 类：多宿主型，对宿主的选择很广泛，如人蚤（*Pullex irritans*）；寡宿主型，此类最为常见，如方形黄鼠蚤松江亚种可寄生于达乌尔黄鼠及同生境的其他几种鼠；单宿主型，这类较为少见，一般只寄生于一种宿主，具有较高的特异性，如松鼠䟍蚤（*Tarsopsylla octodecimdentata*）。通常对宿主选择性低的蚤类，在疾病的传播上更有意义，如毛蚤。按照蚤类对宿主的黏附程度，可将其分为 3 类：游离型，大部分蚤类属于此类，又可分为巢蚤型（栉眼蚤）和毛蚤型（黄鼠蚤），成蚤可于宿主体上吸血和在窝巢周围活动，此类蚤生存时间较长，在延续蚤媒病方面有较大作用；半固定型，雌蚤利用其口器固定在宿主皮下进行长时间吸血，雄蚤营自由生活，如蠕形蚤；固定型，雌蚤钻入宿主皮下，仅留一小孔以呼吸、排泄及产卵，毕生营寄生生活，雄蚤营自由生活，仅见于潜蚤（*Tunga*）。

四、危害性

蚤类是鼠疫、鼠型斑疹伤寒、绦虫病和潜蚤病等疾病的重要传播媒介，还能通过寄生和叮刺吸血骚扰人畜，是一类重要的害虫。

鼠疫，又被称为黑死病，具有起病急、病程短、病死率高和传播性强等特点，对人类文明几乎造成毁灭性的影响。鼠疫在我国传染病防治法中被列为第一号烈性传染病。鼠疫在人类历史上曾有过多次世界大流行，例如在 14 世纪，欧洲大约有 2500 万人死于鼠疫，造成严重的灾害。目前，虽然已有抗生素用于鼠疫治疗，但其自然疫源还未被完全消灭，每年仍有成百上千的病例发生。2010—2015 年，全球共报告了 3248 例鼠疫，其中 584 例死亡，因而必须对此予以重视。

鼠疫是一类由鼠疫耶尔森氏菌（*Yersinia pestis*）引起的自然疫源性疾病。鼠疫耶尔森氏菌对不利的环境条件具有一定的抵抗力，耐干燥、在4～40℃均能生长，能够释放出两种具有相同毒力的强效毒素，大鼠和小鼠对这些毒素比其他动物（兔、狗和猴子等）更敏感。

世界上许多栖息地的各种野生啮齿动物是鼠疫病原体的天然宿主，在自然疫源区内，鼠疫的储存宿主及大多数蚤类具有长期保存鼠疫耶尔森氏菌的能力。蚤类是鼠疫的主要传播媒介，目前已知的能够通过自然感染、人工感染及实验室传播鼠疫的蚤类大约有200种，在我国鼠疫源区内发现的重要媒介有18种或亚种蚤类，包括印鼠客蚤（*Xenopsylla cheopis*）、谢氏山蚤（*Oropsylla silantiewi*）、方形黄鼠蚤松江亚种（*Citellophilus tesquorum sungaris*）和人蚤。

在自然疫源区内，鼠疫耶尔森氏菌以啮齿类动物为储存宿主，蚤类为传播媒介，得以长期流行。人或家栖鼠类（家鼠、褐家鼠等）通过接触带有鼠疫病原菌的野生啮齿动物或被带菌蚤类叮咬而发病，并经过鼠—蚤—鼠或人途径传播。除此之外，鼠疫也可以通过蚤类（人蚤等）叮咬鼠疫患者后，再叮咬正常人，从而在人与人之间传播。通常认为鼠疫主要通过前一种方式在自然疫源区内传播，但现在的研究发现人蚤在鼠疫传播过程中的作用可能比之前认为的更重要，特别是在没有印鼠客蚤的地方，这种传播方式主要是通过蚤类被污染的口器机械传播。

鼠疫主要有三种类型，即腺鼠疫、败血病和肺鼠疫，都是由鼠疫耶尔森氏菌引起的。医学上最重要的是腺鼠疫，可并发败血症导致肺鼠疫，患者痰液中的病原体可借助气溶胶或飞沫直接在人类之间传播，不涉及媒介。鼠疫经过以上多种传播途径，可在鼠类和人类之间暴发流行。

迄今为止，我国的鼠疫疫源地主要分布于东北、华北和西北等19个省（自治区）、298个县（市、旗），总面积大约100万平方米。我国鼠疫疫情的流行与世界流行趋势相似，也是间隔暴发，目前，鼠间鼠疫时有发生，人类感染也偶有报道。蚤类主要通过叮刺被感染的宿主血液传播鼠疫，当蚤类吸带菌血后，细菌进入其中肠，在适当的环境下，细菌迅速繁殖，最终导致近胃棘前肠完全阻塞，形成菌栓，过程仅需要几天。虽然部分肠道菌栓可能会自动清除，但是蚤类肠道细菌持续的阻塞是鼠疫有效传播的关键。蚤类肠道阻塞之后不能继续从宿主吸取血液，当再次尝试吸血时，由于血液不能进入中肠而被迫沿着食管反流到宿主体内。这种返流作用是因为食管在受到蚤类阻塞的近胃棘前肠阻力时的弹性反冲作用引起，并且随着蚤类咽部的收缩，血液被其体内的细菌所感染，当带菌血液返流到宿主体内时，就会使宿主感染鼠疫。蚤类肠道阻塞之后会感到饥饿，会频繁进行攻击性的叮刺吸血，极大地增加了鼠疫在不同宿主之间的感染与流行。蚤类的肠道菌栓倘若一直未得到清除，被感染的蚤最终会因为饥饿、脱水或细菌的有害代谢物而死亡，成为鼠疫的受害者。鼠疫耶尔森氏菌在蚤类肠道形成菌栓的能力受到蚤类的特异性、致病菌株的特异性、蚤类的叮刺吸血频率、蚤类体内的致病菌的负荷量以及宿主的种类等多种因素的影响。

尽管肠道阻塞有利于鼠疫耶尔森氏菌通过蚤类传播，但在鼠疫早期传播的过程中，一些蚤类也可以在形成菌栓之前或没有形成菌栓的情况下传播。如果环境温度超过28℃，蚤类的菌栓通常可以被清除，使疾病不会发展到流行病的程度，并且与大多数由蚤传播的其他病原体一样，鼠疫耶尔森氏菌不会通过被感染蚤的肠壁侵入体腔、唾液腺或其他器官。鼠疫耶尔森氏菌的严重致病性主要是由其释放的内毒素和外毒素引起。最常见的腺鼠疫是由感染的蚤类叮刺吸血或处理感染性哺乳动物尸体引起，蚤类叮咬处可能会出现红色病变，引起高热、寒战和周围淋巴结的肿大、触痛，通常发生在患者的腋窝或腹股沟区，持续 2～6 d 发展为败血症鼠疫。在败血症鼠疫中，病原菌绕过或覆盖周围淋巴结，迅速入侵到血液中，毛细血管壁渗漏、皮肤变黑，潜伏期 2～5 d。由于缺少外部淋巴腺的诊断以及细菌的快速入侵，许多患者死于败血症。在鼠疫的不同类型中，最危及生命的是肺鼠疫，潜伏期仅 1～3 d，易感者可通过吸入患者咳嗽或打喷嚏时喷出的具有传染性的气溶胶细菌直接感染，淋巴腺鼠疫或白血病鼠疫也可发展为肺鼠疫。倘若肺鼠疫患者没有得到及时的医疗处理，可能在吸入病原体的一天之内死亡。

鼠源性斑疹伤寒，也被称为地方性斑疹伤寒，是一类由莫氏立克次体（*Rickettsia mooseri*）引起的自然疫源性疾病。

鼠源性斑疹伤寒的传染源是黑家鼠、褐家鼠和黄胸鼠等哺乳动物，在自然疫源地以鼠—蚤—鼠的循环流行。蚤类是莫氏立克次体的重要储存宿主，莫氏立克次体在蚤类粪便中可保持长达 9 年的传染性。现已发现在自然界中，至少有印鼠客蚤、猫栉首蚤、人蚤、具带病蚤、缓慢细蚤、禽角头蚤、亚洲客蚤、巴西客蚤和不等单蚤 9 个不同的蚤种能够感染莫氏立克次体，其中最重要的传播媒介是印鼠客蚤，鼠间流行的主要媒介是缓慢细蚤。除了猫栉首蚤和印鼠客蚤之外，其他蚤类都是啮齿动物常见的体外寄生虫。鼠源性斑疹伤寒患者病例通常与大鼠的印鼠客蚤寄生率呈正相关，在流行区，印鼠客蚤的莫氏立克次体感染率高达 50%～70%，实验室用莫氏立克次体感染印鼠客蚤后，发现其病原体可经卵传递，并且子代仍具有媒介传染能力。

莫氏立克次体是一种小的专性细胞内细菌，当蚤类叮刺被感染的宿主血液时，摄入的莫氏立克次体入侵蚤类的中肠细胞复制，并迅速扩散，在 7～10 d 内，大部分或全部的中肠细胞被感染，传染性的莫氏立克次体从细胞释放到肠腔，并随粪便排出到体外。蚤类传播鼠型斑疹性伤寒的主要方式是宿主被感染的蚤类叮咬抓伤时，排出的蚤类粪便中的莫氏立克次体通过皮肤伤口进入宿主体内。在自然界中，携带病原体的粪便干燥后产生的气溶胶，能够通过呼吸道和眼结膜感染宿主。感染鼠类的尿液中含有莫氏立克次体，人及其他动物也可能因为误食被携带病原体的鼠尿污染过的水或食物而感染。

本病主要分布于热带、亚热带和温带地区，新中国成立以来，我国有过两次鼠型斑疹伤寒大流行，其流行情况取决于自然疫源区鼠类等传染源的流行程度以及与人类接触的机会。目前，该病在国内已基本得到控制。

绦虫病是由于微小膜壳绦虫（*Hymenolepis nana*）的成虫寄生于鼠或人体小肠，可通过虫卵直接感染或犬栉首蚤、人蚤和印度客蚤等中间宿主传播；缩小膜壳绦虫（*H. diminuta*）常寄生于鼠类，偶尔也寄生于人，通过印鼠客蚤、缓慢细蚤和犬栉首蚤等中间宿主传播；犬复孔绦虫（*Dipylidium caninum*）成虫常寄生于犬、猫等动物，也可寄生于人，通过犬栉首蚤、猫栉首蚤和人蚤等中间宿主传播。

潜蚤病是由潜蚤属（*Tunga*）的雌蚤钻入宿主皮下寄生而致病。虽然潜蚤属有不同物种，但仅有分布于热带、亚热带和非洲等的穿皮潜蚤（*T. penetrans*）能寄生于人、猪等动物。穿皮潜蚤的雌性蚤通常会寄生于人的脚趾之间或脚底等柔软皮肤，也可寄生于手臂、手肘和腿部等，严重者生殖区也被感染。这种雌性蚤入侵皮肤，在皮下经吸血发育成熟，引起强烈刺激，导致宿主皮肤剧烈痛痒，无法行走。该蚤在宿主体内死亡之后，渗出的脓液引起寄生部位的继发感染，如果没有得到及时治疗，组织可能会溃疡，甚至血流受阻，导致脚趾坏死、败血症和破伤风等严重病变。

蚤类所传播的疾病除了上述之外，其在叮刺人皮肤吸血时，不仅带来极大的刺激与骚扰，并且分泌含有过敏原物质的唾液会使宿主的局部皮肤发生过敏反应，引起叮刺症。不同人之间因为体质与易感性的不同，被蚤类叮刺之后的症状也有所不同，轻者痛痒会逐渐消退，重者皮肤出现风疹、丘疹，精神烦躁，若因痛痒抓破皮肤，还可能导致继发感染。家畜被大量蚤类寄生、频繁叮刺吸血会引起宿主贫血，在寒冷饥饿的环境下，甚至造成动物的大量死亡。

五、防治

蚤类作为多种疾病的传播媒介，对人、家畜的健康造成了严重威胁，因此需要从蚤类和宿主等周围环境整体出发，根据经济有效及标本兼治的原则进行综合防治。对重要致病蚤种，应采取环境、化学等有效防治手段，控制其种群危害，达到保护人畜健康的目的。要消灭或控制某地区的蚤媒病，需了解该地区蚤种组成、生活习性、宿主关系和所传播疾病的特点等，同时做好监测工作，结合实际，抓住灭蚤时机，才能取得最好的防治效果。

环境防治是灭蚤的根本措施，要保持个人卫生，通过堵塞鼠洞，清扫居室、牲畜棚圈，保持室内整洁。在室内可以使用黏蚤纸，定期给猫狗药浴，将牲畜的窝巢与人类居所隔离开，牲畜要经常灭蚤、勤换垫草，彻底消灭蚤的滋生场所。由于家鼠等啮齿动物是多种蚤媒病的传染源，因此要注意将灭鼠与灭蚤工作结合，否则在自然疫区的鼠死后，蚤另寻宿主，也会增加人畜感染的风险。

化学防治是紧急灭蚤的手段，也是当前防治的重要措施之一。在化学防治时应注意选择低毒而又不易产生耐药性的杀虫剂，常用的灭蚤药物主要有敌敌畏、溴氰菊酯、残杀威和氯苯醚菊酯等。或用除虫菊花的乙醇提取物对居室和棚圈进行喷洒，以灭蚤及其幼虫。

在蚤媒病流行期间，除了采取紧急灭蚤灭鼠措施外，还应加强个人的防护措施，如在裸露的皮肤处涂抹避蚊胺和穿防蚤袜等。

参考文献

[1] Anderson J, Paterek E. Flea Bites. StatPearls [Internet], 2019.

[2] Ansari I, Grier G, Byers M. Deliberate release: Plague-A review [J]. Journal of Biosafety and Biosecurity, 2020, 2 (1): 10 – 22.

[3] Bitam I, Dittmar K, Parola P, et al. Fleas and flea-borne diseases. International journal of infectious diseases [J], 2010, 14 (8): e667 – e676.

[4] Blanton L S, Walker D H. Flea-borne rickettsioses and rickettsiae [J]. The American journal of tropical medicine and hygiene, 2017, 96 (1): 53 – 56.

[5] Civen R, Ngo V. Murine typhus: an unrecognized suburban vectorborne disease [J]. Clini-

cal Infectious Diseases，2008，46（6）：913 –918.

［6］ Coates S J，Thomas C，Chosidow O，et al. Ectoparasites：Pediculosis and tungiasis ［J］. Journal of the American Academy of Dermatology，2020，82（3）：551 –569.

［7］ Craig P，Ito A. Intestinal cestodes ［J］. Current opinion in infectious diseases，2007，20（5）：524 –532.

［8］ Demeure C E，Dussurget O，Fiol G M，et al. *Yersinia pestis* and plague：an updated view on evolution，virulence determinants，immune subversion，vaccination，and diagnostics ［J］. Genes & Immunity，2019，20（5）：357 –370.

［9］ Eisen R J，Dennis D T，Gage K L. The role of early-phase transmission in the spread of *Yersinia pestis* ［J］. J Med Entomol. 2015，52（6）：1183 –92.

［10］ Farhang-Azad A，Traub R，Wisseman Jr C L. Rickettsia mooseri infection in the fleas *Leptopsylla segnis* and *Xenopsylla cheopis* ［J］. The American journal of tropical medicine and hygiene，1983，32（6）：1392 –1400.

［11］ Galy A，Loubet P，Peiffer-Smadja N，et al. La peste：mise au point et actualités ［The plague：An overview and hot topics］ ［J］. Rev Med Interne，2018，39（11）：863 –868.

［12］ Iannino F，Sulli N，Maitino A，et al. Species，biology and flea-borne diseases ［J］. Veterinaria italiana，2017，53（4）：277 –288.

［13］ Perrins N，Hendricks A. Recent advances in flea control ［J］. In Practice，2007，29（4）：202 –207.

［14］ Yang R. Plague：recognition，treatment，and prevention ［J］. Journal of clinical microbiology，2018，56（1）.

［15］ https：//www. who. int/csr/disease/plague/Plague –map –2016. pdf.

第八节　虱

虱（louse）是一种体型较小、无翅、身体扁平的昆虫，主要寄生于人、其他哺乳动物（除了单孔目和蝙蝠之外）及鸟类。以人为宿主的虱包括人体虱（*Pediculus humanus corporis*）、人头虱（*P. h. capitis*）和耻阴虱（*Phthius pubis*），其中，与疾病传播最为密切的是人体虱。

一、分类

虱是一类终生体外寄生虫，寄生于人体的虱属于虱目（Phthiraptera）、吸虱亚目（Anoplura），根据其寄生部位不同，可分为人体虱、人头虱和耻阴虱。其中，人体虱和人头虱为人虱（*P. humanus*）的两个亚种，人虱属于虱科（Pediculidae），耻阴虱属于阴虱科（Phthiridae）。

二、形态特征

人体虱和人头虱的形态结构差别甚微，统称为人虱，与耻阴虱的差异明显。

（一）人虱

1. 卵

白色、略透明的椭圆形，长约 1 mm，有一独特的小盖，盖上有许多小孔，使其看起来像一个极小的胡椒罐。

2. 若虫

与成虫形态相似，较小。

3. 成虫

小型浅米色或灰色的无翅昆虫，具有柔软但坚韧的体表，背腹扁平。雄性虱体长 2～3 mm，雌性虱 3～4 mm，头部呈菱形，具有一双黑色小眼和一对短的五节触角。胸部 3 段融合在一起，中段背面两侧有一对气门。足 3 对，大小相似，发育良好，粗短的胫节顶端内侧有一拇指状突起，跗节末端以一弯曲的钩爪对握，以便将宿主的毛发或衣物抓夹在胫节与跗节之间。虱的口器不同于大多数吸血类昆虫的口器，因为它们不形成突出的喙，而是演化为刺吸样的口针，常缩于头部内的口针囊中。口针的内侧表面有微小的牙齿，在进食时咬紧宿主的皮肤，唾液进入皮下组织，防止血液凝固，血液在其胃中被消化。虱的腹段为长卵形，共 10 节。腹段第 1～2 节融合；第 8～9 节为生殖节，融合为外生殖器；第 10 节为围肛节。第 3～8 节具有硬化的侧背片，每片上都具有气门，通常比其余部分颜色显得更暗。雄性虱的腹部顶端呈圆形，背面有深色的横带，末端有缩于体内的生殖器。雌虱腹部末端具有两片瓣状尾叶，呈分叉状，以便于在产卵时抓住宿主的衣物。

（二）耻阴虱

1. 卵

形状与人虱卵相似，但较小，卵底的胶液较多，卵盖更为突出，有 16 个小气孔，分内外两圈排列。

2. 若虫

与成虫形态相似，较小。

3. 成虫

相对于其他虱种较小，仅 1.3～2 mm，很容易将其与人虱区分开来。耻阴虱身体呈灰白色，身体长宽一致，几乎呈圆形，足部向两侧伸展，其中，后足胫节比前足明显粗壮，并且具有发达的爪。宽短的身体、缓慢的动作，使耻阴虱似螃蟹状，故其又被称为蟹虱。耻阴虱头部前端突出，具有一对 5 节触角，眼位于角后突上，胸短宽，无胸板和背窝。腹段前宽后窄，在背面近边缘处有 6 对气门，第 3～5 节融合，第 6～8 节具有明显侧突，第 8 节侧突较长，无硬化的侧背片，呈弧形。雄性虱的生殖器、阳基内突与外突外缘成一直线，末端稍平。雌性虱的生殖片明显，具有受精囊。

三、生态习性

虱为不完全变态昆虫，其发育阶段分为卵、若虫和成虫三个阶段（见图 2-24）。

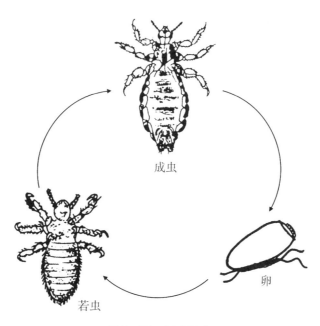

图 2-24　虱生活史

（一）人虱的卵和若虫

雌性人体虱产卵时分泌胶液，每天有 6～10 粒卵牢牢粘在衣服纤维上，偶尔也会粘在体毛上。卵通过卵盖上的小气孔可为发育中的组织提供氧气。当卵发育成 1 龄若虫，头端向盖内吸入空气，若虫身体膨胀并抵靠卵壳，卵内的压力使若虫头部向上，顶开卵盖而孵出。雌性虱一生可以产卵 150～300 粒。卵期通常持续 5～11 d，但在温度较低的环境或从衣服脱落下来的卵可能要 2～3 周才能孵化，卵的存活时间一般不超过 4 周。虱有类似的生活史，从卵中孵化出的若虫需要经过 3 个若虫龄，经 8～9 d 蜕皮为成熟的雄性虱或雌性虱。若虫阶段的持续时间根据人的衣服是否持续穿在身上有所不同，如果夜间脱衣，若虫处于较低的温度，就会减缓其发育。通常人体虱一天要吸 3～5 次宿主血液，卵到成虫的生命周期为 2～3 周。人体虱是人类的体外寄生虫，若离开宿主，未受精的雌性虱会在 2～4 d 内死亡，吸食血液的虱可能会存活 5～10 d。在宿主身上，吸血的成虫存活时间能够达到 30 d。

人头虱的生活史与人体虱非常相似，不同之处是其卵不产在衣服上，而是黏在头发上，尤其是头发的基部，通过在 6～7 d 后孵化。雌性人头虱的生命周期为 3～4 周，一生的产卵量与人体虱相当，大约每天产 6～8 粒卵。卵通常在 5～10 d 内孵化，若虫期持续 7～10 d。当离开宿主时，人头虱在 2～3 d 内死亡。

（二）耻阴虱的卵和若虫

雌性虱产卵较少，一生可产卵 30 粒，平均每天 3 粒。卵经 6～8 d 孵化出若虫，随时黏附在阴毛上，三个若虫龄的持续时间为 10～17 d，然后蜕皮发育为成虫。成虫的存活时间较短，为 16～25 d，但离开宿主后，在衣物上能够存活 7～10 d。

（三）人虱的成虫

体虱主要寄生在贴身衣物的缝隙、褶皱中，严重感染者的身上和衣服上有 400～500

只虱。在非常特殊的情况下，一个人的身上甚至有 20000 只虱。体虱经过密切接触传播，在拥挤的条件下和很少换洗衣物的情况下尤为普遍。近年来，我国少有体虱感染报道，但在西北等严重缺水地区，日常洗刷困难，冬季衣物厚重，可栖息大量的体虱。在环境卫生较差的居所里，卧具上的体虱或附有虱卵的衣物毛发也是扩散人虱的媒介。

头虱受寄生部位局限，主要寄生在头发上，常见于耳后发际和后颈处，虱卵可黏附在帽子内侧。一般每根头发上附有一个虱卵，根据人的头发每月大约生长 1 cm，通过测量基部与头发最远部位的虱卵可推测感染的持续时间，极少情况下，卵才会产生在身体其他部位的毛发上。大多数被感染的个体只有 10 ～ 20 只头虱，但在非常严重的感染中，虱卵、若虫、成虫的分泌混合物会引起毛发缠结。在这种情况下，细菌和真菌感染会使头部形成硬壳，孵化的卵仍牢牢地黏在头发上。同体虱一样，头虱也靠近距离传播，比如小孩子经常摸着头一起玩。女性的感染比男性更为常见，而儿童的感染又比成人更常见。头虱的暴发感染通常发生在监狱或难民营等人们拥挤在一起的地方，在桌椅等无生命的物体上不会有头虱。

在自然情况下，人虱的若虫和成虫时期都仅吸食人血，每日吸血次数可达 5 次，每次 3 ～ 10 min，常边吸血边排便。人虱贪食，不同时期的人虱均有因过度吸食导致消化道破裂，甚至死亡的现象。人虱寄生于人体表，食物来源丰富，因此，其对不良环境的抵抗较弱，其最适生活温度为 30 ℃，70% 湿度。虱对环境变化十分敏感，当宿主死亡后，它们会立即寻找新的宿主。另外，宿主的体温过高也会影响其进食。

（四）耻阴虱的成虫

耻阴虱寄生于宿主体毛粗糙而稀疏之处，主要在阴部和肛门周围，也可寄生于胡须、睫毛上，几乎不寄生在头发上。耻阴虱一般是通过性行为直接传播，与父母一起睡觉的幼儿也可能会感染耻阴虱，甚至被感染的衣物、被褥等也能成为传播介体。耻阴虱活动甚少，吸血时间长，可在一处吸食数日，常牢附在毛根处，无法轻易拽下。

四、危害性

人体虱、人头虱和耻阴虱叮刺吸血可使宿主感染虱病，严重感染者的皮肤可能会变得坚韧和色素沉着，被称为寄生性黑皮肤病（Vagabond's disease）。人因个体和易感性差异，对虱叮刺之后的反应各有不同，有些被叮刺之后没有明显反应，有些则出现瘙痒、严重的丘疹等症状。一般情况下，被虱叮咬处的皮肤会出现红点，并不甚痒，但由于人虱一天多次吸血，会引起疲倦、易怒等情绪，其唾液反复注射到宿主皮下，可引起皮炎或严重瘙痒等过敏反应。若未及时治疗，还可能引起继发性感染，如脓疱病、湿疹等。

表 2 - 3　人虱与耻阴虱的区别

	人虱	耻阴虱
形态	成虫腹部扁平，狭长，灰白色	体形宽短，灰白色，呈螃蟹状
寄生部位	人体虱寄生于衣服纤维；人头虱寄生于头发	粗糙而稀疏的体毛，如阴毛、睫毛等
吸血习性	每日吸血次数可达 5 次，每次 3 ～ 10min	吸血时间长，在一处吸食数日

（续上表）

	人虱	耻阴虱
产卵量	150～300 粒	30 粒
传播方式	人与人之间的直接或间接接触传播	通过性行为等接触传播
生命周期	20～30d	16～25d
与疾病的关系	体虱传播虱传流行性斑疹伤寒等疾病；头虱不传播疾病	自然条件下，不传播疾病

人体虱传播的疾病包括虱传流行性斑疹伤寒（Louse-borne epidemic typhus）、虱传流行性回归热（Louse-borne epidemic relapsing fever）、战壕热（Trench fever）。在世界上许多地区，人头虱是一个严重的公共卫生问题，其流行率一直在上升。在过度拥挤的家庭和卫生条件差的地方，感染率往往更高。目前，没有证据表明人头虱能传播疾病，但在某些虱传回归热的暴发中，它们偶尔也能成为次要的传播媒介。虽然在实验室研究发现耻阴虱可以传播流行性斑疹伤寒，但没有证据表明在自然条件下它们会将任何疾病传播给人类，寄生在婴幼儿睫毛的耻阴虱会引起眼睑充血及周围皮肤瘙痒。

根据虱传流行性斑疹伤寒的临床表现，可将其分为典型、轻型和复发型斑疹伤寒 3 种类型。典型斑疹伤寒的潜伏期平均为 10～12 d，患者出现发热、疲乏、神经系和心血管系的病理症状；国内近年来以轻型病例较多，热程较短，8～9 d，病变较轻；复发型斑疹伤寒多见于东欧人群，国内少见，热程 7～11 d，无皮疹，高年龄人群发病率较高。

虱传流行性斑疹伤寒的主要传染源是被感染的患者，当患者血液中出现病原体的时候，其对人虱也具有传染性，一般发生在潜伏末期到退热后的数天，少数患者在感染后的第 3 周仍然具有传染性。个别患者感染后长期携带病原体，在机体免疫力降低时再次繁殖、复发，这种称为复发性斑疹伤寒，是本疾病停止流行之后再次暴发的重要传染源。

该病的病原体是普氏立克次体（*Rickettsia prowazekii*），是一种营养需求高、营专性细胞内寄生、具有代谢能力的微生物，在自然界经人虱传播。人虱的成虫及其若虫吸食患者的血液后，普氏立克次体侵入虱的肠表皮细胞并大量繁殖，导致细胞大幅膨胀、破裂，立克次体被释放到虱的肠腔，随粪便排出。由于这些伤害，虱的身体呈红色，在细胞破裂后的 8～12 d 内死亡。普氏立克次体通过虱的粪便传播，当感染的虱叮刺吸血时，人因瘙痒持续抓挠压破虱体，肠道释放的病原体入侵伤口感染。另外，人也可能因为吸入空气中含普氏立克次体的干燥粪便粉末而感染。由于普氏立克次体不能够入侵人虱的唾液与生殖腺，因此不能经虱卵传递给子代，也不会因叮刺吸血而感染人，该病在自然界中的流行必须有动物宿主的参与。普氏立克次体在干燥的虱粪中保持传染性约 60 d，以"人—人虱—人"的循环进行传播。普氏立克次体在山羊、瘤牛等动物之间的传播媒介是蜱，松鼠新血虱（*Neohaematopinus sciuroptera*）也被报道能够在飞鼠（*Glaucomys volans*）之间传播该病原体。

人对虱传流行性斑疹伤寒普遍易感，无明显的性别和年龄差异。患病后可获得免疫力，偶尔可以复发，如复发型斑疹伤寒，儿童患有该疾病的症状较轻。普氏立克次体入侵人体后，在局部的小血管内皮细胞内缓慢增殖，数日后，细胞因大量普氏立克次体而肿胀、破裂，并将病原体释放入血液，形成普氏立克次体血症，侵袭全身。普氏立克次体释放的大量毒素导致机体全身的中毒症状，尤其是皮肤、中枢神经系统、心脏等处。随着机体的抗感染免疫反应，血管病变进一步加重。

虱传流行性斑疹伤寒的流行与人虱的滋生季节密切相关，寒冷的冬春季节高发。该病的感染与个人、环境的卫生条件和有无人虱滋生密切相关，一般在贫困、战乱等卫生不良的条件下容易引起广泛流行。

虱传流行性回归热也被称为流行性回归热（epidemic relapsing fever），以周期性高热、全身疼痛及肝脾肿大等为主要临床症状。

患者是该病的唯一传染源。该病的病原体是回归热螺旋体（*Borrelia recurrentis*），经人虱传播。虱通过叮刺流行性回归热患者的血液摄取病原体，回归热螺旋体进入虱的胃肠道，在 24 h 内，大量病原体被破坏，其余经胃壁到达血腔，并大量繁殖。目前认为该病主要的感染方式是人虱叮咬人之后，人因瘙痒而抓挠，将虱压碎，释放的螺旋体经破损的皮肤或眼结膜、鼻黏膜等组织进入人体而致病。孕妇患者体内的病原体可由胎盘传递给胎儿。由于患者血液中含有病原体，因此，输血也可传播该病。回归热螺旋体不能入侵人虱的唾液与生殖腺，也不存在虱粪中，因此不能经卵传递给子代，也不能经虱粪污染或叮刺吸血感染。除了虱传流行性回归热之外，还有蜱传回归热（Tick-born relapsing fever），后者在我国流行性较低，仅在新疆报道过少数病例。

人群普遍易感，无明显的年龄、性别差异，对该病的免疫力不持久。回归热螺旋体入侵人体后，在血液及内脏器官中大量繁殖，释放的内毒素等代谢产物引起发热等症状，破坏宿主的红细胞、毛细血管内皮细胞，甚至弥散性血管内凝血导致全身出血。立克次体作为抗原还能刺激机体产生特异性抗体，并且激活补体和巨噬细胞杀灭螺旋体。若螺旋体不被完全清除，其过程可反复多次，直至患者自愈。

虱传流行性回归热与虱传流行性斑疹伤寒的流行类似，寒冷的冬春季节高发，在贫困、战乱等卫生不良的条件下容易引起广泛流行。

战壕热，也被称为五日热、华伦热或小腿热，是一种罕见且致命的急性发热性疾病。该病呈间歇性多次复发，首次是在第一次世界大战期间欧洲战壕的士兵身上发现，然后在第二次世界大战的东欧再次发现。此后，该病再次消失，直至 20 世纪 80 年代再次出现在北美和欧洲，主要发现在贫民和艾滋病患者身上。后来，美国、澳大利亚、日本和中国等国家也有战壕热病例的报道。人虱是该病已知的唯一传染源。患者自发病的第 3 d 直至完全恢复期间，血液中始终存在病原体且保持传染性，甚至在完全恢复的患者血液里还会检测到周期性表达的病原体。

战壕热的病原体是五日立克次体（*Rickettsia quintana*），因后来被归入巴通体，故又被称为五日热巴通体（*Bartonella quintana*），仅寄生于人虱，经体虱传播。虱在叮刺患者血液时摄取病原体，五日热巴通体进入虱的肠腔繁殖并随粪便排出，但不入侵肠细胞，因此，该病原体并不会对虱造成损害。人感染该病的方式与虱传流行性斑疹伤寒类似，主要是含有病原体的粪便经破损的皮肤或黏膜感染人体而致病，病原体在干燥的粪便中保持感染性可达一年，所以人也可能通过吸入粪便粉末而感染。五日热巴通体也不能入侵人虱的生殖腺，因此不能由卵传递给下一代。该病对人群是普遍易感，其发病机制目前尚不明确。五日热巴通体的感染与机体的免疫状态相关。

五、防治

衣物上的体虱在70℃以上的温度下1h就可被杀死，但在流行情况下，这种措施不切实际，且不能阻止再次感染，因此通常用杀虫剂控制体虱。将西维因、残杀威或马拉硫磷与滑石混合后，能够杀死体虱。使用拟除虫菊酯杀虫剂浸渍衣物可以提供对体虱感染的持久保护，并且这种药物处理过的衣物在几次洗涤后仍然有效，最好的拟除虫菊酯是氯菊酯。

用致密的梳子定期梳理头发，虽不能去除头虱卵，但可以减少若虫和成虫的数量，严重感染者可以剃光头发以根治。大多数用于控制头虱的商业洗发产品含有拟除虫菊酯化合物，如吩噻嗪和氯菊酯等，含有药物的洗发水在头发上停留10 min至2h效果较好。虽然马拉硫磷和氯菊酯这种杀虫剂也被认为可以杀死虱卵，但无论使用何种杀虫剂，都建议在7～10 d后进行第二次处理，因为仅使用一次很难杀死所有的卵。头虱很容易在人与人之间传播，建议感染头虱患者的家庭成员都接受治疗。目前，杀虫剂抗性，尤其是拟除虫菊酯的抗性，是广泛存在的，因此，含有4%二甲基硅油的乳液被用于控制头虱。这种产品不是传统的杀虫剂，而是一种覆盖在头虱身上使其窒息而死的硅酮化合物。在使用后的1h左右，用梳子去除死掉的头虱和虱卵，随后清洗头发。为防止虱卵不能被一次性消灭，可在7 d后再次使用药物，杀死残留卵新孵化的头虱。口服伊维菌素可以杀死体虱和头虱，但其尚未被批准普遍用于控制人虱。

最初用于控制耻阴虱的方法是剃除阴毛，但这种方法已经被灭虱洗液所取代。基本上用于控制头虱的杀虫剂也可用于耻阴虱，使用1%氯菊酯或5%马拉硫磷能杀死若虫和成虫，甚至虱卵。对于生殖器部位的耻阴虱，为避免产生刺激，应选用含有水的杀虫剂，耻阴虱对拟除虫菊酯的抗药性还未见报道。睫毛上感染的耻阴虱可以通过涂抹少量凡士林软膏来治疗，每天两次，持续8～10 d后用镊子将其小心取下。

虱传性相关疾病的传播与人们的个人卫生和生活环境直接相关，因此，勤换洗更衣、保持整洁、避免不洁性行为是杜绝感染的有效原则和措施。

参考文献

[1] Alter S J, McDonald M B, Schloemer J, et al. Common child and adolescent cutaneous infestations and fungal infections [J]. Current problems in pediatric and adolescent health care, 2018, 48 (1): 3 - 25.

[2] Amanzougaghene N, Fenollar F, Raoult D, et al. Where are we with human lice? A review of the current state of knowledge [J]. Frontiers in cellular and infection microbiology, 2020, 9: 474.

[3] Angelakis E, Rolain J M, Raoult D, et al. Bartonella quintana in head louse nits [J]. FEMS Immunology & Medical Microbiology, 2011, 62 (2): 244 - 246.

[4] Badiaga S, Brouqui P. Human louse-transmitted infectious diseases [J]. Clinical microbiology and infection, 2012, 18 (4): 332 - 337.

［5］ Bechah Y，Capo C，Mege J L，et al. Epidemic typhus［J］. The Lancet infectious diseases，2008，8（7）：417 –426.

［6］ Bonilla D L，Durden L A，Eremeeva M E，et al. The biology and taxonomy of head and body lice—implications for louse-borne disease prevention［J］. Plos Pathog，2013，9（11）：e1003724.

［7］ Burgess I F，Silverston P. Head lice［J］. BMJ clinical evidence，2015.

［8］ Durden L A. Lice（Phthiraptera）//Medical and veterinary entomology［M］. New York：Academic Press，2019：79 –106.

［9］ Fournier P E，Ndihokubwayo J B，Guidran J，et al. Human pathogens in body and head lice［J］. Emerging Infectious Diseases，2002，8（12）：1515.

［10］ Houhamdi L，Raoult D. Louse-borne epidemic typhus［J］. Infectious Disease And Therapy Series，2007，43：51.

［11］ Kahlig P，Neumayr A，Paris D H. Louse-borne relapsing fever—A systematic review and analysis of the literature：Part 2—Mortality，Jarisch‐Herxheimer reaction，impact on pregnancy［J］. PLoS neglected tropical diseases，2021，15（3）：e0008656.

［12］ Pal M，Dave P. Epidemic typhus：a re-emerging rickettsial zoonosis［J］. ASMI，2019，2（9）：104 –107.

［13］ Saghafipour A，Nejati J，Zahraei Ramazani A，et al. Prevalence and risk factors associated with head louse（*Pediculus humanus capitis*）in Central Iran［J］. International Journal of Pediatrics，2017，5（7）：5245 –5254.

［14］ Sangaré A K，Doumbo O K，Raoult D. Management and treatment of human lice［J］. BioMed research international，2016，2016.

［15］ Veracx A，Raoult D. Biology and genetics of human head and body lice［J］. Trends in parasitology，2012，28（12）：563 –571.

［16］ Warrell D A. Louse-borne relapsing fever（Borrelia recurrentis infection）［J］. Epidemiology & Infection，2019，147.

第九节　臭虫

臭虫（bed bugs）是人类最讨厌的昆虫之一，它往往在夜间侵扰人类，导致人精神困扰、神经衰弱；咬伤人类皮肤，可引起丘疹、水疱或结节，甚至引起全身反应，如全身性荨麻疹及过敏反应。

一、分类

臭虫属半翅目（Hemiptera）、异翅亚目（Heteroptera）、臭虫科（Cimicidae）。目前已知臭虫科有 20 余属，90 余种。蝙蝠和鸟类是绝大多数臭虫的主要宿主。而嗜吸人血的臭虫仅有两种，分别是温带臭虫（*Cimex lectularius*）和热带臭虫（*Cimex hemipterus*）。温带臭虫广泛分布于热带和亚热带地区，而热带臭虫主要出现在热带地区，在一些非热带地区的温暖环境中也有存在。在我国，臭虫又称作壁虱、床虱、扁螂等。

二、形态特征

（一）卵
长椭圆形，黄白色，长 0.8～1.3 mm，宽 0.4～0.6 mm。前端有卵盖，偏于一侧。

（二）若虫
与成虫形态相似，色淡。刚孵出的若虫为乳白色、半透明，逐渐变成棕褐色。

（三）成虫
椭圆形，背腹扁平，长 4～6 mm，宽 1.5～3 mm。饥饿前虫体扁薄，吸血后虫体胀大，饱血后体长可增至 9～10 mm。虫体颜色与虫龄及吸血程度有关，从红褐色至深棕色。成虫无翅膀，不能飞也不能跳。体表密布细毛。头部（见图 2-25）近三角形，前方两侧有 1 对凸起的复眼，有 1 对触角。臭虫口器为刺吸式口器，非吸血时，喙藏于腹面（见图 2-26），吸血时喙伸出。胸部有明显的分节，分前胸、中胸、后胸三部分，每部分各有 1 对足。后胸有一臭腺。腹部分 10 节。雌性虫腹部后端钝圆，有生殖孔。雄性虫腹部后端尖窄，有一镰刀形外生殖器。温带臭虫和热带臭虫形态上具有明显区别。温带臭虫前胸背板的宽约为长的 3 倍，腹部稍宽短；热带臭虫前胸背板的宽不到长的 2.5 倍，腹部稍狭长。雌性虫一生交配一次，便终生具有繁殖能力，每次产卵 1～10 个，可多次产卵，一生可产 200～400 个卵。

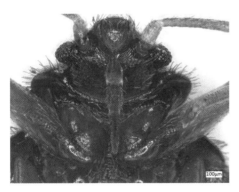 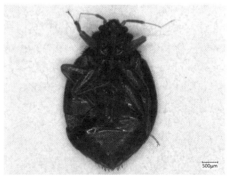

图 2-25　热带臭虫头部　　　　　　　图 2-26　热带臭虫腹面

三、生态习性

臭虫的发育类型为不完全变态发育。完成生活史需经过卵、若虫、成虫 3 个阶段（见图 2-27）。卵常存在于成虫栖息、活动处，经 4～12 d 自卵盖孵出第一龄若虫。若虫分五龄，每龄若虫吸饱血后才能蜕皮、继续发育至下一龄。末龄若虫饱血后羽化为成虫。1～2 d 后，雌、雄性虫交配，交配后的雌虫吸食宿主血液后产卵，每次产卵数个，一生可产 75～200 个卵。若虫和成虫需 5～10 min 完成饱血活动。雌、雄性虫交配发生在宿主体外，以一种独特的交配方式，称作"创伤性受精"，即雄虫外正生殖器穿透雌性的腹壁并进入体腔。完整的生活史约6~8周。有食物来源的臭虫成虫可存活4~5个月，饥饿状态下的臭虫将在70d内死亡。

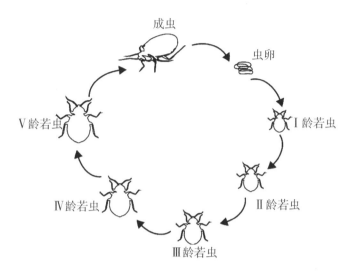

图2-27　臭虫生活史

臭虫常选择皮肤薄嫩处吸血，尤其是面部和颈部，是臭虫易侵袭的部位。白天的阳光和人类活动会影响臭虫吸血活动的进行，因此，臭虫常在白天隐匿，而在夜间侵袭人体吸血。一只臭虫每次吸血约10 min，一次饱血的吸血量约为虫体重量的两倍。它们对人体血管中的血液流动非常敏感，其刺吸式口器可直接伸入至毛细血管中吸食血液。臭虫的成虫吸血时，可向叮咬部位注射唾液。臭虫的唾液中含有类似于镇痛剂的成分和抗凝剂，使人在被臭虫叮咬时感觉不到疼痛或瘙痒，有助于其持续吸血，而臭虫若虫的唾液中则不含有这些成分。但不同的人对臭虫唾液中释放出的类似镇痛剂的成分反应有所不同，有毫无瘙痒感或瘙痒严重的不同表现。

臭虫喜欢在阴暗、狭小的缝隙中出没，常出现在床垫、墙角、衣柜、床头柜、地毯、地板裂隙、剥落的墙纸、电缆导管等地方（见图2-28）。在夹缝中发现深褐色的固体小颗粒和脱落的几丁质外壳均可怀疑为臭虫出没的迹象。臭虫虽喜欢黑暗，但晚上保持开灯不会阻止它们叮咬你。臭虫分泌聚集信息素，个体出现群集现象。臭虫对宿主无严格的选择性，除人外，也可吸食啮齿类、禽类和家畜的血液。臭虫每分钟可爬行1~2.1 m，在5 ℃以下不活动；在15~35 ℃，其活动程度随温度的升高而加剧；温度为-10 ℃时，臭虫仍能存活至少5 d；-32 ℃低温时，15 min后死亡；当温度高达46 ℃时，7 min内死亡。在全年气温不低于13 ℃时可常年活动，多以末龄若虫和成虫越冬。温带臭虫最适应人类生存的环境，有较强的抗寒性，主要分布于长江以北地区，如东北、华北、西北等地，以及长江以南的一些地区，最南至北纬23°23′；热带臭虫的分布最北至北纬30°44′的热带、亚热带地区，如华南、台湾、广东、广西、海南等地。

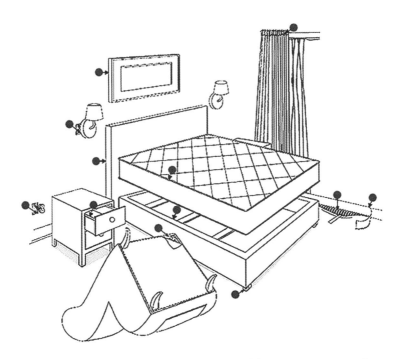

图 2-28　臭虫在室内可能存在的地方（引自 nohomebugs. com）

四、危害性

臭虫与人类关系密切，其数量多、分布广。臭虫对人体普遍的危害是骚扰、吸血（见图 2-29）。臭虫常在宿主夜间睡觉时吸血，高峰活动持续到凌晨 3～7 点，严重影响被叮咬者的睡眠质量。初被臭虫叮咬者并不感到痛苦，在数小时或数天之内不会发现被叮咬。臭虫叮咬处皮肤往往发红、瘙痒、肿胀及出现咬痕，是最明显的被臭虫叮咬的迹象。与其他昆虫不同，被臭虫叮咬处有时会出现多个细小的红色痕迹的紧密线，多个臭虫可沿着皮肤裸露的区域觅食。被叮咬者初期感觉有轻微的灼烧感，该部位继而出现红色隆起，形成丘疹、皮疹。咬伤处偶尔会急剧膨胀、成水疱样皮肤炎症。臭虫对人体最大的危害就是刺激叮咬、骚扰、造成睡眠不足和精神压力。臭虫侵扰的心理问题常被低估。病人经常被臭虫叮咬引起的瘙痒惊醒；抓挠可能会加剧瘙痒感，进一步干扰睡眠，引起心理痛苦，表现为噩梦、恐惧、过度警觉、失眠、焦虑、回避行为、寄生虫病妄想和个人功能障碍。少数情况下，臭虫会导致严重的精神后果。

引起过敏反应：人被臭虫叮咬后，皮肤破损处可能会出现皮疹、疼痛、刺激和瘙痒。伴有过敏反应者，咬痕和瘙痒会持续 2～3d。重度过敏者有发烧、全身虚弱、头晕、弥漫性荨麻疹、哮喘等全身反应。皮肤被抓破会并发细菌感染，可能引起化脓、脓疱病、毛囊炎、蜂窝组织炎、淋巴管炎或更严重的后果。

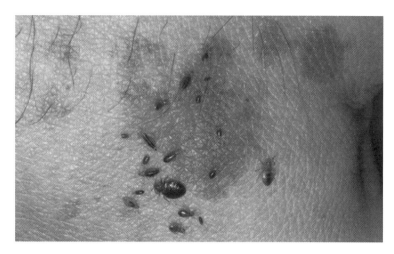

图 2 -29　臭虫叮咬人吸血（引自 nohomebugs. com）

臭虫是否携带病原体？普遍的医学观点是它们确实携带。但它们是否会将体内的病原体传播给人类尚不明确。实验室研究表明，臭虫可传染鼠疫、回归热、麻风、东方疖、黑热病、恰加斯病等其他疾病，但报道这些病例的文献很少。国外有人提出，臭虫有传播 Q 热和传染性乙型肝炎的可能，但未证实臭虫在自然情况下能够传播疾病，也没有病例表明臭虫能在人与人之间传播疾病。

婴幼儿、老年人等免疫力低下者，尤其是长年卧床不起的人，可能会因臭虫叮咬而出现继发感染，尤其是被大量臭虫叮咬后，应引起足够重视。

臭虫是一种公共卫生害虫。美国环境保护署（EPA）与疾病预防控制中心（CDC）、美国农业部（USDA）协调以识别具有公共卫生重要性的有害生物，并发布了《农药注册通知》，列出了具有重大公共卫生重要性的有害生物，其中臭虫就在此列表中。2009 年，EPA 和 CDC 发表联合声明，强调臭虫对公共健康的影响。由于旅行人口增加、全球变暖、生活方式改变和杀虫剂耐药性出现，臭虫的存在越来越普遍。

五、防治

臭虫不喜在尘土和污垢中栖息。它们易被温暖的环境、人或动物的血液及释放的二氧化碳所吸引。室内物品混乱会给臭虫提供更多藏身之处。填塞床椅、家具、墙壁、地板的缝隙等均为臭虫常见的栖息场所。根除臭虫需要时间和耐心，没有快速的方法，完全消除臭虫可能需要数周到数月。消除方法有化学杀虫剂、非化学方法或两者结合的综合治理方法。

可用化学杀虫剂如敌敌畏、贝硫磷和溴氰菊酯等药物杀灭臭虫。

也可用非化学方法杀死臭虫。①热处理：高温下使用干衣机、局部环境使用高温、封闭的方法进行热处理，衣物可用沸水烫杀。②冷处理：物品放在低温冰箱中的密封袋中放置四天。③蒸汽清洁：高温蒸汽喷杀可以清理裂隙（如：地毯、床缝等）。

参考文献

［1］https：//www. epa. gov/bedbugs.

［2］http：//nohomebugs. com.

［3］Parola Philippe, Izri Arezki. Bedbugs［J］. N Engl J Med, 2020, 382：2230 – 2237.

［4］Studdiford J S, Conniff K M, Trayes K P, et al. Bedbug infestation［J］. Am Fam Physician. 2012, 86（7）：653 – 658.

（芦亚君）

第十节　蜚蠊

蜚蠊（cockroach）俗称蟑螂，不同的地区又称其为甲由、偷油婆、灶蚂蚁等，是现存最古老、最原始的昆虫之一，出现于 4 亿年前的志留纪。蜚蠊具有惊人的繁殖力和顽强的生命力，是一种重要的媒介生物，体内外携带多种病原体，可机械性地传播多种肠道疾病和呼吸道疾病。

一、分类

蜚蠊属于网翅目（Dictyoptera）、蜚蠊亚目（Blattaria）。蜚蠊分布很广，遍及全世界，大多分布在热带和亚热带地区。目前，全世界有记录的蜚蠊大约有 5000 种，我国有记录的为 250 多种，室内常见的有姬蠊科（Blattellidae）、蜚蠊科（Blattidae）、光蠊科（Epilampridae）和地鳖科（Polyphagidae）等。

蜚蠊是重要的城市昆虫和卫生害虫。在我国，栖息于室内的蜚蠊约有 21 种，其中与人类关系密切的主要有以下 6 种：德国小蠊（*Blattella germanica*）、美洲大蠊（*Periplaneta americana*）、黑胸大蠊（*P. fuliginosa*）、澳洲大蠊（*P. australasiae*）、日本大蠊（*P. japonica*）和褐斑大蠊（*P. brunnea*）。根据中国疾病预防控制中心传染病预防控制所全国病媒生物监测专题报道，2006—2019 年，全国蜚蠊检测报告数据显示，我国人居及周边环境中德国小蠊为绝对优势种，采用粘捕法捕获的蜚蠊中，德国小蠊约占捕获总数的 95%；其次是美洲大蠊，占 2%～3%；其他蜚蠊合计占比 2% 左右。

二、形态特征

（一）卵

卵荚（ootheca）多呈矩形，似豆荚状，上缘有一排小的锯齿，被称为卵荚腺，卵荚坚硬，外有蜡质层，褐色或暗褐色，长约 10 mm、宽 3～5 mm，卵成对垂直排列储于其内。卵荚形态、大小及含卵数因种而异。

（二）若虫

外观与成虫相似，但个体较小（末龄若虫虫体大小与成虫几乎相等）、没有翅膀，性器官发育不完全，刚孵出的若虫为乳白色，以后颜色逐渐变深。

（三）成虫

背腹扁平，呈椭圆形，体形差别很大，小的仅2 mm，大的体长可达90 mm，室内常见的蜚蠊平均体长为15～35 mm。蜚蠊身体颜色因种而异，有黄褐色、红褐色、棕褐色或黑褐色，有些种类在前胸背板及翅脉上有色斑或条纹，体表具有油亮光泽。蜚蠊全身可分头部、胸部及腹部三部分（见图2-30）。

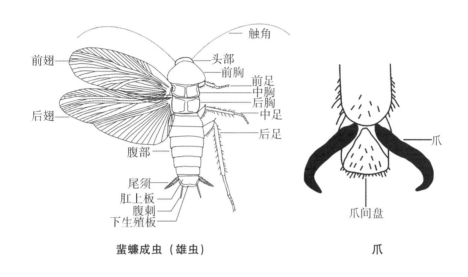

蜚蠊成虫（雄虫）　　　　　　爪

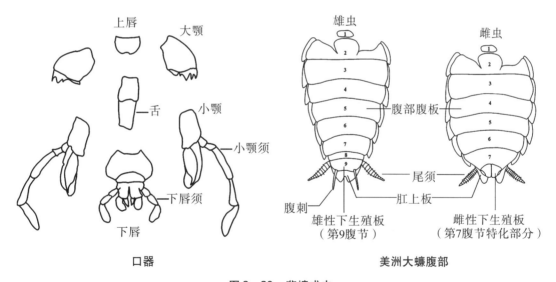

口器　　　　　　美洲大蠊腹部

图2-30　蜚蠊成虫

蜚蠊的头部较小、呈三角形且向下倾斜，头部隐藏于腹面，位于宽大的前胸背板之下，背面观只能看见头顶，正面观和侧面观可现全貌。头顶两侧生有1对细长、丝状、分节多的触角，其节数可多达100余节，这是蜚蠊的重要感觉器官。触角基部内侧上方是1对退化的点状单眼（多为白色）。复眼发达，呈肾形。

77

头部下端是口器，口器为咀嚼式，由上唇、大颚（1 对）、舌、小颚（1 对）和下唇构成。大颚紧挨着上唇，内侧具齿，保证了大颚具有较强的啮咬和咀嚼功能；小颚基部着生 1 对小颚须，小颚须由 5 节组成的；下唇基部着生 1 对下唇须，下唇须由 3 节组成（见图 2 - 30）。

蜚蠊的胸部由前胸、中胸和后胸 3 节组成，各节又由背板、腹板和侧板构成。前胸背板发达、宽扁、略呈扇形，前缘遮盖头的大部分，有的种类表面具有斑纹，前胸背板的大小、形状、颜色和斑纹等是蜚蠊分类最重要的特征之一；中胸和后胸较小，其大小、形状相似。

翅 2 对，分别着生在中胸、后胸背面，前翅革质，较厚、狭长、半透明；后翅膜质，较薄、宽大。翅脉分支清晰且多。静止时，翅呈扇形折叠，后翅覆盖于前翅之下。由于蜚蠊前翅革质，不能拍打，且身体较重，故蜚蠊不善飞行。有的种类翅已退化或消失，翅的有无及形状大小是蜚蠊的分类依据之一。

足 3 对，强壮发达，每足由基节、转节、股节、胫节和跗节组成，基节扁宽，几乎覆盖腹板全部，跗节有 5 个分节，第 1 跗节最长，可自由活动，末节具爪 1 对和袋状爪间盘 1 个，足上有众多鬃和刺（见图 2 - 30），这些结构使得蜚蠊既能在平面上快速爬行，又能在垂直面或光滑表面上自由爬行。

蜚蠊腹部扁宽，由 10 节组成。第 1 节背板短小、腹板退化。第 8～9 节背板狭小，第 10 节背板特化为肛上板（上生殖板）。雌、雄性成虫肛上板基部两侧均着生有 1 对尾须，分节，其大小、形状因种而异。尾须是蜚蠊重要的感觉器官，表面分布着许多不同类型的感觉毛，对低频声音和空气流动引起的振动敏感，能感知外界刺激，使其能够迅速逃离。雄性蜚蠊第 9 腹节特化为下生殖板，端部两侧着生 1 对细小、不分节的腹刺。雌性蜚蠊无腹刺（雌性蜚蠊若虫有腹刺）；雌性蜚蠊的第 7 节腹板端部特化为分叶状下生殖板，具有夹持卵荚的作用（见图 2 - 30）。雌虫第 8 腹节腹板特化为 1 对产卵管；第 9 腹节腹板特化为 2 对产卵管，故雌性蜚蠊有 3 对产卵管。蜚蠊腹部常有臭腺，能分泌一种特有的气味。

蜚蠊成虫雌雄鉴别特征：雄性蜚蠊具有细长不分节的腹刺，雌性蜚蠊成虫无腹刺；雄性蜚蠊体型比较瘦小、细长，雌性蜚蠊体型较肥大、宽厚；有些种类的蜚蠊有雌雄异形现象，雄性蜚蠊翅发达，雌性蜚蠊无翅或短翅。

在我国，室内常见的蜚蠊有 6 种（见图 2 - 31），分别为德国小蠊、美洲大蠊、黑胸大蠊、澳洲大蠊、褐斑大蠊以及日本大蠊。不同种类蜚蠊在各省的密度高低不同，其中，德国小蠊为绝对优势种，其密度在各年调查中均为最高，其次是美洲大蠊。

德国小蠊：属于姬蠊科、小蠊属，小型种类，室内蜚蠊中体型最小的一种，体长10～15mm，呈黄褐色。前胸背板上有 2 条平行的黑褐色纵条纹。成虫翅发达，雄性蜚蠊翅伸近腹端，雌性蜚蠊翅超过腹端。

美洲大蠊：属于蜚蠊科、大蠊属，大型种类，室内蜚蠊中体型最大的一种，体长27～40mm，呈红褐色。前胸背板淡褐色，近前缘处有"T"形淡黄色斑，中部有一大块赤褐色"蝶形斑"，中线向后延伸成"小尾"，蝶形斑后缘呈较宽的灰黄色。成虫翅发达，雌、雄性蜚蠊翅都超过腹部末端。

黑胸大蠊：属于蜚蠊科、大蠊属，中等体型，体长 20～30 mm，全身呈一致黑褐色，具有强金属油状光泽，无斑纹，前胸背板宽大平整、暗黑色、具光泽。成虫翅发达，雌、

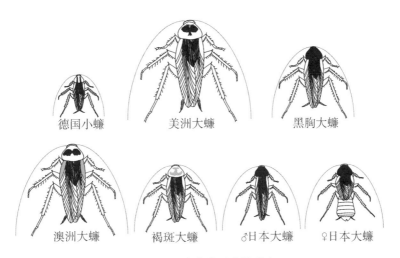

图2-31 室内常见蜚蠊成虫

雄性蜚蠊翅都超过腹部末端。

澳洲大蠊：属于蜚蠊科、大蠊属，大型种类，体长24～35 mm。澳洲大蠊外形酷似美洲大蠊，体形略小，呈红褐色。前胸背板中部也有一大块黑褐色"蝶形斑"，但前缘处无"T"形黄色斑纹，中线没有向后延伸形成"小尾"。与美洲大蠊相比，另一显著的特征是澳洲大蠊前翅前缘基部淡黄色。成虫翅发达，雌、雄性蜚蠊翅都超过腹部末端。

褐斑大蠊：属于蜚蠊科、大蠊属，体长25～30 mm，呈棕褐色。前胸背板中部具有边缘不清晰的赤褐色"锚状斑"。成虫翅发达，雌、雄性蜚蠊翅都超过腹部末端。

日本大蠊：属于蜚蠊科、大蠊属，体长20～25 mm，呈深褐色或黑褐色，稍有光泽，雌、雄异形。前胸背板深褐色，表面不平整，有浅的凹凸不平，中部凸起，两边翻卷。雄性蜚蠊翅远超腹部末端；雌性翅短，仅达腹部中段。

室内常见蜚蠊成虫主要鉴别点见表2-4。

表2-4 室内常见蜚蠊成虫鉴别要点

种类	体长（mm）	体色	前胸背板	翅
德国小蠊	10～15	黄褐色	2条平行的黑褐色纵条纹	发达，雄性蜚蠊翅伸近腹端，雌性蜚蠊的翅超过腹端
美洲大蠊	27～40	红褐色	前缘处有"T"形淡黄色斑，中部有赤褐色"蝶形斑"，中线向后延伸成"小尾"	发达，翅伸超过腹端
黑胸大蠊	20～30	黑褐色	无斑纹，暗黑色、有光泽	发达，翅伸超过腹端
澳洲大蠊	24～35	红褐色	中部有黑褐色"蝶形斑"，前缘处无"T"形黄色斑纹，中线没有向后延伸形成"小尾"	发达，翅伸超过腹端，前翅前缘基部淡黄色

（续上表）

种类	体长（mm）	体色	前胸背板	翅
褐斑大蠊	25～30	棕褐色	中部具有边缘不甚清晰的赤褐色"锚状斑"	发达，翅伸超过腹端
日本大蠊	20～25	深褐色	表面不平整、有浅的凹凸不平	雄性蜚蠊翅长，翅伸超腹部末端；雌性蜚蠊翅短，仅达腹部中段

三、生态习性

蜚蠊为杂食性昆虫，以人类和动物的各种食物、排泄物、分泌物以及垃圾等为食，几乎所有的有机物都可以作为蜚蠊的食物，甚至是粘贴在邮票、墙纸等上面的糨糊。蜚蠊食性亦因种类不同而稍有差别，如美洲大蠊喜腐食，澳洲大蠊喜植食性，但偏爱含糖、油脂类和发酵的食物是其共性。蜚蠊具有发达、坚硬的大颚，能啃咬衣物、书籍、纤维板等非食物性材料。蜚蠊有较强的耐饥饿能力，尤其是雌虫，但不耐渴，对水的需求比对食物更迫切。特别是在高温场所，水对其生存更重要，如美洲大蠊雌虫，在有食无水的情况下可存活40d，在无食有水时可存活90d；德国小蠊在有食无水的情况下可存活9～11d，在无食有水时可存活10～14d。蜚蠊有同类相残现象，在食物匮乏饥饿时，有时可见蜚蠊残食其同类及卵荚。蜚蠊吃食时有边吃边吐和边排便的恶习，该习性可传播多种疾病。

蜚蠊有野栖和家栖两类，在目前已知的蜚蠊种群中，大多数种类栖息于野外，仅少数种类栖息于室内（0.5%）。

野栖类主要生活在山林田野、草丛中，枯枝落叶下，树皮底下或树洞里，也有的钻入土中。野栖类不依赖人类生活，与人类卫生关系不大，也有报道建议将其作为食物资源。

家栖类喜栖息于室内温暖、潮湿、阴暗、隐蔽、多缝隙并靠近水源和食物丰富的地方，生存条件优越，90%栖息于厨房、碗柜的缝隙、垃圾存放地、卫生间以及下水道沟槽等场所。

德国小蠊分布极广，遍及全世界。根据中国疾病预防控制中心传染病预防控制所全国病媒生物监测专题报道结果，我国人居及周边环境中德国小蠊为绝对优势种，遍及全国各地。德国小蠊喜栖息于水源和食物附近，在农贸市场、餐饮行业、居民区等地以及火车、轮船等交通工具上常见。美洲大蠊喜湿热环境，广泛分布于热带、亚热带地区，在我国南方地区分布极广，广东、广西、海南以及福建等南方各省（自治区）密度较高，在农贸市场、餐饮行业、居民区等地以及垃圾堆、地下室、下水道常见。黑胸大蠊主要分布于亚热带地区，在我国分布很广，仅次于德国小蠊和美洲大蠊，栖息地很广，与德国小蠊相似。澳洲大蠊主要分布于热带、亚热带室内，常与美洲大蠊生活在同一场所。褐斑大蠊主要分布于热带、亚热带室外。日本大蠊主要分布于日本及中国北方室内。

蜚蠊是典型的夜行性昆虫，喜暗畏光，行为活动受光照影响，75%的时间都停留在栖息处，一般从晚上7点到第二日清晨5点开始活动。其活动高峰因种而异，如德国小蠊为晚上9点，翌日凌晨2点为次峰；美洲大蠊是0点和凌晨1点；黑胸大蠊是晚上8点，晚上11点和次日凌晨2点为次峰。蜚蠊昼伏夜出的习性使其在被居住于此的人类发现前已繁殖一定的数量，并在这个家中"站稳脚跟"。

蜚蠊喜群栖，因为成虫能分泌聚集信息素使群体表现出聚居的习性，常常几百个挤在一条缝里，或集聚在一两处。聚集信息素随粪便排出，蜚蠊粪便污染的地方都有这种物质。蜚蠊也能分泌性信息素，引诱交配。

蜚蠊善爬行，爬行迅速，每分钟达21 m，通常活动范围为几十至几百米，甚至在窗户和天花板上也能快速移动。蜚蠊不善飞行，飞行能力因物种而异，有些种类在外界不利刺激下能作短距离的滑翔以便逃生；有些种类具有较弱的飞行能力，在受到干扰时，偶可见其在室内飞行。由于不善飞行，蜚蠊主动扩散范围不大，但向温、趋湿是其共性。栖息地会随季节的变化发生改变，有些种类在酷热的夏季会迁徙至室外避暑，如黑胸大蠊会栖息于下水道、住宅周围的杂物堆和室外庭院等。被动扩散则借助人流、物流和交通工具而漂洋跨洲。

蜚蠊的活动受温度影响较大，气温在20 ℃以上可见其踪迹，24～32 ℃最为活跃，低于15 ℃时，绝大多数不动或微动。蜚蠊的活动因温度影响，表现出明显的季节性数量变化规律。蜚蠊的季节消长因地理环境而异，但季节高峰均在夏季高温高湿期，多在7～9月。根据全国蜚蠊检测报告，蜚蠊的粘捕率、侵害率和密度均以7月和9月较高。北方地区，蜚蠊多在4月中、下旬开始活动，10月开始越冬；而南方地区多在3月上旬出现，12月开始越冬。广东珠江三角洲以南各地及海南地区几乎全年可见蜚蠊活动，无明显越冬现象。在有取暖设备的房间或温度较高的场所，蜚蠊可终年活动，无明显的季节性变化。当室温低于7.5 ℃时，蜚蠊便进入越冬状态。成虫、若虫或卵均可越冬，但以卵荚多见，成虫以雌性蜚蠊为主。越冬场所与栖息场所基本一致，但更为隐蔽，更不受干扰。

蜚蠊的发育类型为不完全变态发育。完成生活史需经过卵、若虫和成虫3个阶段（见图2-32）。最适生存温度为20～30 ℃，相对湿度80%～90%。蜚蠊生殖方式多为卵生，有些种类还可孤雌生殖，如美洲大蠊。蜚蠊整个生活史历时长短因种而异，即使是同一种类，也受温度、营养等环境因素的影响而产生变化，可达数月或长达一年以上。德国小蠊和美洲大蠊生活史见表2-5。

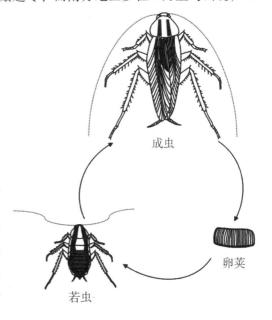

图2-32 蜚蠊的生活史

表2-5　德国小蠊和美洲大蠊生活史

种类	雌性产卵荚数/只	单个卵荚内含卵数/只	卵发育期/天	若虫龄期	若虫发育期/天	一个世代/天（均值）	成虫寿命/天
德国小蠊	4～8	37～45	15～30	5～7	30～56	64	100～200
美洲大蠊	21～59	12～16	24～100	7～13	150～450	370	365～730

　　雌性蜚蠊产卵前先排泄一种物质形成坚硬的卵荚，卵成对垂直排列储于其内。卵荚外有蜡质层，既可以保护卵荚内的卵和胚胎不受损伤，又能防止水分挥发、防止外界有害物质的渗入，使胚胎能正常发育。雌性蜚蠊排出卵荚后常夹持于腹部末端，大部分种类会再分泌黏性物质使卵荚黏附于隐蔽场所或物体上，藏于缝洞或杂物堆中，如黑胸大蠊和美洲大蠊；有的种类卵荚一直附在雌性蜚蠊腹部末端待孵化若虫后才脱落，如德国小蠊。每个卵荚含卵16～48粒，卵荚形态及其内含卵数因种而异，也受雌性蜚蠊本身健康情况和环境因素影响，需1～3个月孵化。卵荚颜色从浅棕色到黑褐色不等。德国小蠊卵荚为长方形，7～9 mm，略弯，黄棕色；美洲大蠊卵荚形似荷包，8～10 mm，深褐色。

　　刚孵出的若虫需经一次蜕皮后才能活动。若虫需经多次蜕皮，蜕一次皮就长一龄，虫体逐渐长大，若虫龄期亦因种而异。若虫无翅，生殖器官发育不成熟。若虫期具有很强的断肢再生能力，肢体能自我修复，而断肢再生的恢复程度则取决于创伤程度。如若虫丧失一足或触角，蜕皮后即可恢复完好如初，只是增加1次蜕皮来完成若虫期发育。利用此特性，美洲大蠊乙醇提取物已被开发成为创面愈合和组织修复的处方药"康复新液"，其执行标准为国家药品标准WS$_3$-B-3674-2000（Z）。若虫生活习性与成虫相似，若虫期嗜水，若虫经5～10个龄期发育才羽化为成虫。每个龄期约为1个月。刚蜕皮的若虫和刚羽化的成虫呈白色，随后颜色逐渐加深。若虫期在蜚蠊的整个生活史中历时最长。

　　雌、雄成虫羽化3～5 d后即可交配。雄性蜚蠊可多次交配，雌性蜚蠊一生交配一次便可终生产卵，交配约10天后开始产卵荚。产卵次数则因种而异，受环境影响颇大，雌性蜚蠊一生可产卵荚几个至几十个。雌性蜚蠊寿命约半年至一年多，雄性蜚蠊稍短。

　　蜚蠊具有惊人的繁殖能力，在室内常见种类中，以德国小蠊繁殖力最强。德国小蠊可产4～8个卵荚，每个卵荚所含卵粒可多达45个。德国小蠊生活周期短，一年能繁殖3～5代。

四、危害性

　　蜚蠊经常出没于人类住宅和工作场所，比起其他大多数具有医学重要性的害虫而言，蜚蠊的影响更密切、更长期。蜚蠊的大量繁殖可能对人类健康产生多种不利影响，包括食物污染、病原体的机械传播、诱发过敏、心理压力及可能被蜚蠊咬伤等。

　　携带病原体：蜚蠊体内外可机械性携带多种病原体，如细菌、病毒、真菌以及寄生虫虫卵和原虫包囊等。从蜚蠊身上分离出的病原体，约有四分之一通过污染食物而传播，包括大肠埃希菌O157：H7、金黄色葡萄球菌、痢疾志贺菌和伤寒沙门菌等，轮状病毒和脊髓灰质炎病毒等，烟曲霉以及微小隐孢子虫等。

中间宿主：蜚蠊还可作为美丽筒线虫、东方筒线虫、念珠棘头虫和缩小膜壳绦虫等寄生虫的中间宿主。

诱发过敏：蜚蠊的分泌物和粪便作为变应原，可引起过敏性哮喘和皮炎等。过敏性疾病的病人（如哮喘患者）接触到蜚蠊后更容易引起过敏反应，在哮喘患者中，有大约一半的人对蜚蠊过敏，这一概率仅次于对屋尘螨过敏的人数。

五、防治

蜚蠊的防治方法有很多种，如环境防治、物理防治、化学防治和生物防治等。综合采用多种防治措施，能更有效地控制虫害。

环境防治：蜚蠊的侵害程度与环境卫生密切相关。环境防治需保持室内清洁卫生，及时清除垃圾和杂物；常通风保持地面干燥；保持下水道畅通，防止堵塞，开口处加滤网防止蜚蠊进出；妥善贮藏食品以及封堵缝隙。

物理防治：利用诱捕器或诱捕盒设置陷阱捕捉；利用吸尘器在缝隙等隐蔽场所进行机械吸捕；也可以利用加热、冷冻、缺氧或蒸汽来处理蜚蠊。例如，可利用焚烧或烫杀的方式清除各缝隙内的卵荚；当室温低于 7.5 ℃时，蜚蠊便进入越冬状态，4 ℃时失去活动能力，因此可以采用冷冻的方法处理蜚蠊。

化学防治：见效快、效果显著、使用方便、适用于大面积防治，是目前蜚蠊防治的重要措施，化学防治存在着环境污染和抗药性的问题，需合理、科学用药。

根据《病媒生物综合管理技术规范 化学防治 蜚蠊（GB/T 31719–2015）》要求，杀虫剂应为世界卫生组织推荐的用于蜚蠊防治的卫生杀虫剂，符合《中华人民共和国农药管理条例》的要求，并且具备登记证的卫生杀虫剂。蜚蠊的化学防治应与环境防治、物理防治和生物防治等方法联合或配合使用。化学防治应根据蜚蠊的种类、生活习性、滋生栖息场所、密度、对杀虫剂的敏感性及环境情况等选择杀虫剂的种类、剂型、剂量、施用器械和方法。

具体防治方法有：①毒粉法，适用于缝隙、夹墙、孔洞、角落和固定设备等干燥且人不易接触的场所；②毒笔法，适用于缝、洞和角落等蜚蠊经常栖息活动的场所；③涂抹法，适用于墙壁、物体表面和缝隙等场所；④颗粒毒饵法，适用于家庭、商店、办公室、病房、电脑房、配电房和精密仪器室等场所；⑤胶饵法，适用于家庭、宾馆、饭店、办公室、医院、购物中心、交通工具及现代电子设备间等不宜滞留喷洒和布放颗粒毒饵的场所；⑥气雾剂法，适用于室内需要快速杀灭蜚蠊的场所；⑦滞留喷洒法，适用于室内蜚蠊栖息活动场所；⑧热烟雾法，适用于仓库、防空洞、下水管道、暖气管道、船舶、列车和地下室等密闭场所。

目前，市场上常用的蜚蠊杀虫剂有拟除虫菊酯类、磺酰胺类、嘧啶胺类和硝基亚甲基类等。

生物防治：利用生物制剂或天敌来杀灭害虫，这种方法最大的优点是不污染环境，环保。蜚蠊的生物防治有天敌（寄生蜂）和微生物农药等。雌性寄生蜂可以将卵产在蜚蠊卵荚中，影响其生长。微生物方面，金龟子绿僵菌和球孢白僵菌对蜚蠊有较强的致病作用。

昆虫生长调节剂（insect growth regulator，IGR）：是调节或扰乱昆虫正常生长发育而使昆虫个体死亡或生活能力减弱的一类化合物，是一类特异性杀虫剂，可用来阻碍蜚蠊发育成熟。常用的调节剂有保幼激素类、抗保幼激素类和几丁质合成抑制剂。保幼激素类似物调节形态成熟和生殖过程，对节肢动物具有高度的特异性，对哺乳动物的毒性非常低；抗保幼激素类可使若虫早熟、提前变态或成虫不育；几丁质合成抑制剂可阻止蜕皮过程中几丁质正常形成。

参考文献

［1］ 何烈，张华荣. 医学媒介生物分类［M］. 北京：中国质检出版社，2016.

［2］ 张新卫. 病媒生物密度控制水平现场评估指南［M］. 杭州：浙江科学技术出版社，2018.

［3］ 诸欣平，苏川. 人体寄生虫学［M］. 第9版. 北京：人民卫生出版社，2018.

［4］ 黄清臻. 有害生物防治简明图谱［M］. 北京：科学出版社，2018.

［5］ 中华人民共和国国家质量监督检验检疫总局，中国国家标准化管理委员会. GB/T 31719－2015 病媒生物综合管理技术规范 化学防治 蜚蠊［S］. 北京：中国标准出版社，2016.

［6］ 吴海霞，鲁亮，孟凤霞，等. 2006—2015年我国蜚蠊监测报告［J］. 中国媒介生物学及控制杂志，2018，29（2）：113－119.

［7］ 任东升，吴海霞，郭玉红，等. 2018年全国蜚蠊监测报告［J］. 中国媒介生物学及控制杂志，2019，30（2）：142－145.

［8］ 岳玉娟，任东升，吴海霞，等. 2019年全国蜚蠊监测报告［J］. 中国媒介生物学及控制杂志，2020，31（4）：412－416.

［9］ Rolf G. Beutel, Frank Friedrich, Si-Qin Ge, et al. Insect Morphology and Phylogeny［M］. Berlin：Walter de Gruyter GmbH，2014.

［10］ Gary R. Mullen, Lance A. Durden. Medical and Veterinary Entomology［M］. 3rd ed. San Diego：Academic Press，2019.

［11］ Sheng Li, Shiming Zhu, Qiangqiang Jia, et al. The genomic and functional landscapes of developmental plasticity in the American cockroach［J］. Nature Communications，2018，9（1）.

［12］ Donkor Eric S. Cockroaches and Food-borne Pathogens［J］. Environmental Health Insights，2020，14.

（权云帆）

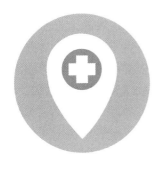

第三章 | 热带蛛形纲媒介生物

蛛形纲（Arachnida）属节肢动物门（Arthropoda）、螯肢亚门（Chelicerata），大约有 6.5 万种。它们的主要特征是身体分为两部分：头胸部（cephalothorax）和腹部（abdomen）。具有传播人类疾病能力的热带蛛形纲生物主要包括蜱（ticks）和螨（mites）。

第一节　硬蜱

硬蜱（Ixodidae）专性寄生于动物体表，是蜱媒疾病的主要传播媒介。目前，世界范围内已知的硬蜱大约有 670 种，我国记录的有 100 多种，多数寄生于哺乳动物，也有寄生于鸟类、爬虫类，个别寄生于两栖类。随着全球气候的变暖和人类户外活动的增加，硬蜱传播的疾病对人类健康的危害越来越大。

一、分类

蜱（ticks）属蛛形纲（Arachnida）、蜱螨亚纲（Acari）、寄螨目（Parasitiformes）、后气门亚目（Metastigmata）、蜱总科（Ixodoidea），是专性吸血的外寄生节肢动物，下分硬蜱、软蜱（Argasidae）和纳蜱（Nuttalliellidae）三个科。与媒介相关的是硬蜱科和软蜱科两大类。目前，世界上确认的蜱类有 949 种（亚种），而我国记录的蜱类有 124 种（亚种），绝大部分为硬蜱。

二、形态特征

（一）卵

球形或椭圆形，淡黄至褐色，大小为 0.5～1 mm，通常堆集成团，表面覆盖有蜡状物质。

（二）幼虫

幼虫形似若虫，但个体较小，不同于若虫和成虫，幼虫只有 3 对足，背部盾板覆盖背面的前部。

（三）若虫

若虫与成虫形态相近，但个体相对较小，未吸血的若虫大小只有未吸血的成虫的一半左右，有 4 对足，背部有盾板，覆盖背面的前部。

（四）成虫

未吸血的成虫呈圆形或长圆形，背腹面上下扁平，体长 2～10 mm，雌性蜱饱血后膨大，体长可增加到 20～30 mm。硬性蜱无胸腹之分，表皮革质，背面具甲壳化盾板，虫体可分为假头（capitulum）和躯体（idiosoma）两部分。

硬蜱假头位于躯体的前端，狭窄而向前突出，通过缘凹的关节膜与躯体相连，可使假头弯曲或伸展。假头的结构由假头基（basis capituli）、螯肢（chelicera）、须肢（palpus）和口下板（hypostome）组成（见图 3 - 1）。

假头基是位于假头底部的一个分界清晰的几丁质区，与躯体前端相连。假头基的形状是形态学分辨不同蜱属的重要指标之一，其形状在硬蜱不同的属中存在差异，有的呈矩形

（血蜱属、革蜱属），有的呈六角形（扇头蜱属），还有的呈三角形或梯形（硬蜱属）。假头基后缘两侧后伸的角状突起被称为基突（cornua）。在雌性蜱假头基上有由许多小凹点汇聚而成的一对孔区（porose area），有感觉功能及分泌体液帮助产卵的功能，孔区的形状一般呈圆形或椭圆形。从腹面观察假头基，其近侧缘的一对角质突起，称耳状突（auricula），形状及发达程度因种类而不同，多为齿形或角形，有的退化为隆起。部分硬蜱假头基中部还有一细浅的横缝（transverse suture）。

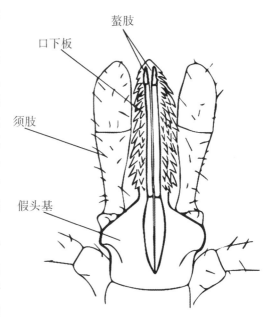

图 3-1　硬蜱假头

螯肢是从假头基背面中央向前伸出的一对杆状结构，一般仅从背面可见。其末端有靠内侧的定趾和靠外侧的动趾，巨大的锯齿存在于两趾上。螯肢是硬蜱吸血时重要的刺割器，为在吸血时切割宿主皮肤之用。

须肢位于假头基前方，在螯肢两侧成对分布，长短及形状在不同的硬蜱中存在差异。须肢分 4 节组成：第 1 节非常短，呈环状或隆起；第 2～3 节则相对较长，外侧缘直或凸出形成侧突，背面或腹面有时有刺（spine）或称距（spurs）；第 4 节短小，镶嵌于第 3 节端的腹面小凹陷内，可以伸缩，其顶端有粗短的感觉毛，形成感觉器，起化学感受器的作用。蜱虫在宿主身上吸血的过程中，须肢并不进入宿主体内，而是辅助口器、固定和支撑蜱体。

口下板位于螯肢的腹面，与螯肢之间由一层薄膜相隔，从外形上难以看出，与螯肢合拢形成口腔，形状和长短在不同的硬蜱中存在差异（剑状、矛状或压舌板状）。腹面有成纵列的倒齿（denticle），为吸血时穿刺与固着的器官。端部的齿细小，称齿冠，主杆的齿较大。口下板背面有一深沟，即食管（food canal），可输送吸食的血液到口和咽部。

硬蜱躯体占体型绝大部分，其结构分为背面（dorsum）、腹面（venter）和足（chelicera）（见图 3-2）。

在倒置显微镜下观察，硬蜱背面最明显的结构是其几丁质的盾板（scutum）。盾板在雄性成虫中覆盖其背面全部，而在雌性成虫、若虫以及幼虫中只覆盖到背面的前半部分。这个特征也是区分硬蜱成虫雌雄的生物学标志。盾板形状在不同的硬蜱中存在差异，多数呈椭圆形、卵圆形和心形。盾板上还有少量的微小刚毛。而革蜱属和花蜱属的盾板上存在色斑。盾板前段连接假头基的地方处有凹陷，即缘凹，雌性蜱的缘凹上有一对可伸出的器官，称为吉氏器（Gene's organ）。吉氏器是蜱虫所特有的一种腺体，可在蜱虫产卵时分泌蜡状物质使卵粒黏附在一起。盾板两侧向前突出，形成肩突。盾板上常有刻点、沟、颈沟（cervical groove）、侧沟（lateral groove）、脊以及侧脊（lateral carina）等。由缘凹后方两侧向后伸展的凹陷条为颈沟，颈沟的深浅、长度在不同硬蜱中存在差异。而部分雌蜱在颈沟两侧、盾板前部临近侧缘的地方存在直线隆起的侧脊，被称为侧沟。雄性蜱盾板前部相当于雌性蜱盾板位置的部分被称为假盾区。雄性蜱通常无颈沟，位于盾板侧缘内侧有侧沟，盾板后部正中的地方还存在后中沟，两侧还有后侧沟。一些硬蜱种躯体后缘具有方形的结构，通常是 11 个，被称为缘垛（festoon）。缘垛正中的一个颜色较淡而明亮、形状较大的部位，被称为中垛。

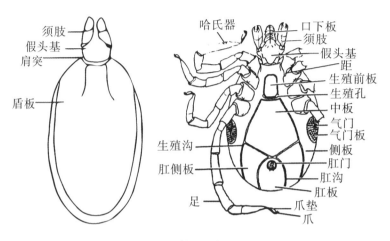

图 3-2　硬蜱（硬蜱属雄虫）

相较于背面，成虫腹面的结构较为复杂。从上往下观察，首先在硬蜱属雄性蜱前部可观测到生殖前板，紧接着下方就是生殖孔（genital aperture）。在生殖板和生殖孔的前方和两侧有对称向后伸展的凹线条称为生殖沟。在后部正中的位置有一纵裂口，是为肛门（anus），肛门由一对半月形的肛瓣组成，肛瓣上有纤细的肛毛，周围为肛门环。在肛门的前端或后端有肛沟（硬蜱属为前端，花蜱属、血蜱属、扇头蜱属等为后端）。生殖孔之下、肛门之上、生殖沟内侧部分为中板。肛沟与尾部所围住的部分为肛板。肛沟两侧的几丁质板被称为肛侧板。中板、肛板、肛侧皆为几丁质板，板通常见于硬蜱属雄性蜱。璃眼蜱属肛侧板下方还有肛下板。革蜱属和血蜱属腹面则无几丁质板。此外，在硬蜱腹面的第 4 对足基节的外侧面有气门板，其形状在不同的硬蜱种中存在差异。其一般为卵圆形或圆形，有的物种的气门板向后延伸，被称为背突，是蜱虫分类的重要依据。气门板中部为气门（stigma），气门多为半圆形。

足的个数可在蜱虫发育时发生变化，幼虫有 3 对足，而若虫和成虫有 4 对足。因此，足的个数也是区分蜱虫不同发育阶段的重要依据。硬蜱的每个足有 6 节，联结躯体的足节起至远端依次为基节（coxa）、转节（trochanter）、股节（femur）、腔节（tibia）、后跗节（metatarsus）和跗节（tarsus）。基节固着于腹面体壁，活动有限，人为地将基节抬起，紧挨着体壁的部分可观测到明亮的基节膜，通常可用于实验注射病原体或双链 RNA。基节端部常具有 1～2 个齿状突出，被称为距（spur），靠近内侧的被称为内距，靠近外侧的为外距。距的有无和大小是鉴定不同硬蜱的重要依据。如扇头蜱属足基节 I 有两个发达的、大小不等的距，牛蜱属足基节 I 有两个粗短的、大小约等的距。足节之间被柔软的关节连接，主要的运动方式是伸展和弯曲。跗节为足的最后一节，根据上面的环形假关节，又进一步分为后跗节和跗节。跗节上有趾节（apotele），包括爪（claw）和爪垫（pulvillus）。若虫无爪垫。第 1 对足跗节接近端部的背面有哈氏器（Haller's organ），具有嗅觉功能，用来分辨气味，探索信息素，从而确定宿主位置。

硬蜱内部器官中与其传播疾病密切相关的器官主要有中肠（midgut）、唾液腺（Salivary glands）、血淋巴（Hemolymph）和卵巢（Ovaries）（见图 3-3）。

中肠是吸血中或饱血蜱虫体内最大的器官。与其他吸血节肢动物不同，蜱虫的中肠也是一个存储器官，允许蜱虫在数月甚至数年内逐渐消化其内容物。多数病原体也是首先通过吸血进入蜱虫中肠内，感染中肠后入侵其他器官组织。硬蜱的中肠由胃主体、前后侧叶以及大量盲管组成，几乎贯穿体腔所有部分。胃主体是一根位于体腔前部宽的中央管。其前段连接于食道，其余部分位于雌性阴道或雄性附腺的背面。一对前侧叶从胃主体的前侧发出，分别分成 5 根盲管，左右对称。后侧叶一对，从胃主体的后端发出，每一后侧叶再分外枝和内枝两个盲管，外枝较短，内枝长于外枝。

中肠盲管的准确数目和排列方式在不同硬蜱种中存在差异，可作为蜱虫分类学上的重要依据。组织学上，中肠壁由一层上皮细胞和一层可伸展的平滑肌细胞组成。上皮细胞主要有未分化细胞和消化细胞。在蜱虫吸血过程中，未分化的细胞会分化成消化细胞。消化细胞通过内吞对血餐进行胞内消化。

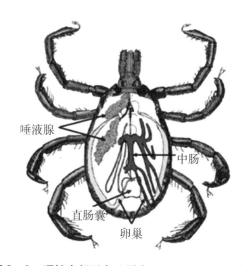

图 3-3　硬蜱内部形态（引自 projects. ncsu. edu）

唾液腺是蜱虫体内最大的腺体，位于体腔的前外侧区域，由 1 对葡萄状成丛排列的腺泡组成。在吸血过程中，唾液腺会分泌唾液到宿主体内，几乎所有蜱传病原体都是通过这个途径进入宿主体内。

同其他节肢动物一样，蜱虫体内是开放循环系统，所有的器官和组织都浸泡在血淋巴中。多数病原体突破蜱虫中肠屏障后，进入血淋巴，随着血淋巴循环入侵其他组织器官。血淋巴的量在蜱不同的发育阶段变化很大，如在安氏革蜱（*Dermacentor andersoni*）雌性蜱中，未吸血的雌性蜱血淋巴体积只有 2～3 μL，而饱血后的雌性蜱血淋巴可达到 150 μL。血淋巴由血清和各种类型的血细胞构成。蜱虫血细胞至少有三种类型：浆细胞（plasmatocyte），粒细胞Ⅰ（granulocyte I）和粒细胞Ⅱ。前两种血细胞是吞噬细胞。它们可以参与吞噬入侵的病原体。

卵巢可被血淋巴中的病原体入侵，部分病原体可通过卵巢细胞质传递到下一代蜱虫中。卵巢在硬蜱不同的发育阶段存在较大差异。在未吸血的幼虫时期，卵巢可被观测到的是一小段简单的管腔样结构。而在未吸血的若虫时期，卵巢已经非常明显了，在直肠囊前呈现成一个新月形的管腔样结构。对称的管式输卵管延伸到一团未分化的细胞群，随着发育的进行，这些细胞群将会发育形成虫身体前部的生殖道。未吸血若虫的卵巢由卵原细胞、未分化的间隙细胞、平滑肌细胞和表皮构成。间隙细胞分布在卵原细胞之间，充盈着卵巢腔。一些平滑肌细胞分布在表皮内。若虫蜕皮成为成虫后，卵巢的结构和组成会相应地发生改变。卵巢内新增了一部分初级卵母细胞。卵巢外层细胞外新增了一层由4～5层细微的纤维物质构成的固有膜。固有膜在变异革蜱中厚度大概为1 μm。随着卵母细胞的发育增大，固有膜就会逐渐地覆盖到卵母细胞的表面，固有膜对血淋巴的卵黄蛋白以及其他的蛋白具有通透性，因此，卵母细胞可从血淋巴中摄取这些营养物质。而在卵巢内部，存在一个狭窄的、裂缝样的腔在吸血过程中不断增大。而整个卵巢也会增大。卵巢在安氏革蜱未吸血的成虫中长约6 mm，直径为64～110 μm。

三、生态习性

硬蜱的发育类型为不完全变态发育。完成生活史需经过卵、幼虫、若虫和成虫四个阶段。硬蜱的幼虫、若虫和成虫都需要吸血，以摄取的血液作为相应发育阶段的必需营养来源。硬蜱为雌雄异体动物，其生殖方式主要是两性生殖，但也有长角血蜱等硬蜱进行孤雌生殖。若虫在形态上与成虫相似，但生殖器官未成熟，性别的二态性在成虫阶段才能得到明显表现。因此，当提及蜱类的雌、雄时，就表明此个体已经是成虫。

硬蜱的宿主范围广泛，涉及陆生哺乳类、鸟类、爬行类和两栖类。硬蜱的嗅觉敏锐，可主动寻觅侵寄宿主，吸血一般发生在宿主皮肤较薄、不易被搔抓到的部位，如动物或人的颈部、耳后、腋窝、大腿内侧、阴部和腹臀等处。硬蜱各个发育阶段只需吸血一次，其吸血时间较长、吸血量大。幼虫一般需要吸血2～5 d，体重可增长10～20倍；若虫需吸血3～8 d，体重可增长20～100倍；雌性蜱吸血时间最长，可达4～16 d，体重增长最多，可增加80～120倍。

硬蜱完成一个生活史至少需要一个或数个宿主动物。根据生活史是否更换宿主可将硬蜱分为三种类型：①单宿主蜱：蜱虫3个发育时期都在一个宿主上，以微小牛蜱（*Boophilus microplus*）为代表，即从幼虫开始在宿主体上吸血，后蜕变成若虫，继续吸血，后蜕变成成虫；②二宿主蜱：幼虫与若虫在同一宿主上吸血，若虫饱血后离开宿主，在适宜的环境下蜕变为成虫，而成虫随后寻找并寄生于另一宿主，如残缘璃眼蜱（*Hyalomma detritum*）；③三宿主蜱：幼虫、若虫、成虫三个阶段分别在三个宿主体上吸血寄生。90%以上的硬蜱为三宿主蜱，蜱媒疾病的重要媒介也大多是三宿主蜱，如全沟硬蜱、草原革蜱、亚洲璃眼蜱和长角血蜱等。

三宿主的发育模式是最普遍和典型的发育模式，在一个三宿主蜱的生活史中，幼虫饱血后离开宿主，蜕皮，进入若虫阶段。然后，未吸血的若虫寻找宿主，可能寄生到同一个或不同的宿主上进行吸血。饱血后离开宿主，在合适的条件下蜕皮成成虫。成虫寻找宿主寄生，雌蜱交配、吸血，离开宿主，产卵，最后死亡（见图 3-4）。所有的硬蜱都只有一个生殖营养周期。也就是说，饱血交配的雌蜱产下所有的卵之后就会死去。

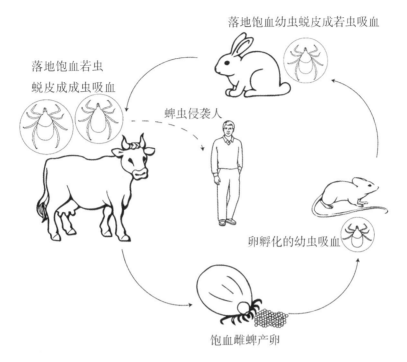

图 3-4　三宿主蜱的生活史

硬蜱吸血可分为 3 个阶段：预备期、增长期和伸张期。预备期是指从硬蜱开始叮咬到吸入宿主血液到中肠这段时间，一般不超过 24 h。由于这段时间没有新增血液，所有其体重并不会增加。增长期是指从宿主血液进入中肠后到硬蜱从宿主身上脱落下来的前 12 ～ 24 h，在这段时间蜱虫体重均匀增长。最后，硬蜱虫脱落下来的前 12 ～ 24 h 为伸张期，在这段时间其吸血量极大，虫体也极度膨大，体重也相应地飞涨。

硬蜱吸血的影响因素较多，主要是宿主种类、宿主的免疫反应、吸血部位以及昼夜节律等。宿主的差异对硬蜱吸血影响很大，一定程度上决定着吸血能否成功进行，如边缘璃眼蜱（*H. marginatum*）若虫在蔷薇草鼠（*Lemniscomys rosalia*）上吸血时，需 7 ～ 11d 完成吸血，而在脉鼠上吸血则需 16 ～ 21 d。蜱虫在吸血的过程中会引发脊椎动物宿主发生有效的免疫反应。一般来说，硬蜱在已经发生过免疫反应的宿主体上吸血会比在未发生免疫的宿主体上吸血时间要长。硬蜱的吸血部位也可能会影响硬蜱吸血，有研究观测到硬蜱在淋巴液或组织液流出较多的部位吸血，时间要比正常的血餐长。除了宿主方面的因素，昼夜节律也会影响硬蜱吸血，如微小牛蜱交配的雌蜱在夜间快速饱血。而环境因素如温度、相对湿度以及宿主体上的吸血硬蜱数量一般都不会对硬蜱吸血产生影响。

相较于吸血，硬蜱的蜕皮过程相对缓慢。例如，安氏革蜱幼虫的蜕皮期为 10 ～ 11 d，若虫蜕皮期为 14 ～ 15 d。影响硬蜱蜕皮的主要决定因素是温度，如变异革蜱的幼虫在 15

℃时不会发生蜕皮，这也限制了蜱虫向寒冷地区扩散。然而，随着全球气候变暖，硬蜱分布范围进一步扩大。吸血量也是影响硬蜱蜕皮的重要因素。变异革蜱若虫在吸血量不足的情况下蜕皮成成虫的个体较小，且盾板缺少，或盾板缺少珐琅斑。

配子发育可发生在若虫蜕皮为成虫的过程中，即刚蜕出的成虫在饥饿期就表现出活跃的交配行为，不需要吸血，这样的情况多见于前沟型硬蜱属的许多种类，如全沟硬蜱和篦子硬蜱。而大部分硬蜱（如血蜱、革蜱、扇头蜱属等）雄虫的配子发育在吸血后，因此在宿主上与雌性蜱交配。例如，草原革蜱雄蜱在宿主上吸血 4～6 d 后，配子发育成熟，开始在宿主上移动以寻找雌性蜱进行交配；若未能找到雌性蜱，则继续叮咬吸血，以后每1～2 d 转移一次，直到找到雌性蜱进行交配为止。雄性蜱一生可交配 2～3 次以上。微小扇头蜱在雌性蜱多、雄性蜱少的情况下，雄性蜱可交配 7～13 次。交配还有助于雌蜱吸血，没有交配的雌蜱很难达到饱血状态。

硬蜱成虫没有功能性的外生殖器，它们交配方式比较特别，在交配时，雄虫爬到雌虫腹面体上，雌雄腹面相对。雄虫的前 3 对足插到雌虫相应足的后面，将雌蜱抱住。这时，假头的须肢第 4 节从第 3 节腹面窝中伸出来，开始寻找雌虫腹面的生殖孔，找到后，假头的螯肢从鞘内伸出来，进入雌性生殖孔内。部分蜱虫口下板会连同螯肢一起插入生殖孔内，如硬蜱属的篦子硬蜱。经过一段时间后，雄虫抽出假头，身体向前移动，雌蜱以生殖孔相对。雄虫射出精包后，身体后退，然后，用假头将精包插入雌性生殖孔内，同时不断分泌唾液，这可能在交配的过程中起润滑传递精包的作用。整个交配全过程大概需要几分钟到半个小时。全沟硬蜱的交配过程有时持续数小时至一昼夜。精包进入雌性生殖孔后，精子会通过精包上的小孔流入阴道，使卵受精。除能孤雌生殖的硬蜱外，大部分硬蜱只有交配后产生的受精卵才能正常发育。如果两种硬蜱在形态学、生物学上分化明显，那么这两种蜱虫在绝大多数情况下是不能进行交配的。若能交配产卵，卵也不能进行正常的孵化，极少的情况下能孵化成幼虫个体，这种个体也是不育的。

硬蜱一生只产卵一次，离开宿主的饱血雌性蜱会寻找合适的产卵地，一般会选在落叶层、腐烂植被和一些自然形成或人为造成的裂缝等隐蔽的微环境中。在产卵地经过一段时间的胚胎发育后才产卵，此段发育过程被称为卵前期或生殖前期，需 1～4 周。雌性蜱产卵时固定在一个位置，产卵时，硬蜱的假头会向下弯曲，通过须肢将卵推到躯体前端背面。吉氏器由盾板前缘突出于假头背面，并分泌出黏稠液体将卵黏在一起，同时，还可以防止卵失去水分和抵制病原体侵染。假头基的孔区也会有一些分泌物敷在卵的表面，具有抗氧化的作用，从而保护卵的活力。一般在开始产卵后 3～4 d 内即可达到产卵高峰期，然后速度逐渐下降，大约 90% 的卵块在前 10 d 产出。雌性蜱产完卵后立即死亡。最后，卵大量集聚在身体前侧，有时甚至覆盖整个身体。硬蜱所产的卵量在不同硬蜱种类之间存在很大的差异，如缺角血蜱一生只产卵近 200 粒，而森林革蜱可产卵 5000 粒左右，璃眼蜱属和花蜱属中的一些蜱种产卵可多达 2 万粒以上。

影响硬蜱产卵最主要的因素是吸入的血量。吸血量和产卵存在直接关系，并存在着临界重量，即雌性蜱成功产卵所需要的最小体重。临界重量在不同蜱种中存在较大差异，如微小扇头蜱为 17 mg，而小亚璃眼蜱需要达到 60 mg。如果达不到这个重量，只能再度吸血。大多数硬蜱的产卵总数与雌蜱吸血体重呈显著的正相关，吸血后体重越大者，产卵数量越多。同样以微小扇头蜱为例，有实验表明，其体重在 100 ～ 200 mg 的时候，产卵总量为 751 ～ 1660 粒；而体重超 300 mg 的雌性蜱，其产卵量一般在 3000 粒以上；雌性蜱体重最多可达 705 mg，产卵总数可达 5929 粒。亚东璃眼蜱饱血雌性蜱体重在 400 mg 以下的时候，产卵总量在 4000 粒以下；体重在 400 ～ 1000 mg 的时候，产卵总量为 4680 ～ 8642 粒；而体重高于 2000mg 的雌性蜱，产卵总量可达 17545 ～ 25380 粒。雌性蜱产卵量/饱食体重作为生殖效率指数（REI）常用来评价雌蜱的生殖能力。实验室饲养条件下，扁形璃眼蜱能将其饱血体重的 55% 转化成卵。硬蜱由于具有较高的产卵能力而成为节肢动物中生殖能力较强的类群。光照也会影响硬蜱产卵时间的长短与产卵总量。例如，在恒定的黑暗环境中，小亚璃眼蜱产卵过程比在光亮中短，产卵期缩短。同样，长角血蜱产卵量在黑夜比白天多。

卵产出后会进行胚胎发育，形成幼虫，并在卵内孵出，这一过程称为卵期或孵化期，需 2 ～ 4 周。卵的孵化在不同蜱种之间存在差异，并受到环境因子如温度以及湿度的影响。血缘相近的蜱种之间在孵化特性上比较接近。卵发育有最低温度要求，如微小扇头蜱卵发育的最低温度为 8.1 ℃，长角血蜱孤雌生殖种群最低温度为 12.3 ℃。环境因子湿度对卵的发育也会有影响，如森林革蜱卵在 30 ℃，相对湿度为 95% 时，孵化期为 4 d，孵化率可达 83.7%；在相对湿度为 65% 的条件下，孵化期延长至 13 ～ 15 d，并且孵化率显著降低为 22.6%；而在相对湿度低于 55% 的条件下，卵不能进行孵化。

硬蜱生活史长短取决于蜱的属种、环境等因素。我国主要蜱种微小牛蜱和血红扇头蜱完成一个生活史大概需要 50 d；草原革蜱和森林革蜱是一年只生一代。相比较而言，我国东北地区的优势蜱种全沟硬蜱生活史很长，野外需要 2 ～ 3 年完成一个世代。

滞育和越冬也是影响硬蜱生活史长短的重要因素。随着季节的变化，硬蜱会选择在某些或某个发育阶段进入滞育的状态，这在不同硬蜱种中存在差异。硬蜱发生滞育的因素主要可以分为生物因素和环境因素。生物因素包括吸血、变态和激素。环境因素包括光周期、温度、湿度等。滞育的形式有三种：变态期延迟，即蜕皮时间延长；产卵延迟，如边缘革蜱、银盾革蜱在冬季进入滞育状态，在来年春季才开始产卵；吸血延迟，即在宿主体上停止吸血，滞育过冬，来年春季才开始吸血。

有时，蜱虫找不到合适的宿主，只能耐受饥饿，耐饥时间的长短取决于蜱种和环境。例如，全沟硬蜱在 4 ℃ 的时候可以耐饥存活 3 年，在 25 ℃ 的条件下则只能存活 1 ～ 7 个月。

四、危害性

蜱类这一专性吸血的特殊类群，具有广泛的宿主，在吸血过程中对其宿主往往能够造成极大的危害。这种危害根据是否涉及病原体可分为直接危害和媒介危害。

硬蜱侵袭宿主后，口器刺入皮肤可引起局部损伤，组织水肿，血液损失，造成宿主动物贫血、食欲减退、体重下降。硬蜱叮咬处还可引起继发感染。

某些种类的革蜱和花蜱在吸血时还可分泌神经毒素到宿主体内，导致宿主的神经传导机能发生障碍，引起上行性肌肉麻痹现象，被称为蜱瘫痪，重者可因呼吸衰竭而死亡。蜱瘫痪最先于 1824 年在澳大利亚的一个旅游者身上发现，现在欧洲、亚洲、非洲和北美洲等许多国家均有发现。导致这一病症的蜱类大多数为硬蜱，主要有澳大利亚的全环硬蜱，南非的红润硬蜱、红脚扇头蜱，北美的安氏革蜱和变异革蜱。由全环硬蜱造成瘫痪症状的毒性物质是其唾液腺分泌的一种蛋白毒素，其蛋白组分尚未确定。其他蜱类产生的蜱瘫毒素也被认为是由唾液分泌引起的。与成人相比，蜱瘫痪更常见于儿童。

蜱的叮咬还会导致发生过敏反应，有时还会引起严重的速发型超敏反应。与蜱瘫痪不同，过敏反应通常发生在蜱的叮咬和吸血的早期。可能出现以下症状：①小的局部反应；②大的局部反应；③系统反应，可表现为过敏性休克症状；④不平常的变态反应。同蜱瘫痪一样，全环硬蜱叮咬引起的中毒反应会因为蜱的离开而症状加重。

由于绝大多数硬蜱在生活史中需要更换宿主吸血寄生，可以把许多野生动物或家畜的病原体传播给人类，对人类健康危害极大，因此，蜱类是十分重要的自然疫源性疾病的传播媒介。许多病原体不仅能在蜱体内发育，而且能够经发育期或经卵传播，甚至在其体内长期存在并保持感染力，从而使蜱成为许多病原体重要的贮存媒介。

硬蜱传播的病原体包括病毒（如蜱传脑炎病毒、克里米亚－刚果出血热病毒、新型布尼亚病毒）、立克次体（如贝纳柯克斯体、斑点热群立克次体）、细菌（如土拉弗朗西斯菌、布鲁氏杆菌）、螺旋体（如伯氏疏螺旋体）、原虫（如巴贝虫、泰勒虫）等。

（1）蜱传脑炎病毒：蜱传脑炎病毒属披膜病毒科，黄病毒属，是导致森林脑炎的病原体。传染源多为啮齿动物（灰鼠、野鼠和刺猬），硬蜱（主要是全沟硬蜱）吸食感染的啮齿动物血液后，病毒进入硬蜱体内进行繁殖。当人们被携带病毒的硬蜱叮咬后，往往就会被感染而患病，临床上以突发高热、脑膜刺激征、头疼呕吐、意识障碍和肢体瘫痪为特征，早期未经治疗的病例病死率可高达20%左右，重症患者发生后遗症亦较多。森林脑炎多发于5～6月间，因好发于春夏之季，有被称作"春夏脑炎"。森林脑炎主要分布于我国东北和西北的原始森林地区，患者多为森林作业人员。

（2）克里米亚－刚果出血热病毒：克里米亚－刚果出血热病毒（Crimean-Congo hemorrhagic fever virus，CCHFV）属内罗病毒科的正内罗病毒属，因先后从克里米亚和刚果的患者血液和蜱类中分离出该病毒而得名，是导致克里米亚－刚果出血热（CCHF）的病原体。因本病原体在我国首先发现于新疆巴楚，故又被称为新疆出血热病毒。CCHFV可通过璃眼蜱（Hyalomma）叮咬或受感染动物的血液接触传播给人类。临床上，该病起病迅速，早期症状有发烧、头晕、畏光等症状，后期可出现肝脏肿大，病情严重者可能会出现肾功能迅速衰竭、暴发性肝功能衰竭或肺衰竭，患者死亡率高达30%，而目前尚无有效的疫苗和药物。CCHFV疫区现已呈世界范围分布，在非洲、中东、东南欧洲和西亚都有流行报道，是仅次于登革病毒的地域分布最广的虫媒病毒。因此，该病在2018年被世界卫生组织列为需要优先研究的八大传染病之一。该病发病的高峰季为4～5月。大多数病例发生在畜牧行业，如农业工人、屠宰场工人和兽医。

（3）发热伴血小板减少综合征病毒（Severe fever with thrombocytopenia syndrome virus，SFTSV）：发热伴血小板减少综合征病毒属白纤病毒科白蛉病毒属，是导致发热伴血小板减少综合征（SFTS）的病原体。继2009年发热伴血小板减少综合征病例被报道之后，2010—2016年，发热伴血小板减少综合征感染的病例在中国的18个省的案例已通过中国疾病预防控制信息系统在实验水平上加以验证。其中华北和华中地区最为严重。日本、韩国和越南也有关于 SFTS 病例的报道。SFTS 临床上以发热伴血小板减少为主要特征，病情较重且发展迅速，重者因出现多脏器功能衰竭而死亡。在我国，该病住院病患死亡率可高达 30%。目前，本病尚无特异性的治疗手段。病例多发生在 4～10 月，以青壮年居多。

（4）巴贝虫：巴贝虫属梨形虫目、巴贝虫科的巴贝虫属，是导致巴贝虫病的寄生原虫。巴贝原虫的传染源是牛、马等哺乳动物。硬蜱中的鹿蜱是其常见的传播媒介。近年尚有因输血而致感染的报告。人巴贝虫病为巴贝虫进入人体红细胞内，发育成熟后进行芽殖无性繁殖。被感染的红细胞破裂，释出原虫，后者又可进入其他红细胞。临床上，人巴贝虫病急性发病时颇似疟疾，以间歇热、脾脏肿大、黄疸及溶血等为特征。重型多于起病后5～8d 内死亡。早在 18 世纪末 19 世纪初，先后在美国和非洲已有牛巴贝虫病流行。此外，欧洲也有人巴贝虫病的病例报告。

（5）伯氏疏螺旋体：伯氏疏螺旋体属细菌界，革兰染色阴性，是导致莱姆病的病原体。莱姆病因 1977 年于美国康涅狄格州莱姆镇发现病人而得名。硬蜱为其传播媒介，在美国起传播作用的主要载体是肩胛硬蜱（*Ixodes scapularis*），欧洲主要是篦子硬蜱（*I. ricinus*），而我国多为全沟硬蜱（*I. persuleatus*）。在感染初期，患者表现为蜱咬局部出现游走性红斑，这个时候使用抗生素治疗是有效的。如果任由其发展，伯氏疏螺旋体就会分布到全身，并伴有神经系统和心脏损伤的症状以及关节炎，通常在夏季和早秋发病。除南北极外，莱姆病在其他各大洲均有确诊病例。莱姆病是美国最常见的媒介传染病，2021年，美国疾病预防控制中心（CDC）根据保险记录估算美国每年发病例数大约有 47600例。国外明星贾斯汀·比伯和艾薇儿都得过此病。目前尚无有效疫苗。

（6）斑点热群立克次体：斑点热群立克次体是一群专性细胞内寄生菌，是导致斑点热的病原体。斑点热的传染源多是野生动物，可通过硬蜱或螨叮咬传播给人。临床上，该病发病突然，有严重头痛、寒战、虚脱、肌痛和持续高烧的症状，大多数病人在腕、踝、手掌、脚底和前臂出现皮疹并迅速扩散至颈、面、两腋、臀和躯干。酒精涂抹常引起出疹，最初粉红色斑疹将变成深色斑丘疹，疹损会变成瘀斑，融合成大片出血区，最后溃烂。重症者可因心跳突然停止而死亡。该病的儿童发病率高，其次是经常进入疫区工作或休闲人员。美国疾病预防控制中心（CDC）发布数据表明，2015—2019 年，每年有超过 4000 名美国人感染斑点热。

（7）土拉弗朗西斯菌：土拉弗朗西斯菌属革兰氏阴性、过氧化氢酶阳性的球杆菌，是导致土拉热的病原体。该病因最早在美国的土拉县发现而得其名，自然疫源地主要分布在北半球。硬蜱是其传播媒介之一，人类也可以通过接触受感染的哺乳动物、受污染的水或食物而得病。临床上，该病典型的症状是头痛、发烧、腹泻和呼吸困难。本病常年都可流行，较多病例发生在夏季。猎民、屠宰、肉类皮毛加工、鹿鼠饲养、实验室工作人员及农牧民因接触机会较多，感染及发病率较高。美国疾病预防控制中心（CDC）发布数据表明，2015—2019 年，每年有 124～314 名美国人感染土拉热。2018 年，土拉热在瑞典暴发，感染人数一度达到 800 人。

此外，硬蜱还可以作为媒介传播人粒细胞无形体病、Q 热、苏格兰脑炎等疾病的病原体。

五、防治

鉴于硬蜱对人类健康和生产带来了严重危害，对硬蜱的防治就显得尤为重要。目前对蜱的防治既有传统的化学药物控制，也有生物防治制剂的尝试，还有对蜱的遗传改造以及抗蜱疫苗的发展。蜱类防治已成为农业生产、野外活动中不可或缺的环节。

化学防治指通过化学药物杀灭蜱虫，是控制蜱虫的主要手段。杀蜱药物多借鉴的是有害昆虫的防治方法。最早广泛使用的杀虫剂是砷，其作用机制是通过阻断蜱虫体内 ATP 的合成和细胞呼吸而杀灭蜱虫。20 世纪 40 年代，杀虫剂 DDT 问世，这是控制蜱的一次重大突破。到了 20 世纪 50 年代和 60 年代早期，许多国家试图通过大规模应用 DDT 来控制或根除媒介节肢动物。DDT 通过作用于神经轴膜上的钠通道，使其保持开放状态，从而导致蜱因神经系统瓦解而死亡。但后来 DDT 因能通过食物链威胁人类健康安全而被禁用。后期采用稳定性低、易于分解的有机磷制剂防治蜱虫。其通过抑制乙酰胆碱酯酶来阻断神经传递，引起蜱的迅速瘫痪或死亡。但有机磷制剂的大量使用也会危害哺乳动物的健康。目前，蜱虫防治多采用的是拟除虫菊酯类化合物（如灭净菊酯类）和毒素类药物（如伊维菌素）。但化学类药物的长期大量使用，会使蜱虫产生抗性问题，抗药性又大大降低了化学药物的杀虫效果。

生物防治是指利用害虫的天敌控制自然界中的害虫数量的方法。害虫天敌包括捕食性天敌、寄生虫和病原体等生物因子。生物防治已经在有害昆虫的防治中取得了很大的成功，如国内利用杆状病毒防控棉铃虫的病害。目前，生物防治在蜱类防治中应用较少，多数尚处于研究阶段。研究主要集中在捕食性天敌、病原真菌、寄生蜂、寄生线虫、植物、绝育和疫苗防治方面。

捕食性天敌：在食物链中，一些哺乳动物和昆虫能够捕食蜱虫，从而达到防控蜱虫的目的。有实验表明，鸡能够有效捕食牛体和植物上的蜱虫，可作为蜱生物防治的一种手段。在新疆曾观察到脉翅目昆虫蚁狮能够捕食硬蜱（璃眼蜱、革蜱及扇头蜱），它们通过上颚钳住蜱，蜱被捕获后很快就呈麻醉状态死去。半翅目昆虫 *Reduviidae*（猎蝽科）可以捕食小亚璃眼蜱和囊形扇头蜱，它们通过将喙插入蜱虫盾板下或假头基于躯体相连处捕获蜱虫，蜱虫被捕获后很快就会死亡。硬蜱的卵还有可能被革螨吃掉。

病原真菌：真菌是蜱类的重要病原体，真菌中的曲霉属、白僵菌属、镰刀菌属等都与蜱虫的防治有关。真菌中的绿僵菌属虽然在自然情况下不感染蜱虫，但其对蜱具有较强的致病力。在真菌杀蜱的研究中，白僵菌和绿僵菌研究最多。球孢白僵菌对蜱虫的杀灭通常经过分生孢子的附着和萌发、穿过表皮角质层、菌丝在蜱虫血腔内生长、分泌毒素、蜱虫死亡阶段，菌丝继续入侵所有器官、菌丝穿出表皮、产生分生孢子和分子孢子扩散继续寻找下一个蜱虫宿主。有研究用适量的白僵菌和绿僵菌的孢子悬液喷雾于未吸血的卡延钝眼蜱若虫表面，可使蜱虫 100% 死亡。真菌杀蜱的效果显著，但目前仍停留在研究阶段，防治试剂还没有商品化。

寄生蜂：目前，膜翅目的小猎蜂属（*Hunterellus*）和嗜蜱蜂属（*Ixodiphagus*）有 5 种寄生蜂能够拟寄生于蜱。它们将卵产在蜱虫体内，待其发育成为成虫后，从蜱体内钻出，蜱即死亡。

寄生线虫：寄生线虫中的斯氏线虫属和异小杆线虫属侵入昆虫宿主后，将体内携带的共生菌释放到宿主体腔而杀死昆虫。过去10余年间，昆虫病原线虫已经在多种昆虫害虫的防治中取得了成功。昆虫病原线虫被发现对蜱也有致死作用。研究报道，寄生线虫能够杀死多种饱血的雌性蜱。而在我国广泛分布的森林革蜱和长角血蜱都能够被寄生线虫有效杀灭。

植物：除了动物和微生物外，一些植物也能够有效地杀灭蜱虫，如热带豆、白花菜和糖蜜草等。热带豆的杀蜱原理是通过分泌一种黏性物质将幼虫粘住，然后释放一种有毒气体将蜱虫毒死。野外调查发现，白花菜周围25 m的区域不见蜱虫，因其对各个发育阶段的蜱虫都具有驱避和杀灭的特性。利用植物防治蜱虫是一种绿色、有效的方法，但实际操作中仍然存在很多困难。

绝育防治：通过化学、辐射或遗传工程的方法，培育大量人工绝育的有害生物，将其释放到自然界中，使其与自然界中的有害昆虫交配但不繁殖后代，从而达到控制自然界中有害生物的数量的目的。绝育防治在蚊虫的防治领域取得了很大的进步。我国广东地区报道有研究团队通过释放经过"绝育"处理的蚊类"间谍"，"以蚊治蚊"，几乎根除该区域内的白纹伊蚊。

疫苗防治：通过减少雌蜱的数量达到防控蜱虫的目的。疫苗可以起到这样的作用，第一个商业化的抗蜱疫苗已经发布了几十年，它是用来防治微小扇头蜱的重组蛋白抗原Bm86。接种该疫苗后可减少饱血雌性蜱的数量和体重，减少蜱虫后代数量。但因为疫苗的作用只能在下一代中才能看到效果。因此在进行疫苗防治的同时也要使用杀蜱剂。疫苗的效用在野外和实验室的实验中都得到验证。例如，在澳大利亚的一个奶制品牧场，抗牛蜱疫苗使蜱虫的数量在一代内减少56%，实验室条件下，蜱的产卵力降低了72%。在古巴，26万头牛在使用疫苗后，在杀蜱剂防治中存活下来的蜱数量又降低了2/3，同时还降低了边虫病和巴贝虫病的发生率。

参考文献

[1] 李朝品. 医学节肢动物学［M］. 北京：人民卫生出版社，2009.

[2] 李朝品. 医学蜱螨学［M］. 北京：人民军医出版社，2006.

[3] 刘敬泽，杨晓军. 蜱类学［M］. 北京：中国林业出版社，2013.

[4] 何烈，张华荣. 医学媒介生物分类［M］. 北京：中国质检出版社，2016.

[5] Alan S. Bowman. Ticks：Biology，Disease and Control［M］. New York：Cambridge University Press，2008.

[6] Daniel E. Sonenshine，Thomas N. Mather. Ecological Dynamics of Tick-Borne Zoonoses［M］. New York：Oxford University Press，1994.

[7] Mary E. Miller. Diseases Spread by Insects or Ticks［M］. New York：Momentum Press，2018.

[8] Alberto A. Guglielmone，Richard G. Robbins，Dmitry A. Apanaskevich，et al. The Hard Ticks of the World［J］. Springer，2014.

[9] Alberto A. Guglielmone，Richard G. Robbins. Hard Ticks（Acari Ixodida Ixodidae）Parasiti-

zing Humans：A Global Overview ［J］．Springer，2018.

［10］ Jan Bruin，Leo P. S Vander Geest. Diseases of Mites and Ticks ［J］．Springer，2009.

［11］ Zhan Jianbo，Wang qin，Cheng Jing. Current status of severe fever with thrombocytopenia syndrome in China ［J］．Virologica Sinica，2017：32：51 – 62.

第二节　软蜱

软蜱（Argasidae）构成了蜱虫第二大类，是重要的媒介害虫。与硬蜱不同，软蜱躯体背面无盾板，体表呈皮革质，这也是软蜱名称的由来。软蜱泛寄生在啮齿动物、小型哺乳动物、猪、鸟类、灵长类等动物体表，主要传播回归热、Q 热、非洲猪瘟、布氏杆菌病等疾病。

一、分类

软蜱（Argasidae）属蜱总科（Ixodoidea），是重要的医学节肢动物。近代科学对软蜱的研究至今已有 200 余年，种类达 217 种。软蜱科分为 2 个亚科：锐缘蜱亚科（Argasinae）和钝缘蜱亚科（Ornithodorinae）。

二、形态特征

（一）卵

球形或椭圆形，刚产出时为浅橙色，逐渐变成灰色后孵化，大小为 0.5 ～ 1 mm。

（二）幼虫

幼虫形态与若虫和成虫不同，假头（capitulum）位于躯体（idiosoma）的前端，有 3 对足。

（三）若虫

若虫与成虫形态相近，有 4 对足。

（四）成虫

与硬蜱不同，软蜱的躯体没有盾板，这也是软蜱的名称由来。成虫的形态学结构同硬蜱一样，也可以分为假头和躯体两个部分。

成虫的假头较小，位于躯体前部的腹面，从背面看不见。假头一般呈近方形，上面没有孔区。须肢呈长杆状，由 4 节构成，各节均可活动，末节不缩入第 3 节端部腹面。口下板上的齿较小。须肢后内侧和口下板基部均有一对后毛。一些软蜱种类的假头陷于体表凹陷的头窝（camero stome）内。软蜱的吉氏器位于头窝。头窝两侧的一对叶状突被称为颊叶（cheek）（见图 3 – 5）。

成虫躯体背面无盾板，而是由弹性的革质表皮组成，体表多呈颗粒状、皱纹或盘状凹陷，背腹肌所附着处形成的凹陷被称为盘窝（disc）。软蜱躯体前段突出的地方被称为顶突（hood）。少数软蜱有眼，位于腹侧第 1、第 2 对足基节外侧处。气门板小，位于第 4 对足前外侧。生殖孔和肛门的位置和硬蜱类似。生殖孔只有在成虫阶段成形。区别雌雄的主要判断依据是生殖孔的形状，雄性为半月形，雌性呈横沟状。

　　足（leg）与硬蜱一样，幼虫只有 3 对足，若虫和成虫有 4 对足。足的结构也与硬蜱类似，但基节无距。爪垫不发达或缺如。在成虫和若虫的第 1、第 2 对足间有基节腺开口，被称为基节孔（coxal pore）。基节腺可分泌液体来调节虫体水平衡和电解质平衡。一些钝缘蜱属虫体吸血时，病原体可随基节腺液的分泌物感染新的宿主。

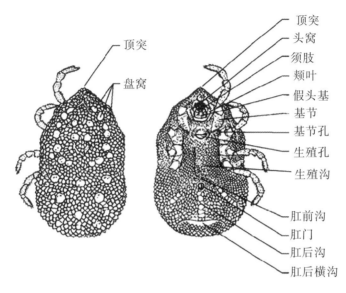

图 3 - 5　软蜱形态学结构

三、生态习性

　　软蜱的生殖、发育都与吸血紧密相关，没有足够的吸血量，软蜱就不能完成发育与繁殖。软蜱有多个若虫期，雌性成虫在产卵前需吸血一次或几次，因此，大多数软蜱是多宿主蜱，尽管也可能在一个宿主身上连续吸血。大多数软蜱种在特定的宿主群身上吸血，从广泛意义上说，可以被看作具有宿主特异性。一些锐缘蜱寄生在鸟类身上，败蜱属包括几乎所有的蝙蝠相关软蜱。当软蜱遇到不是通常的宿主时，它们要么根本不吸血，要么吸血后在变态时会出现一些异常。

　　软蜱的生活史与硬蜱有所不同。所有的软蜱都具有相同的生命周期阶段（即卵、幼虫、若虫和成虫）（雄性和雌性）（见图 3 - 6）。然而，软蜱的若虫通常大于 1 期，若虫期的数量在许多软蜱中并不恒定，例如，耳蜱属（*Otobius*）若虫只有 2 期，而拉合尔钝缘蜱（*Ornithodoros lahorensis*）若虫有 3 期。在钝缘蜱的一些物种中，若虫有 3～8 期。若虫期的数目受多种因素影响。首先，这个数目可能受物种、饱血程度和温度影响。例如，在 20 ℃时，37% 的波斯锐缘蜱（*Argas persicus*） Ⅱ 期若虫蜕皮至成虫，其余若虫蜕皮至 Ⅲ 期若虫；然后，17% 的 Ⅲ 期若虫蜕皮至 Ⅳ 期若虫，之后蜕皮至雌性。25 ℃ 时，90% Ⅱ 期若虫蜕皮成雄性成虫和雌性成虫，只有 10% 蜕皮到 Ⅲ 期若虫，然后蜕皮成成虫。在 30 ℃ 下，3% 的若虫只有 1 个若虫期，大多数有 2 个若虫期，只有 1% 有 Ⅲ 期若虫。对于大多数的软蜱来说，1次血餐足以使幼虫和若虫发育到下一个阶段或龄期。然而，也有许多例外。钝缘蜱的一些物种中，幼虫不用吸血，利用卵中积累的营养直接蜕皮成若虫。而在钝缘蜱其他物种中，I期若虫不用吸血，利用幼虫阶段积累的营养直接进入下一个发育阶段。大多数软蜱可以吸血多次，每次吸血后都产卵。每一个雌性蜱产卵的数量大概有几百个。当然，也有例外，如耳蜱属成虫不吸血。一些钝缘蜱种的雌性蜱可能在没有吸血的情况下产卵1～2次。大多数软蜱在饱血后会脱离宿主。与硬蜱吸血显著不同的是，软蜱吸血时间短。下面就软蜱生活史中各个发育过程进行叙述。

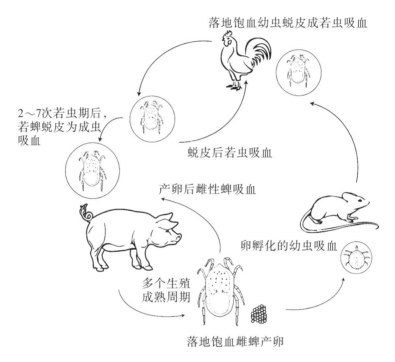

图 3-6　三宿主软蜱生活史

相较于硬蜱，软蜱吸血时间较短，而且吸血频率很高。软蜱各个发育阶段的吸血时间存在差异。幼虫最长，若虫次之，成虫最短。例如，波斯锐缘蜱幼虫需吸血5～10 d，若虫需15～40 min或1～2 h，而雌蜱一般只需15～40 min。

吸血量是影响软蜱蜕皮行为的重要因素。饲于豚鼠的乳突钝缘蜱若虫至少要吸取其饱血量的30%～40%才会进行蜕皮，特突钝缘蜱的蜕皮临界值为饱血量的20%～25%。

软蜱在经最后一个若虫期蜕皮为成虫后，配子表现出性活动能力，成虫的配子发育不需要吸血来辅助完成。所以，交配通常发生在成虫吸血前，但一般不会发生在宿主体表上。

软蜱具有多个生殖营养循环，能够多次吸血，且每次吸血都会产下小的卵块。软蜱产卵量较低，雌性蜱一次产卵50～300粒，一个生活史中，雌性蜱产卵量一般在1000粒左右。软蜱也可以不依赖吸血进行产卵，叫自体营养产卵。例如，乳突钝缘蜱雌性成虫在经受长期耐饥后，不再依赖吸血营养，利用末龄若蜱的营养储备来进行产卵。

软蜱的生活史在不同的蜱种之间相差很大。短生活史者如波斯锐缘蜱，在适宜的环境下完成一个生活史只需7～8周。长生活史者如乳突钝缘蜱，其生活史一般需要5个月到2年，在适宜的条件下可以延长至15～18年；如果定期供血，其可存活时间达到23年之久，仍继续保持繁殖能力。

如果软蜱找不到合适的宿主，只能耐受饥饿，耐饥时间的长短与蜱种和其发育阶段密切相关。例如，乳突钝缘蜱1龄若虫可耐饥存活2年，2龄若虫可存活4年，3龄若虫及成虫可存活达5～10年。拉合尔钝缘蜱幼蜱可耐饥存活1年，成虫可存活4～10年。

软蜱多栖息于家畜圈舍、野生动物洞穴、鸟巢及人房的缝隙中。波斯锐缘蜱的若虫和成虫多活动在禽类窝巢及其缝内。乳突钝缘蜱常见于野鼠洞穴及狗窝、牛、羊等畜舍以及人居室内的地面土壤和墙缝中。

四、危害性

软蜱传播的病原体包括螺旋体（疏螺旋体）、立克次体（贝纳柯克斯体）、病毒（非洲猪瘟病毒）和细菌（布氏杆菌）。

疏螺旋体属细菌界，螺旋体科，革兰氏染色阴性，是导致回归热的病原体。临床上，该病导致阵发性高热伴全身疼痛，肝脾肿大，短期热退呈无热间歇，数日后又反复发热，发热期与间歇期交替反复出现，这也是该病名称的由来。重症者可发生体温突然下降，因伴发低血压、虚脱、心衰而死亡。该病可使用抗生素进行治疗，抗生素治疗中须严加注意可能出现严重的休克反应即雅里施－赫克斯海默二氏反应，重者可致死。蜱传的回归热又被称为地方性回归热。目前，该病已经被列为国际监测传染病。该病主要在非洲的埃塞俄比亚流行，每年报道有1000～5000个病例。我国新疆地区有该病流行，南疆和北疆的病原体和传播媒介有所不同。在南疆的病原体为伊朗包柔氏螺旋体（*Borrelia persica*），传播媒介为乳突钝缘蜱；而北疆的病原体为拉式包柔氏螺旋体（*B. latyshevyi*），传播媒介为特突钝缘蜱。病原体可以在软蜱中经卵传递，乳突钝缘蜱可传递8代，并能贮存14年。

贝纳柯克斯体为立克次体科、柯克斯体属，是导致Q热（Query fever）的病原体。临床上，该病以起病急，高热，多为弛张热伴寒战、头痛、肌肉酸痛、间质性肺炎与肝功能损害等为特征。少数患者尚可出现咽痛、恶心、呕吐、腹泻、腹痛及精神错乱等表现。传染源主要是牛、马、羊、驴等家畜。蜱是传播媒介，除硬蜱外，从软蜱中的乳突钝缘蜱和特突钝缘蜱中可分离到贝纳柯克斯体。蜱的叮咬在保持和延续Q热疫源地上起到主要作用。呼吸道传播是该病的最主要的传播方式。贝纳柯克斯体随动物的排泄物以及蜱粪便污染尘埃或形成气溶胶进入呼吸道致病。Q热在全世界均有分布，荷兰、法国和澳大利亚是该病高发国家，每百万人有近500个病例。我国东北、西北、东南和西南地区也均有该病的流行。治疗该病主要通过住院卧床休息和抗生素治疗的方法。

非洲猪瘟病毒属非洲猪瘟病毒科的双链核质大DNA病毒，可感染家猪和各种野猪（如非洲野猪、欧洲野猪等），引起急性、出血性的烈性传染病，即非洲猪瘟。世界动物卫生组织已经将其列为法定报告的动物疫病，该病也是我国重点防范的一类动物疫情。急性病例临床症状以高热、病程短、死亡率高、内脏器官广泛性出血以及呼吸系统和神经系统功能紊乱为主要特征。目前已有众多研究结果表明，软蜱是非洲猪瘟病毒重要的传播宿主和媒介。研究治理软蜱的传播成为根除非洲猪瘟的关键之一。麻烦的是，病毒在钝喙蜱体内存活可长达 8 年之久，甚至终生带毒。蜱之间通过交配传播病毒。非洲猪瘟病毒在非洲、欧洲和亚洲都有分布。2018 年 8 月 3 日，我国首例非洲猪瘟疫情在辽宁沈阳暴发。在该疫情暴发一年之间，全国已有 31 个省份城市发生非洲猪瘟共 150 起疫情，其中，家猪 147 起，野猪 3 起，全国累计扑杀生猪 116 万头。但至今仍未有针对非洲猪瘟病毒（African Swine fever virus，ASFV）的特效疫苗或是抗病毒药物可以有效地在疫情暴发时及时控制病毒的传播。

布氏杆菌是布氏杆菌属、布氏杆菌种革兰氏阴性短小杆菌，易感染牛、羊、猪等经济动物，可导致母畜传染性流产。人类如果接触带菌动物或食用相关带毒食物，也会被感染。布氏杆菌是软蜱肠道微生物。软蜱不仅可以传播布氏杆菌，而且在动物间跨物种的病原体传播过程中发挥作用。在临床上，该病的主要特征是波浪状发烧，同时还有多汗、头痛、乏力等症状。通常采用抗菌药物治疗及对症疗法。该病曾在我国部分地区流行，现已经得到基本控制。

五、防治

对软蜱的具体防治措施研究相对较少，主要是一些一般措施。

（一）树立防范意识

由于软蜱对人类的危害日益严重，而当前人们对软蜱的防治意识淡薄，有必要通过宣传软蜱的危害与防治，提高干部和群众对软蜱防治重要性的认识。可通过网络、电视台、报纸和杂志等手段进行宣传和教育，也可以通过办理学习班或培训班为我国医务工作人员、卫生防疫人员和畜牧业从业人员树立软蜱防范意识。

（二）调查研究

没有调查就没有发言权。我国地域广袤，了解并掌握软蜱在我国的情况，是制定切实有效的防治措施所必不可少的前提条件。要调查研究软蜱在我国分布情况、季节活动周期、可能扩散的地域，从而采取相应的措施。

（三）药物杀灭

软蜱通常活动于家舍、禽舍、牛栏、马厩等地，可以使用敌敌畏对禽舍进行喷洒处理，对禽体用敌敌畏稀释液进行药浴处理。对母猪使用 40% 辛硫磷浇泼剂进行体表浇泼。

（四）体表去蜱

对于家庭经济动物身上已经存在的软蜱，不能直接生拉硬拽，可以用氯仿、煤油、烟头等涂在软蜱的头部，待软蜱窒息后自然从体表上脱落。在抓取软蜱时，最好用镊子缓慢而稳定抓取，尽可能接近蜱头部进入皮肤的部位进行抓取，避免捏碎，且要注意不能弄断嵌入皮肤的口器，以免引起刺激或二次感染。

参考文献

[1] 李朝品．医学蜱螨学［M］．北京：人民军医出版社，2006.

[2] 刘敬泽，杨晓军．蜱类学［M］．北京：中国林业出版社，2013.

[3] 何烈，张华荣．医学媒介生物分类［M］．北京：中国质检出版社，2016.

［4］Alan S. Bowman. Ticks：Biology，Disease and Control ［M］. New York：Cambridge University Press，2008.

［5］Daniel E. Sonenshine，Thomas N. Mather. Ecological Dynamics of Tick-Borne Zoonoses ［M］. New York：Oxford University Press，1994.

［6］Mary E. Miller. Diseases Spread by Insects or Ticks ［M］. New York：Momentum Press，2018.

［7］Jan Bruin，Leo P. S Vander Geest. Diseases of Mites and Ticks ［J］. Springer，2009.

第三节　疥螨

疥螨（scab mite）是一种专性寄生于人等哺乳动物皮肤表皮层内的螨类。它只要一接触到人，就会引起剧烈瘙痒，造成丘疹、脓包或水疱等症状的顽固性皮肤类疾病，即疥疮（sarcoptidosis）。疥疮见于世界各地，在热带国家和高人口密度地区最为常见。

一、分类

疥螨属于真螨目、疥螨科（Sarcoptidae）、疥螨属（*Sarcoptes*）。已有记载的疥螨属具有 28 种，其中寄生于人的疥螨被称为人疥螨（*Sarcoptes scabiei*）。

二、形态特征

寄生于人和动物皮肤的疥螨形态相似，难以区分。现以人疥螨为代表介绍其形态结构。

（一）卵

疥螨卵呈椭圆形，壳薄，颜色淡黄，大小约 80×180 μm，从产出到幼虫孵化需要 3～7 d，常见 4～6 个卵聚集在一处。

（二）幼虫

形态与成虫相似，大小为 120～160×100～150μm，只有 3 对足，第 1～2 对具有吸垫，第 3 对具有长鬃，躯体后部有 5 对杆状毛。生殖器官暂未发育。足转节无毛。

（三）若虫

形态与成虫相似，体型较小。雌性螨有 2 个若虫期，前若虫期大小约 160 μm，足 4 对，第 4 对足比第 3 对短，均无转节毛；后若虫稍大，约 220～250 μm，虽然产卵孔还未发育完全，但交合孔已形成，可正常交配。雄性螨仅有 1 个若虫期，躯体腹面第 4 对足之间有 2 对生殖毛，第 1～3 对足各有 1 根转节毛，第 3～4 对足的端部具有长鬃，生殖器官尚未显现。

（四）成虫

体形很小，呈近圆形或椭圆形，背部隆起，形似乌龟，颜色为半透明，无眼和气门。雌性螨比雄性螨略大。成虫分为颚体和躯体两部分，其中颚体短小，由螯肢、触须及口下板组成，位于躯体的前端，也被称为假头。螨体的背面中央有一对钳状螯肢，在定趾与动趾的内侧有小齿。螯肢两侧有 1 对触须，分 3 节。每节均具有刚毛，末节还具有一杆状突起和小刺，可能为其感觉器。在触须的外缘具有一鞘状结构，覆盖于两侧。口下板位于腹面。躯体为囊状，背面隆起，有大量波状横纹，成列的圆锥形皮刺和成对的粗刺、刚毛，后侧有杆状刚毛和长鬃。躯体的背部前端有盾板，雌螨盾板呈长方形，雄性螨盾板呈盾牌形。雄性螨躯体后半部还有 1 对后侧盾板。躯体腹面光滑、较平，附有少数刚毛。躯体中部表皮突起，形成许多圆锥形皮棘，雌性螨皮棘数量多于雄螨，约为 150 个。雄性螨的肛门位于躯体的后侧正中，雌性螨的肛门位于阴道背侧。

成虫有 4 对短粗的足，呈圆锥形，可分为前后两组，各两对，距离较远。足基节前缘与腹壁融合为骨化的基节内突。第一对足的基节内突在近中央处回合，并向躯体的后方延伸为 "Y" 状胸骨，第二对的基节内突互不连接。第一组的足，各节不仅具有刚毛、膝节、胫节和跗节，跗节还有觚毛和爪突，末端有一带柄吸垫，具有吸盘的功能。第二组的足末端雌雄有所不同，雌性螨的基节内突相互分离，跗节的末端均有 1 根长鬃；雄性螨的基节内突相互连接，其中第 3 对足的跗节末端各有 1 根长鬃，第 4 对足的跗节末端则是长柄吸垫。

雄性螨的生殖器为钟形，骨化较深，位于第 4 对足之间的略后方。生殖器前方是生殖器前突，与第 2 组足的基节内突相连，正中有弯钩状的阳茎。雌性螨的产卵孔位于第 3 ～ 4 对足间中央，呈横裂状。躯体后方近肛门处的前端为纵列的阴道。

疥螨体壁由表皮层和真皮层组成，其中表皮层又分为上表皮、外表皮和内表皮。表皮的内微观无分叉，表面具有棘状突起和杆状毛。真皮层由单层的表皮细胞构成。

三、生态习性

疥螨的发育时期分为卵、幼虫、前若虫、后若虫和成虫五个阶段。疥螨终生寄居在宿主皮肤角质层挖掘的"隧道"中，从卵发育为成虫一般需要 2 ～ 3 周。雌性螨一生产卵约 40 ～ 50 个，平均每天 2 ～ 3 个。疥螨卵一般经 3 ～ 7 d 孵化为幼虫，若外界环境温度降低，卵期可延长至 10 天。幼虫行动活跃，有时能从所寄生的"隧道"爬离到宿主的皮肤以挖掘另一"隧道"，幼虫可在原来的"隧道"生活，也可在新挖掘的"隧道"生活。幼虫经蜕皮发育为若虫，幼虫期为 3 ～ 4 d。若虫经蜕皮发育为前若虫，雄性螨的若虫期为 2 ～ 3 d，由于雌性螨有两个若虫期，雌性前若虫经 2 ～ 4 d 蜕皮为后若虫，后若虫可挖掘窄而深的"隧道"，经 3 ～ 4 d 蜕皮为雌性成虫。雌性后若虫与雄性成虫在宿主皮肤表面进行交配，交配活动一般出现在夜晚。大部分雄性螨在交配后不久死亡，但也有些在"隧道"中短期生活。雌性后若虫在交配后 30 min 左右再次钻入宿主的皮肤内，随后蜕皮发育为雌性成虫。经 2 ～ 3 d，雌性螨即可产卵，继续下一个生活史。雌螨产完卵后就会在"隧道"末端死亡，寿命约 6 ～ 8 周。

不同种（亚种）疥螨之间存在明显的宿主特异性。研究发现，人疥螨不能被移植给其他动物。事实上，将疥螨移植给不同宿主在大多数情况下都不能成功。来自不同宿主的疥螨之间存在明显的生理学差异，影响因素包括疥螨的抗原性、宿主的免疫反应以及疥螨发育所需要的营养需求等。

人疥螨多寄生于宿主的指尖、手背、肘窝、腋窝、脐周、腹股沟、生殖器、脚踝及臀部等体表皮肤柔嫩褶皱等处。女性患者常见于乳房周围皮肤，也可在头皮及耳后褶皱处皮肤。儿童皮肤柔嫩，因此全身都可被侵犯。疥螨挖掘的皮下"隧道"是其在宿主皮肤生

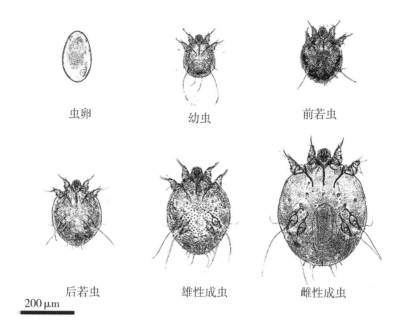

虫卵	幼虫	前若虫

200 μm 后若虫	雄性成虫	雌性成虫

图 3 - 7　人疥螨（引自 Niedringhaus，2019）

存、发育及完成整个生活史的场所，也是疥螨特有的皮损现象，对疥疮的临床诊断具有重要价值。

　　"隧道"一般处于宿主柔嫩皮肤表皮的角质层深处，当疥螨入侵皮肤后，则以螯肢和第 1 组足的跗节爪突沿水平方向向前挖掘，以角质和淋巴液为食，逐渐形成一条与皮肤相平行的弧形或不规则的蜿蜒"隧道"。雌性螨挖掘"隧道"的能力较强，每天可挖 0.5 ～ 5 mm，后期雌性若虫和雄性螨的挖掘能力较弱。一般新近挖掘的"隧道"形状较完整，表面的角质层呈灰白色或浅黑色。Yoshimura 等通过 X-ray micro-CT 发现，结痂性疥疮患者的 CT 断层切片中有网状结构的"隧道"，里面有大量的幼虫和虫卵（见图 3 - 8）；陈旧的"隧道"的表面呈棕褐色或黑色，伴有表皮脱落残缺。"隧道"的长度一般为 3 ～ 5 mm，甚至可达 10 ～ 15 mm，与疥螨发育时期及居住寄居时长相关，幼虫、若虫和雄性螨寄居的"隧道"均较雌螨的短。交配后的雌性螨运动活跃，处于感染新宿主的最佳时期。体视显微镜下观察疥疮患者手部和腕部的皮损形态特征及"隧道"结构发现，其始端的典型结构如马蹄状开口，有淡黄色的痂或点状的糜烂，末端位于角质层，常可见到比周围组织突出的灰白色"螨点"。婴幼儿和皮肤柔嫩的疥疮患者"隧道"的末端，透过其皮肤可见到螨体的轮廓及前端色素较深的基节板。在寄居时间较长的"隧道"内疥螨阳性率高达 99.5%，可见疥螨的卵、幼虫、若虫，甚至雌雄螨一起寄居的现象。

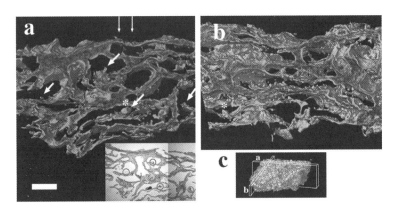

a. 图 c 中 a 方向图；b. 图 c 中 b 方向图；粗箭头表示虫卵

图 3-8 疥螨造成的网状结构隧道（引自 Yoshimura，2009）

疥螨在宿主的皮肤上完成交配，随后再次侵犯原宿主或寻找新的宿主。疥螨离体时间越短，感染能力越强，反之越差。一般情况下，冬季和春季是疥疮的流行季节，这种季节性高发的疾病，与相应月份的温度和湿度相关。疥螨离开宿主 36 h 左右，就会失去其传染能力。疥螨在离开皮肤"隧道"后再次侵犯宿主的过程中，受外界环境温度、pH 等诸多因素的影响。了解人疥螨的生态习性，具有十分重要的流行病学意义，同时还能为疥螨的消除和疥疮的控制提供理论指导。

疥螨离开宿主"隧道"后的活动状态与环境温度相关。屈孟卿等通过挑选患者皮损处的活力较好的雌性疥螨作为实验对象，结果发现在 0～9 ℃时，离体疥螨的颚体和两组足呈"休眠"状态，无法活动；10～12 ℃时，疥螨肢体能活动，但无法正常爬行；13～14 ℃时，疥螨即可缓慢爬行；15～31 ℃时，疥螨可钻入宿主皮肤，但因宿主温度的高低而有所差异；32～38 ℃时，疥螨钻皮活动减少，但爬行速度加快；39～40 ℃时，疥螨快速爬行，呈逃窜状且无钻皮现象；43～45 ℃时，疥螨第一组足不协调，无法正常伸展，爬行速度减慢；46～48 ℃时，第一组足虽有不时的伸展活动，但已完全失去爬行能力；当温度高于 50 ℃时，疥螨在 30～60 s 之内即死亡。由此说明，疥螨在离体后 13～43 ℃的环境中，均能够正常地生存，但其最适传播温度为 15～32 ℃。疥螨离体后在最适传播温度区间内均能侵犯宿主，引起人体感染的概率最大。将离体疥螨置于 50 ℃温水中仅 1 min 则全部死亡，说明用 50 ℃以上的温水浸泡疥疮患者穿过的衣物，能杀死衣物上的疥螨。此外，在疥疮流行的季节中，晾晒被褥能阻断疥螨传播，并且在温度较高、相对湿度较低的情况下，阳光直射能有效杀灭离体疥螨。离体疥螨在 -12±4 ℃的低温条件下，经 12 h 则全部死亡，提示在我国北方冬季，可将患者衣物、被褥置于室外过夜，能起到杀灭离体疥螨的效果。

除了环境温度之外，pH 也与疥螨的生存状态密切相关。屈孟卿等将离体疥螨接触不同范围 pH（pH 值在 3～12）的湿滤纸 8 h，发现当 pH 值为 12 时，疥螨的死亡率为 93.6%；当 pH 值为 11 时，疥螨的死亡率为 28.4%；当 pH 值为 7 时，死亡率最低（2.8%）。在酸性范围内（pH 值在 3～7）内，随着 pH 下降，疥螨的死亡率增加，当 pH 值为 6 时，疥螨的死亡率为 13.9%；pH 值在 3～5 时，疥螨的死亡率为 100%。实验证明，离体疥螨不耐强酸强碱，在中性及弱碱性的环境，基本能正常生存。因此，对于疥疮患者的治疗，可先用 pH 值在 4～5 的水溶液擦拭或沐浴后再涂抹药物，可有效提高药物的作用。

四、危害性

人疥螨是一种专性微小寄生螨，引起皮肤剧烈瘙痒、丘疹和结节，通过直接接触传播引起的传染性皮肤病，即疥疮。疥螨一般不通过间接接触传播，除非宿主严重感染疥螨，已发展为结痂疥疮。

在人体被疥螨感染后，一般会经几周才出现临床症状。疥螨致病主要通过两方面完成：一是虫体在宿主皮肤挖掘"隧道"及其他直接的机械刺激作用；二是由于疥螨的粪便等排泄物及分泌物引起宿主的变态反应。研究表明，后者可能在疥疮的发生发展中起着更为重要的作用。夜间患者全身瘙痒加剧是疥疮的一个显著特征，可能由组胺非依赖性瘙痒机制介导，过程包括瞬时受体电位阳离子通道蛋白亚家族 V 成员 1、瞬时受体电位阳离子通道蛋白亚家族 A 成员 1、类胰蛋白酶及其蛋白酶激活受体 2 的参与。疥疮引起的瘙痒对患者的生活质量造成负面影响，然而疥螨抗原引起的过敏反应通常是发生在初次感染后的 4～6 周，因此，在此期间常见的是无症状患者。随着再次感染，瘙痒在几天之内发生。简而言之，疥螨产生的排泄物、分泌物或虫体死后释放的物质可激活宿主的免疫系统。疥螨分泌的蛋白能够抑制宿主机体补体参与的固有免疫反应，被补体系统或免疫球蛋白 E（Immunoglobulin E）激活的肥大细胞和嗜酸性粒细胞是免疫应答的重要效应细胞。由经典疥疮或结痂性疥疮诱导的 T 细胞介导的免疫反应有明显区别，在典型疥疮中，宿主机体免疫应答以 Th1 型过敏反应为主；而在结痂性疥疮中，主要以 Th2 型过敏反应为主。结痂性疥疮患者真皮浸润的主要是 CD8$^+$T 细胞，可能引起角质细胞凋亡，导致表皮过度增殖。疥螨引起的免疫反应对宿主机体有一定的保护作用，但不能清除病原体，也不能使患者获得长久的免疫力。

疥疮分为典型疥疮和非典型疥疮两大类型。典型疥疮患者的病变多发生于手、手指蹼、腋窝、脚、腰围、下臀部、大腿内侧、女性乳晕和男性生殖器等处，平均的疥螨负荷量为 5～15 只。在体视显微镜下偶尔可见患者皮肤里短的、线形或波浪形不规则"隧道"，最终形成完整的或含有疥螨的囊泡或脓疱。最为常见的是疥螨引起的非特异性继发性损害，包括脱落的丘疹、湿疹样斑块和脓疱，频繁抓挠会导致患者皮肤地衣化和结节性痒疹。这些临床病理症状对疥疮的诊断具有重要价值。

非典型疥疮又包括婴儿疥疮、老年疥疮、结节性疥疮（nodular scabies）、结痂性疥疮（crusted scabies）和大疱性疥疮（bullous scabies）。婴儿所患疥疮，一般由家人、保姆或邻居等直接接触传染。由于婴儿的皮肤柔嫩且免疫功能尚未完善，因此，其疥疮发病部位和临床症状与成人有明显区别。婴儿疥疮病变更为广泛，除了常见的好发部位之外，还可累及手掌、脚掌、手腕和脚踝等处，皮损以脓疱和湿疹最为多见。与成人相比，婴病例中瘙痒的发生率较低，并且随着年龄的增长而上升。婴儿感染疥螨后可能表现为哭闹、不适、情绪低落或难以进食，使其症状难以被评估和定义。老年疥疮患者中年龄大于 65 周岁的老人所占比例较大。老人由于皮肤粗糙、干燥且机体免疫功能减退，对疥螨及其代谢反应降低，可能出现无常见症状患者，这也与疥螨的数量和皮肤的角化程度相关。此外，部分老年患者习惯于抓挠或用热水烫洗瘙痒处，可能会使皮疹更不典型。结节性疥疮常见于男性生殖器、腹股沟、腋下，女性的乳房、腹部与臀部，其外形似黄豆大小，个别可达指尖大。结节为红棕色硬质隆起，散在分布，部分发生融合，奇痒，持续时间为数月至一年。结痂性疥疮于 1844 年由挪威科学家 Danielsser 和 Boeck 首次报道，因此也被称为挪威疥疮（Norwegian scabies）。该类型疥疮临床罕见，症状与其他疥疮不同，具有高度接触传染性。在结痂性疥疮患者中，广泛存在银屑病样鳞屑和过度角化脱落性皮损，累及头、颈，更以肘、膝和臀等部位为甚。局部的结痂性疥疮可发生在头皮、面部、指、趾、脚底和生殖器等部位。患者还可出现嗜酸性粒细胞增多和全身性淋巴结症状。尽管每克结痂处脱落的皮肤疥螨数量高达 4700 只，但患者局部结痂处自觉不痒，少数患者瘙痒。该病常发生于免疫抑制人群，包括局部/全身使用糖皮质激素、放射性治疗等医源性免疫抑制患者，人 T 细胞亲淋巴病毒 -1 感染者，艾滋病和白血病患者，等等。在没有以上风险因素的情况下，人们也可能感染此类型疥疮，多见于身体虚弱者、老人和儿童（见图 3 - 9）等。另外，大疱性疥疮较为罕见，其与疥螨的变态反应相关。该病临床症状与大疱性类天疱疮相似，但发病部位能够查出疥螨。

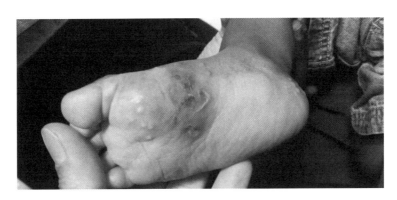

图 3 -9   儿童脚部疥疮（引自 WHO）

疥疮的鉴别诊断因临床亚型而异。人感染疥螨后因抓挠引起皮肤破损，可能会引起化脓性链球菌（Streptococcus pyogenes）和金黄色葡萄球菌（S. aureus）等继发性感染。疥螨通过产生补体抑制蛋白与宿主的免疫系统相互作用，诱导细菌生长。在疥疮和脓疱病（impetigo）流行地区，单独治疗疥疮也能降低脓疱病的发病率。另外，脓疱病、蜂窝组织炎及少数坏死性软组织感染也可作为疥疮的局部并发症发生。此外，疥疮还可能因为继发性的细菌感染而导致全身性并发症。化脓性链球菌感染可导致急性链球菌感染后肾小球肾炎，其流行与疥疮病灶再次感染化脓性链球菌相关。尽管急性链球菌感染后肾小球肾炎的直接后果有限，但其长期影响患者机体，可能导致慢性肾病，并且具有相当高的发病率。在某些情况下，疥疮伴随的链球菌皮肤感染可能是急性风湿热和风湿性心脏病的重要影响因素。疥疮引起的继发性细菌感染也使患者更易发生菌血症和脓毒症，未经治疗的结痂性疥疮患者具有继发脓毒症的高死亡率风险。除了感染并发症之外，还可能出现疥疮病灶的湿疹化，可能会导致误诊或延迟治疗。由于误诊，会使用类固醇激素改善瘙痒，但最终引起感染加重，引起进一步的并发症。

　　瘙痒是疥疮的主要症状，也是临床用于诊断患者是否感染疥螨的主要标准。检出疥螨、虫卵、粪便或者在患者皮肤挖掘的"隧道"都是疥疮确诊的有力证据。常用的病原诊断方法有针挑法和刮皮法。针挑法指用消毒过的针尖插入"隧道"末端，稍加转动，取出疥螨镜检。刮皮法是用少量的无菌矿物油滴加在患处，用手术刀片平刮数次，待油滴中出现血丝为止，将刮取物置于载玻片上镜检。除了直接的病原诊断方法之外，还可采取免疫学和分子生物学相关实验对不典型的疥疮进行快速、准确的诊断。

　　由于疥疮有多种临床类型，尤其是非典型疥疮常被误诊为婴儿湿疹、药物性皮炎、丘疹性荨麻疹、脓疱疮和皮肤瘙痒等症状相似的疾病，因此，在对患者进行诊断时，应详细询问其病史以及进行详细的全身检查，必要时使用病原学和免疫学等协助诊断。对于大疱性类天疱疮和大疱性疥疮的区别，可通过后者无自身性抗体的特点，采用免疫学方法进一步确认。

五、防治

　　疥疮呈周期性暴发流行，以 30 年为一周期，与战争、人口迁徙和经济萧条等因素相关。截至 2020 年，全世界共有 2 亿人患有疥疮，在贫困、卫生条件较差地区，多达 10% 的儿童患有疥疮。疥疮见于世界各地，在炎热的热带国家和高人口密度地区最为常见。疥疮患者是该病的传染源，主要通过人与人之间握手、同床睡眠和发生性关系等密切接触传播疾病。此外，在公共浴室和脏乱的旅馆等疥螨流行的场所，也可能通过使用被污染的浴巾、毛巾和床单等发生间接接触传播。疥疮的发病年龄广，以青春期年龄组患病率最高。各类职业人群的疥疮患病率不同，其中农民工、频繁出差者和餐饮从事者等是该病的高发人群。疥疮呈季节流行，秋冬季节发病率高。

　　疥疮是全球关注的公共卫生问题，对此，应贯彻"预防为主"的方针，加强卫生宣传教育，勤洗澡换衣、晾晒被褥，避免与疥疮患者的直接接触，注意个人和环境的卫生。对于疥疮患者，应采取相关疥疮药物给予治疗，目前可用的药物如表 3 - 1 所示 。

表 3 - 1　用于治疗疥疮的药物

名称	治疗方式	剂量	特点
伊维菌素	口服治疗	200 μg/kg	仅口服有效；可用于群体治疗
二氯苯醚菊酯	局部治疗	5% 乳剂	高效、低毒、方便，无抗性
苯甲酸苄酯	局部治疗	10% 或 25% 乳液	高效，可用于继发感染
硫黄软膏	局部治疗	6%～33% 软膏或乳液	有明显臭味，易污染衣物
卤米松	局部治疗	0.05% 软膏	无明显副作用，使用方便

　　为彻底治疗疥疮，应在药物治疗后间隔一个星期，再次进行药物治疗，以杀灭新孵出的幼虫，达到根治的目的。在药物消灭疥螨之后，宿主皮肤的瘙痒等过敏现象仍然会持续一段时间，可以采取外搽炉甘石洗剂和内服相应药物给予对症治疗。由于疥疮主要通过人与人之间密切接触传播，并且初次感染后需经数周才出现病症，因此需对疥疮患者的家庭

成员进行抗疥治疗。在疥疮治疗全过程，应遵循医嘱，安全用药。

参考文献

［1］ 王仲文，屈孟卿，张尚仁，等．疥螨在人体表活动的情况观察［J］．郑州大学学报
（医学版），1988（01）：42.

［2］ Akuta T, Minegishi D, Kido N, et al. Development of a rapid scabies immunodiagnostic as-
say based on transcriptomic analysis of *Sarcoptes scabiei* var. nyctereutis［J］．Scientific re-
ports，2021，11（1）：1 – 13.

［3］ Arlian L G, Morgan M S. A review of *Sarcoptes scabiei*：past，present and future［J］．Para-
sites & vectors，2017，10（1）：1 – 22.

［4］ Arlian L G. Biology, host relations, and epidemiology of *Sarcoptes scabiei*［J］．Annual re-
view of entomology，1989，34（1）：139 – 159.

［5］ Bhat S A, Mounsey K E, Liu X, et al. Host immune responses to the itch mite，*Sarcoptes
scabiei*，in humans［J］．Parasites & vectors，2017，10（1）：1 – 12.

［6］ Martin A M, Fraser T A, Lesku J A, et al. The cascading pathogenic consequences of *Sar-
coptes scabiei* infection that manifest in host disease［J］．Royal Society open science，
2018，5（4）：180018.

［7］ Niedringhaus K D, Brown J D, Sweeley K M, et al. A review of sarcoptic mange in North
American wildlife［J］．Int J Parasitol Parasites Wildl，2019，9：285 – 297.

［8］ Romani L, Steer A C, Whitfeld M J, et al. Prevalence of scabies and impetigo worldwide：a
systematic review［J］．The Lancet infectious diseases，2015，15（8）：960 – 967.

［9］ Save S, Godse K. Diagnosis and In Vivo Detection of *Sarcoptes scabiei* by Dermoscopy［J］．
Atopic Dermatitis and Pruritus：Interesting Cases，2021：121.

［10］ Yoshimura H, Ohigashi T, Uesugi M, et al. *Sarcoptes scabiei* var. hominis：three-dimen-
sional structure of a female imago and crusted scabies lesions by X-ray micro-CT［J］．Exp
Parasitol，2009，122（4）：268 – 72.

［11］ https：//www. who. int/news – room/fact – sheets/detail/scabies.

第四节　革螨

革螨可以储存、传播某些动物源性疾病，如流行性出血热、森林脑炎、Q 热、鼠疫
等。革螨还可侵袭人群，引起螨性皮炎，或在体内致肺螨病（pulmonary acariasis）。寄生
性革螨的宿主包括小型哺乳类、鸟类和爬行类，其中以啮齿动物为常见，也可侵袭人，引
起革螨皮炎，是流行性出血热的传播媒介，经叮咬传播，并经卵传递。1949 年以前，我国
对革螨的研究几乎完全空白。20 世纪 50 年代开始，特别是 1978 年以来，革螨研究进展较
快。对革螨与疾病特别是肾综合征出血热（HFRS）关系的研究促进了皮刺螨总科研究的
发展、普及、提高，培养了人才。

一、分类

革螨（*Gamasid mite*）属于寄螨目（*Parasitiformes*）、革螨亚目（*Gamasida*）、中气门亚目（*Mesostigmata*）的革螨股（*Cohort gamasina*）。Krantz（1978）将革螨股分为 7 个总科。全世界已知 800 余种，我国记载的革螨已达到 21 科 78 属 600 多种。与医学有关的种类主要属厉螨科（*Laelaptidae*）、巨刺螨科（*Macronyssidae*）和皮刺螨科（*Dermanyssidae*）。其中，仅厉螨科的革螨就已知 5 个亚科 30 属 299 种。皮刺螨总科（*Dermanyssoidea*）与医学关系密切，多数种类营寄生生活。有重要医学意义的是寄生于脊椎动物（尤其是鼠类）的种类，如柏氏禽刺螨（*Ornithonyssus bacoti*）、格氏血厉螨（*Haemolaelaps glasgowi*）等。

根据 G W Krantz（1978）的分类系统，蝉螨亚纲分为 2 目 7 亚目。革螨亚目又叫中气门亚目，分 2 总股：单殖板总股（*Monogynaspides*）和三殖板总股（*Trigynaspides*）；共 5 股，单殖板总股下分绥螨股（*Sejina*）、革螨股（*Gamasina*）和尾足螨股（*Uropodina*），三殖板总股下分梭巨螨股（*Cercomegistina*）和角螨股（*Antennophorina*）。19 总科，其中革螨股含 7 总科。

二、形态特征

对革螨进行分类鉴定主要根据成虫的形态特征。虽然也有根据若虫和幼虫的形态进行分类，但并不多见。

（一）成虫

成虫体型呈卵圆形或椭圆形，长 0.2～0.5 mm，颜色呈黄色、黄褐色、褐色、鲜红色或暗红色。体表为膜质，具有骨化的骨板。革螨螨体可分颚体（gnathosoma）、躯体（idiosoma）、足体（podosoma）、末体（opisthosoma）、前半体（proterosoma）、后半体（hysterosoma）、前足体（propodosoma）和后足体（metapodosoma）。

1. 颚体（gnathosoma）

位于螨体前端，包括口器和一些附肢。

（1）须肢（palp）：位于颚体前端两侧，呈长棒状，一对；其基部与颚基融合，仅有转节、股节、膝节、胫节和跗节。跗节内侧具一叉毛（forked seta），分 2 个叉或 3 个叉，但少数类群不分叉或退化消失。

（2）螯肢（chelicera）：由螯杆和螯钳组成。螯钳（chela）分动趾（movable digit）和定趾（fixed digit），整肢形状不一，寄生性类型呈鞭状或剪状，而自由生活类群则呈钳状，螯钳内缘具齿。定趾齿内缘端部具有钳齿毛（pilus dentilis），其形状不一，有的呈蝶翅状，有的呈针状等，具有分类意义。定趾基部具有钳基毛（pilus basalis）。雄性螨的螯钳演变为导精趾（spermatophoral process），导精趾具有外生殖器的作用，特征恒定，可作为分类依据。

（3）颚盖（gnathotectum）：指从颚基背壁向前延伸的部分，为膜状物，它的前缘形状具有分类意义。

（4）口下板（hypostome）：是颚基前外侧的对突出部分，呈三角形，板上通常有 3 对刚毛。

（5）颚角（corniculi）：位于口下板外缘前方，呈角形，其形状、大小及顶端会聚与否具有分类意义。

（6）下咽（hypopharynx）：在口下板前方的突出部分，分左右两叶，端部边缘锯齿状。

（7）上咽（epilpharynx）：位于咽的背面，舌状，边缘具纤毛。

（8）诞针（salivary stylet）：位于口下板与须肢之间，为一对狭长而几丁质化较弱的构造。

（9）颚沟（gnathosomal groove）：位于颚基中部的一条纵沟，内有若干横列的齿突。

2. 躯体（idiosoma）

一般呈卵圆形或椭圆形，背部明显隆起，腹面略向外凸，背腹交界处的侧缘无锐利的界限（见图 3 – 10）。

（1）背板（dorsal plate）：背板覆盖于背部表皮，几丁质化较强。不同的类群，其背板数目不同。有些类群如寄生于蝙蝠的拟弱螨属（paraperiglischrus）背板退化，往往不易辨认。背板上的刚毛因种类而异，多数种类表现为有一定规律的毛序。3axBaTKHH 体系是以厉螨属为基础提出的毛序。

额毛（frontal setae）：位于顶端，3 对，F1—F3。

外颞毛（extratemporal setae）：接近于顶端的侧缘 2 对，即 ET1，ET2。

内颞毛（temporal setae）：在 ET 的内侧，2 对，即 T1，T2。

顶毛（vertical setae）：位于 F3 的后方，1 对，即 V。

缘毛（marginal setae）：位于背板两侧缘，共 11 对，代号为 M1—M11。

亚缘毛（submarginal setae）：位于 M 毛的内侧，8 对，S1—S8。

胛毛（scapular setae）：位于 S1 的内侧，1 对，即 Sc。

中背毛（dorsal setae）：位于 V 毛之后，沿背板中线两侧向后 8 对，即 D1—D8。

间毛（intermedial setae）：位于 S 毛与中背毛之间，3 对，即 I1—I3。

（2）胸叉（tritosternum）：位于躯体腹面，近颚体后缘中部。除蝠螨科（Spinturnicidae）和内寄生类群革螨，绝大多数革螨具胸叉。

（3）颈板（jugular plate）：位于胸叉与胸板之间，具刚毛 1 对。

（4）前内足板（pre-endopodal plate）：有些类群有该结构，位于胸叉与胸板之间。

（5）胸板（sternal plate）：位于颈板之后，上面具有 3 对刚毛（St1—St3），有些革螨还有副刚毛。板上具有 2～3 对隙状器（lyriform organ）。

（6）生殖板（genital plate）：位于胸板之后，具刚毛 1 对。有很多革螨的生殖板与腹板融合为生殖腹板（genito-ventral plate），其上具刚毛 4 对（V1—V4）或更多。

（7）腹板（ventral plate）：位于生殖板之后，其上分布若干刚毛。

（8）肛板（anal plate）：位于腹板之后，板上有肛孔和 3 根刚毛。也有一些类群的肛板与腹板融合为腹肛板（ventrianal plate）。

（9）胸后板（metasternal plate）：位于胸板后侧，1 对，各具刚毛 1 根。

（10）足后板（metapodal plate）：位于基节 IV 后方，1 对。一些类群的足后板很发达，而有些类群的则退化或消失。

（11）气门及其附属结构：气门（stigma）位于基节Ⅲ与Ⅳ之间的外侧，1对气门沟（peritreme）是一条从气门向前延伸的沟管，长度因种而异；气门板（peritrematal plate）是围绕气门和气门沟的骨板。

（12）全腹板（holoventral plate）：雄性螨由胸板、生殖板、腹板、肛板、胸后板等融合成一整块；也有些种类分为两块，即胸生殖板、腹肛板或胸生殖腹板与肛板。

（13）生殖孔（genital opening）：雌性螨的生殖孔呈横隙缝状，位于胸板之后，被生殖腹板覆盖。雄螨生殖孔位于胸板前缘，呈漏斗状。

（14）侧足板（parapodal plate）：位于足基节与气门板之间，有些种类的侧足板与气门板愈合在一起。

（15）内足板（endopodal plate）：位于足基节Ⅲ、Ⅳ与胸后板之间，1对。

（16）足（leg）：分为基节（coxa）、转节（trochanter）、股节（femur）、膝节（genu）、胫节（tibia）、跗节（tarsus）。基节上有刺，距刺的数目可列为基节刺式，具有分类意义。一些类群足Ⅱ的股节、膝节、胫节具有距或刺，在分类上是可靠特征。在跗节末端一般均有1对爪和1个爪垫。蝠螨科的爪非常发达，而巨螯螨足Ⅰ的爪退化消失。

各足均具有很多刚毛。为了便于对足毛的研究和命名，通常将各足节分为4个面，即背面、腹面、前侧面和后侧面。足节的前面和后面是根据各足向侧方伸直与体纵轴垂直时定方向的，它与躯体的方向一致。在足的背面、腹面的毛可分为前列毛和后列毛，在不能分为前列和后列时，则称其为背毛和腹毛。在跗节Ⅱ—Ⅳ背面和腹面的不成对毛则分别被称为中背毛和中腹毛，毛的顺序从足节的末端数向基部。

在鉴定螨种时需要了解每足节毛的数目并表明毛的分布，可以用以下方式来表示：

（1）转节和股节：前侧毛（al）背毛（d）/腹毛（v）后侧毛（pl）。

（2）膝节和胫节：前侧毛（al）前背毛（ad）/前腹毛（av），后背毛（pd）/后腹毛（pv）后侧毛（pl）

（3）跗节Ⅱ—Ⅳ：前侧毛（al）前背毛（ad）/前腹毛（av），中背毛（md）/中腹毛（mv），后背毛（pd）/后腹毛（pv）后侧毛（pl）。

（二）幼虫

幼虫具有3对足。气门及其附属结构均缺，幼虫用体表进行呼吸。自生活型的幼虫躯体具骨板，螯肢清楚；寄生型的幼虫无骨板，至多有肛板，螯肢不发达，软弱。

（三）第一若虫

第一若虫有4对足。其背板分为两大块，其间有若干岛状小骨板。胸板有3对刚毛。气门沟和气门板都很短。

（四）第二若虫

第二若虫有4对足，形态构造和成虫相似，但体色较浅，无外生殖器，背上两块盾板或融合为一，两侧有缺刻。腹面胸板长舌形，有4对胸毛，气门及附属结构也与成虫相似。行动活泼，可初分雌雄，大的为雌性。

（五）鉴别革螨的形态特征

（1）气门1对，位于足基节Ⅱ—Ⅳ水平外侧，通常向前延伸至基节Ⅱ。

（2）口下板毛（Hyp）3对，Hyp2和Hyp3通常并排于Hyp1之后。

（3）躯体腹面前方有三胸板（tritosternum），叉丝分2个叉，有些体内寄生革螨可退化或缺如。

（4）须肢跗节内侧有叉状刺，须肢膝节毛6根，少数种类为5根或更少。

（5）成螨及若螨股节Ⅳ有刚毛6根。

（6）胫节Ⅰ腹面有刚毛3根，少数2根或4根。

（7）雌性螨生殖孔位于胸板后方；雄性螨生殖孔位于胸板前缘。

（8）雄性螨螯肢动肢演变为导精趾（spermatophoral process），但异穴螨科例外，位于定趾上，或缺如。

（9）口下板端部有角状颚角（corniculi）1对，颚盖（gnathotectum）有的简单，有的装饰。

（10）螯肢定趾基部有钳基毛（pilus basalis），端部内侧有钳齿毛（pilus dentilis）。

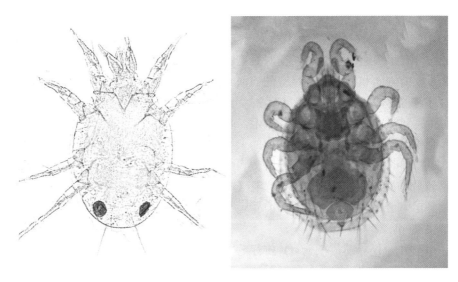

图3-10　革螨

三、生态习性

（一）食性

革螨基本上可分为自由生活与寄生生活两个型。营自由生活者为掠食和腐食螨，营寄生生活者，可分专性血食、兼性血食和体内寄生。分述如下。

1. 掠食和腐食

自由生活螨类，螯肢一般粗壮，齿发达，用来捕捉、钳碎捕获物，足也粗壮，并有距或粗刺协助捕食。有些以食小昆虫、小螨为主，兼食有机质；有些栖息于枯枝烂叶下、朽木上或土壤里，以腐败有机物为主，也食小的节肢动物，如巨蟹螨科、寄螨科、囊螨科、维螨科、植绥螨科、厚厉螨科等螨。在畜粪或鸡粪中，常有大量家蝇巨蟹螨，能吞食蝇的幼虫，使蝇卵死亡率达86%～99%，成为生物防治家蝇的方法。孟阳春等（1987）在解剖镜下观察巨蟹螨的捕食情况：当蝇幼虫被放入螨饲养管后，螨立即活跃起来，迅速爬上蝇幼虫，并用螯肢敏捷地刺入其表皮，蝇幼虫欲逃，螨也不放松，透过蝇幼虫体壁，可见螨的螯钳不断开闭，搜括吸食组织液，雌性螨、雄性螨和若螨均善于捕食。螨对蝇卵也迅速趋向，用螯肢刺入卵壳，吸食内容物。经 24 h 后，饲养管中滤纸上尽是幼虫的遗骨——头咽骨及空瘪的卵壳。将家蝇巨蟹螨捕食绿蝇幼虫进行 3 组试验，雄性螨数分别为 10 只、10 只、9 只，放入 100 条、40 条、40 条一龄蝇蛆，各经 4 d、1 d、1 d 捕食光。又在 3 组试验捕食绿蝇卵，每组 10 只螨，分别放 50 粒、60 粒、100 粒卵，经 1 d、2 d、4 d 捕食后，大多成为空卵壳及部分干瘪卵。革螨对麻蝇早期幼虫也有捕食能力，另一种江苏巨蟹螨也有较强的捕食绿蝇一龄幼虫和麻蝇一龄幼虫的能力。苏瑞德等报道，家蝇巨蟹螨对腐食性蝇类，如家蝇、既腐蝇等具有较强的侵袭力。当螨附着于蝇体超过 10 只时，蝇的卵巢滤泡发育受抑制，寿命缩短。每只雌性螨平均每天消耗 2 颗蝇卵；每 4 只雄性螨每日平均消耗 1 条一龄蝇类幼虫，捕食幼虫时，往往数只螨集中侵类饲食。

四毛双革螨（*Digamasellus quadrisetus*）雌性螨吸食甲虫的血、淋巴或昆虫组织。钝绥螨捕食害螨、介壳虫的幼虫、植物花粉、真菌孢子等，幼螨嗜食叶螨（红蜘蛛）卵，若螨食红蜘蛛幼螨和若螨，以蟹肢刺破猎获的红蜘蛛，吸吮其体液，使之死亡。钝绥螨捕食能力强，以该螨为主作柑橘红蜘蛛的综合防御已取得很好效果。兵下盾螨也是典型的捕食者，喜食昆虫或腐败有机物，不喜吃滴血，若给虫与血的混合营养，每月平均产卵则从3.3 只降至 2.2 只。孟阳春等也观察到该螨喜食粉螨，在人工巢穴内喜在腐败有机物中，凹缘宽寄螨也喜食粉螨及其他革螨成螨或若螨的组织液和昆虫组织，上述这类革螨已被用于生物防治其他害螨、害虫。

2. 专性血食

若为寄生性革螨，蟹肢呈剪状或长针状，适于叮咬吸血液，一生多次反复吸血，如皮刺螨科、巨刺螨科、蝠螨科、厉螨科及血革螨亚科中部分螨。例如，子午赫刺螨从卵孵出第二若螨，吸血 1 次者发育为雄性螨；吸血 2 次则蜕皮变为雌性螨，雌性螨多次（4～5次）吸血，吸饱后才产卵，不存在发育营养协调和生殖营养协调规律。鸡皮刺螨嗜吸鸡及其他鸟类血，第一、第二若螨均经吸血后进行下阶段发育，存在发育营养协调规律。雌性螨 1 次大量吸血后产卵，吸血量大则产卵亦多，也存在生殖营养协调规律。柏氏禽刺螨在实验室中嗜吸小白鼠、大白鼠、长爪沙鼠和豚鼠等的血液；在褐家鼠、黄胸鼠、小家鼠、社鼠等体上检获的螨，多数也是吸了血的。革螨在 20～25 ℃经 7～10 min、在 15～18 ℃经 20～35 min 吸饱血，存在发育营养和生殖营养协调规律。鸡皮刺螨和柏氏禽刺螨 1 次吸血量可达螨本身体重的 8～12 倍，同时适于 1 次大量吸血，其形态上亦有变化，表现为体表几丁质骨化区端小，自由区增大。

3. 兼性血食

若革螨从自由生活向寄生生活、掠食向血食的过渡类型。各种革螨向血食过渡程度不一，食性较广，取食频繁，既可刺吸宿主血液和组织液，又可食游离血，有的还可掠食昆虫，或吃动物性废物和有机质。这类革螨如厉螨科，它们能叮刺吸血是传病的生物学基础。

苏州医学院用格氏血厉螨做叮咬小鼠试验，分 10 组共 337 只螨，刺吸率为 61.7%，又做 9 组每组 3～5 只螨的叮咬试验，刺吸率为 72.2%。镜检法显示，58.2% 的螨透过背板见到肠内有血迹。示踪法显示，88.6%的螨显阳性，观察该螨叮咬小白鼠尾部皮肤后的伤口，并进行组织切片，发现其表皮缺损，皮肤表面有一层蛋白性析出物，下为嗜中性粒细胞、淋巴细胞及组织细胞楼洞，且螨可侵犯真皮层及皮下脂肪层，血管充血，见出血灶，在血管周围有肥大细胞浸洞。进一步采用免疫学方法做单个螨试验，159 只螨叮咬小白鼠尾部后与兔抗小白鼠血清做对流免疫电泳，阳性 118 只，阳性率为 74.2%。原南京军区后勤部卫生防治所（1973）以格氏血厉螨在黑线距鼠和小白鼠腹部、尾部及人体（自己）试验，证明该螨能通过正常皮肤吸血，尤易在皮肤皱损处吸血。

关于兼性血食革螨的资料，进一步证明了关于革螨寄生于陆生脊椎动物，是由掠食逐渐向寄生生活过渡的观点。从流行病学看，兼性血食革螨有下列 4 种获得和传播病原体的可能方式：①革螨自宿主得到病原体，经过叮咬传给脊椎动物；②革螨从脊椎动物得到的病原体，当其被其他脊椎动物所食时而得到传播；③革螨从外界环境中得到病原体，当叮咬时传播给脊椎动物；④革螨从外界环境中得到病原体，被其他动物所食后而得到传播。

4. 体内寄生、专性吸食

腔道寄生革螨，如鼻刺螨科（Rhiononyssidae）寄生于鸟类鼻腔内；内刺螨科（Entonyssidae）寄生于蛇的呼吸道。内寄生革螨以寄主的血液或组织液为食。肺刺螨属、鼻刺螨属、中刺螨属的革螨蟹肢较细，显然不能穿过黏膜，但在螨的消化道发现有宿主的红细胞和上皮细胞，证明其能吸食宿主的血液或组织液。曾有人观察到中刺螨属（*Mesonyssus gerschi*）由第 1 对足爪帮助钻刺而吸血；刺进黏膜不深而食黏膜表面，证明其也是由爪来帮助钻孔的；鼻刺螨（*Rhinonyssus colymbicola*）第 1 对足爪较小，但强度弯曲，也可深刺鼻黏膜而食血。其他种鼻刺螨爪为刃斧形，能切开鼻黏膜，第一若螨取食，其第 1 对爪发达，并且第 1 对足有感觉小丘，可嗅到取食部位和食物性质，第二若螨则无爪而不食。过去报道中，曾用电镜研究寄生于肺黏膜的喉肺刺螨，指出其能食黏膜的衰退细胞和表面分泌物，能消化宿主和红细胞，有时在螨体中发现病毒样颗粒。

（二）生活史

革螨的基本生活史分 5 期：卵、幼螨、第一若螨、第二若螨和成螨。革螨有卵生、胎卵生，也可直接产幼螨或第一若螨。各期发育完全，是自由生活型的特点。寄生型革螨缩减生活史发育期数，即幼螨甚至第一若螨发育胚胎化，如长血厉螨（*Haemolaelaps longipes*）雌性螨产含发育为幼虫的卵；格氏血厉螨、鼠颚毛厉螨（*Tricholaelaps myonys sognathus*）产卵极少，且无生活能力，产幼螨是主要生殖方式；毒厉螨都是直接产幼螨；茅舍血厉螨（*H. casalis*）以产第一若螨为主，有时产幼螨，产卵极少；子午赫刺螨（*H. meridianus*）幼螨或第一若螨均在产出的卵内发育，其第一个胚胎后期即是第二若螨。缩减发育期可以降低革螨幼期死亡率，首先是胚胎化期以细胞营养方式，即以卵黄为营养，降低饿死，摄食过程遭到宿生或其他掠食者吞食等危险；其次，各幼期对于干燥和其他不良环境抵抗力弱，胚胎化也可降低死亡率。

四、危害性

"革螨股"种类繁多，涵盖了农业、林业、仓储、土壤、兽医和医学等多个研究领域。害螨和益螨并存，与医学有关的寄生性革螨只是"革螨"这个庞大类群中的一个部分。

革螨对人体的危害包括直接危害和间接危害两方面：革螨叮咬吸血和组织液而引起人发生皮炎的损害被称为直接危害；以革螨作为传播媒介传播人类疾病（特别是人畜共患病）的危害被称为间接危害。现对革螨与医学的关系扼要概括如下。

（一）革螨的直接危害

1. 革螨性皮炎

革螨通过叮刺人的皮肤来吸血或组织液，由此引起皮肤丘疹、瘙痒等，被称为革螨性皮炎（Gamasoidosis）。据不完全统计，自 1952 年金大雄等首次报道天津市鸡皮刺螨叮咬事件后，国内 16 个省（直辖市）曾报道过革螨叮咬人事件 30 余次。引起皮炎的革螨主要以柏氏禽刺螨（*Ornithonyssus bacoti*）和鸡皮刺螨（*Dermanyssus gallinae*）两种最常见，此外还有茅舍血厉螨（*Haemolaelaps casalis*）、鼠颚毛厉螨（*Tricholaelaps myonysognathus*）和鼩鼱赫刺螨（*Hirstionyssus sunci*）等其他革螨种类。

2. 螨病

可以引起螨病的螨类很多，革螨也是其中之一。部分革螨可以直接寄生于动物或人体内，引起各种螨病（acariasis），如肺螨病（pulmonary acariasis）、肠螨病（intestinal acariasis）和尿螨病（urinary acariasis）等。

（二）革螨的间接危害

1. 病毒性疾病

（1）肾综合征出血热（hemorrhagic fever with renal syndrome，HFRS）。肾综合征出血热也被称为流行性出血热（epidemic hemorrhagic fever，EHF），是由布尼亚病毒科（Bunyaviridae）汉坦病毒属（*Hattanvirus*，HV）中不同型病毒引起的一类自然疫源性急性传染病。肾综合征出血热的传播途径比较多，包括消化道传播、呼吸道传播、接触传播和媒介传播等。

革螨可以通过叮刺、吸血活动传播肾综合征出血热，充当该病的传播媒介或潜在传播媒介。在 20 世纪六七十年代，我国各流行性出血热疫区的流行病学调查显示，格氏血厉螨（*Haemolaelaps glasgowi*）等革螨的季节消长变化与流行性出血热发病曲线相符，认为革螨是该病的可疑媒介。自 20 世纪 80 年代以来，关于革螨与肾综合征出血热关系的实验研究取得了很大进展。

肾综合征出血热有野鼠型和家鼠型两型，格氏血厉螨、厩真厉螨（*Eulaelaps stabularis*）、鼠颚毛厉螨（*Tricholaelaps myonysognathus*）等可作为野鼠型流行性出血热的传播媒介，并兼有贮存宿主的作用，可以经卵传递，对野鼠型流行性出血热的传播和疫源地维持起到一定作用；柏氏禽刺螨（*Ornithonyssus bacoti*）可作为家鼠型流行性出血热的传播媒介，且此螨的前若虫和雌螨感染后有经卵传递和经变态传递的能力，能保持病原的毒力158 天以上，还具有贮存宿主的作用。

（2）森林脑炎（tick-borne encephalitis，TBE）。森林脑炎又叫蜱传脑炎，主要媒介是全沟硬蜱（*Ixodes persulcatus*）。自 20 世纪 50 年代以来，国外（苏联）曾先后从巢穴寄生型兼性吸血和专性吸血的 10 多种革螨（如厩真厉螨、鸡皮刺螨和柏氏禽刺螨等）体内分离出森林脑炎病毒（tick-borne encephalitis virus，TBEV），而且这些革螨还可经变态传递和经卵传递森林脑炎病毒，只是传递后的病毒量较小，只能使动物产生免疫，而不致发病。

因此，不少学者推测，这些革螨参与森林脑炎病毒循环，主要是在秋冬季（硬蜱消失）非流行季节，起到完成此病毒的循环和保存病毒的作用。

（3）圣·路易脑炎（St. Louis encephalitis）。圣·路易脑炎由圣路易脑炎病毒（St. Louis encephalitis virus）引起。在国外，有些学者经试验研究认为，鸡皮刺螨是鸟类间圣·路易脑炎的传播媒介，并可经卵传递。而蚊类则可从鸟体获得病毒，然后传给其他脊椎动物（包括人类）。但也有实验认为，鸟类的寄生革螨在圣·路易脑炎的传播上并不重要。

（4）淋巴球性脉络丛脑膜炎（Lymphocytic choriomeningitis）。国外学者认为，柏氏禽刺螨、巢栖血革螨、格氏血厉螨和血红异皮刺螨等多种革螨可参与淋巴球性脉络丛脑膜炎的循环。

2. 立克次氏体疾病

（1）立克次氏体痘（rickettsial pox）。立克次体痘又被称为疱疹立克次体病（vesicular rickettsiosis，rickettsial diseases）或植物园斑疹热（kew garden spotted fever），由螨传立克次体（Rickettsia acari）引起，主要分布在美国、乌克兰、南非、朝鲜和我国的部分地区。国外已经有大量实验证实，苏联的疱疹性立克次氏体病和美国的立克次氏体痘很可能是同一病原，都是螨传立克次氏体，传染源主要为鼷鼠，也可为沟鼠或东方田鼠。传播媒介主要为血红异皮螨（Allodermanyssus sanguineus）和柏氏禽刺螨，这两种螨亦都具有经卵传递和经变态传递的能力。有些学者推测，人们的感染是由于螨的叮咬，螨被压碎污染或螨落到食物上通过摄食途径也可能传播。

（2）地方性鼠型斑疹伤寒（endemic typhus）。地方性斑疹伤寒也被称为鼠型斑疹伤寒（murine typhus），此病是由带有病原体莫氏立克次体（Reckettsia mooseri）的鼠蚤粪便污染人的黏膜或破损皮肤而传播的。国外及我国均曾经实验证实，柏氏禽刺螨可传此病病原，并可经卵传递与经变态传递。但有些国外学者则持相反的意见。

（3）Q热（Q fever）。在20世纪五六十年代，国外曾有一些调查实验研究证实，柏氏禽刺螨、鸡皮刺螨、仓鼠赫刺螨（Hirstionyssus criceti）、血红异皮刺螨、茅舍血厉螨等能传播Q热，并证实前两种螨还能经卵传递病原体。

（4）北亚蜱媒斑疹伤寒（North-Asian tick-borne typhus）。北亚蜱媒斑疹伤寒病原的传播媒介和贮存宿主是纳氏革蜱（Dermacentor nuttalli）及森林革蜱（Dermacentor silvarum）。俄罗斯曾从疫源地的鼢鼠赫刺螨（Hirstionyssus myospalacis）、仓鼠赫刺螨、淡黄赫刺螨（Hirstionyssus isabellinus）与格氏血厉螨中分离出此病病原。

3. 细菌性疾病

（1）鼠疫（Plague）。柏氏禽刺螨可以传播鼠疫病原，并能经变态传递，但不能主动传播，而很可能是污染传播。

（2）土拉伦菌病（Tularemia）。土拉伦菌病亦称兔热病（Rabbit fever），是由土拉伦菌（Francisella tularensis）所致的急性传染病。国外曾经疫源地调查和实验证实，格氏血厉螨、仓鼠赫刺螨、鼷鼠赫刺螨（Hirstionyssus musculi）、淡黄赫刺螨和柏氏禽刺螨均能感染此病，尤以鼷鼠赫刺螨和淡黄赫刺螨的感染性最强，且可经卵传递，但病原体在这两种螨体内既不繁殖，也不失去毒力，故不能经螨的叮咬进行传播，可能是由动物直接吃螨而感染。该病原体经柏氏禽刺螨传播的途径也类似。

（3）布氏杆菌病（Brucellosis）。布氏杆菌病又称波状热，是由布氏杆菌（Brucella）引起的人畜共患的传染病。国外曾用鼷鼠赫刺螨、黄鼠血革螨（*Haemogamasus citelli*）等叮咬有病动物，获得病原体，并证明子午赫刺螨（*Hirstionyssus meridianus*）能保持病原体，经污染来传播（Boschiroli et al.，2001；Seleem et al.，2010）。

4. 螺旋体病

（1）钩端螺旋体病（leptospirosis）。钩端螺旋体病简称钩体病，在国外，实验证实，柏氏禽刺螨可传播此病病原，并可保持此病原在 25 天以上。

（2）蜱媒回归热（tick-borne relapsing fever）。曾经实验证实，柏氏禽刺螨可感染并传播蜱媒回归热病原，病原在其体内可保持 33 天之久，但不能由叮咬传播，是由鼠吞食或螨被抓碎接触皮肤而传播（Talagrandreboul et al.，2018）。

（3）鸡螺旋体病（fowl spirochetosis）。鸡螺旋体病可由鸡皮刺螨传播和保持。

五、防治

（1）环境防治。灭鼠，保持室内清洁，清理禽舍、鸽巢。传病的革螨大多是寄生于鼠体或栖息鼠洞中的种类，故灭鼠是防治革螨的重要措施。

（2）化学防治。有机磷杀虫剂杀螨效果较佳，可定期用。对动物饲养房和鼠洞可用敌敌畏熏杀灭螨，效果甚好。

（3）个人防护。进入疫区作业，为防止接触革螨，应该穿"五紧"服；在裸露部位涂抹驱避剂，如 DETA 或 DMP 等。

参考文献

［1］孟阳春，蓝明扬，李佩霞．革螨侵袭人群十起报告［J］．中华预防医学杂志，1981（15）.

［2］殷国荣，王中全．医学寄生虫学［M］．5 版．北京：科学出版社，2019.

［3］郑葵阳．医学寄生虫学［M］．2 版．北京：科学出版社，2017.

［4］詹希美．人体寄生虫学［M］．3 版．北京：人民卫生出版社，2010.

［5］李士根，贾雪梅．人体寄生虫学［M］．2 版．南京：江苏凤凰科学技术出版社，2018.

［6］刘佩梅，李泽民．医学寄生虫学［M］．3 版．北京：北京大学医学出版社，2013.

［7］李朝品．医学蜱螨学［M］．北京：人民军医出版社，2006.

［8］Makarova O，Lindquist E E．A new species of the gamasid mite genus Arctoseius Thor，1930（Parasitiformes，Mesostigmata，Ascidae）from Russia with a key to the multidentatus species-group［J］．ZooKeys，2013，（313）.

［9］Luo L P，Guo X G，Qian T J，et al. Similarity ofectoparasitic gamasid mite（Acari：Parasitiformes：Mesostigmata）communities on small mammals in Yunnan, China［J］．Acta Zoologica Sinica，2007.

［10］Krasnov B R，Korallo-Vinarskaya N P，Vinarski M V，et al. Spatial and temporal turnover of parasite species and parasite-host interactions: a case study with fleas and gamasid mites parasitic on small mammals [J]. Parasitology Research, 2020, 119 (12).

[11] Investigation of free livinggamasid mites in china (XI) (acari: mesostigmata) [中国自由生活革螨调查报告 (XI) (蜱螨亚纲：中气门目)] [J]. 武夷科学, 034 (001), 16 - 32.

 第五节 恙螨

恙螨是一类生活在草地、灌木与藤本植物中的螨。其分布在温暖潮湿地区，尤其是热带雨林中。东南亚地区的恙螨种类繁多，该地区是世界上恙螨最集中的地区。我国亦以东南沿海至西南边境省区为最多，尤其是云南至广东等省份。恙螨可引起恙螨皮炎和恙虫病、出血热等传播疾病，故需要常常消除滋生场所、搞好环境卫生，并在个人野外工作时做好防护。

一、分类

恙螨 (chigger mites) 属于真螨目 (*Acariformes*)、辐螨亚目 (*Actinetidida*)、绒螨总科 (*Trombidioidea*) 中的恙螨科 (*Trombiculidae*) 和列恙螨科 (*Leeuwenhoekiidae*)，又被称为沙螨 (sand mite)、沙虱、恙虫。恙螨仅幼虫营寄生生活，其他各期营自生生活。恙螨科在 1944 年由美国科学家 Whartonia Ewing 建科，全世界已知约有 3000 种 (亚种)。我国已记录有 420 余种 (亚种)。

恙螨分类研究方面，目前主要是以光镜的形态分类为主，电镜技术、细胞学技术和分子生物学技术等也已被应用到恙螨分类学研究，这给恙螨种类鉴别起了很好的作用。

二、形态特征

恙螨生活史包括卵、次卵 (前幼虫)、幼虫、若蛹、若虫 (稚虫)、成蛹与成虫 7 个时期。幼虫具有 3 对足，若虫与成虫都具有 4 对足。各期发育概况如下。

恙螨成虫产卵于泥土表层。卵近球形。不同种恙螨，其卵的大小亦有差别，如印度囊棒恙螨卵大小约 $150 \times 150 \ \mu m$；地里纤恙螨卵为球形，淡黄色，大小约 $130 \times 150 \ \mu m$，卵期 5 ～ 7d，卵壳表面具有密集的痘痕，并有一小裂纹，称破裂线。卵壳分为 2 层，外壳较厚，内壳为较薄的膜。

恙螨的次卵似蛋形，外壳自破裂线处分裂为两半，内壳显露在两半外壳间，成环带状，围绕虫卵。透过内壳可见幼虫的红色眼点和 3 对足鞘。

恙螨幼虫孵出时体色因种而异，未进食蚴比饱食蚴体色深。体长 0.2 ～ 0.5 mm，椭圆形，呈红色、橙色、黄色或乳白色，体分颚体和身体两部分 (见图 3 - 11)。

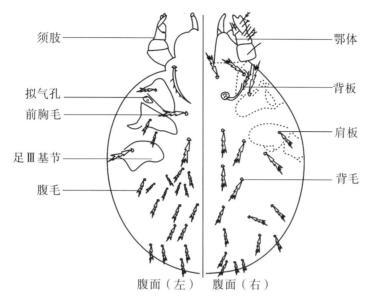

图 3 – 11　恙螨幼虫背腹面（仿李朝品，2006）

颚体又称假头或口器，在身体的前端，包含须肢（颚肢）与螯肢各一对（见图 3 – 12）。

螯肢（chelicera）：在颚体的中间，由基节（basal segment）、远节（distal segment）及表皮内突（apodema）三部分构成。螯肢爪背缘和腹缘各种不同的齿的数目、形状与排列为其分类的特征之一。

恙螨若蛹虫体饱满，表皮包裹幼虫，躯体正中呈深红色，前、后端为浅红色。第 1 对足向上举起，甚至全部伸直搁在"肩"上，躯体自椭圆变为狭长，后端突出一个钝圆部分，并在幼虫背板后方的表皮出现一个若蛹的角突，齐背板后缘顶破幼虫皮，腹面则呈现若虫的足芽痕迹。

恙螨若虫（nymph）的形态与幼虫基本相似，但有 4 对足。颚体上的刚毛较幼虫多，螯肢远端背面有一列齿缺；颚床不向前侧面伸展或卷曲，螯鞘前侧缘有一簇短光裸刚毛。颚肢转节有明显的分界，颚肢爪不分支，其基部常有爪形刚毛 1 对。

恙螨成蛹个体较若蛹更大，躯体变为饱满的长椭圆形，第 1 对足向上举起达肩部，后 3 对足鼎立。

恙螨成虫的身体较若虫大，刚毛的数量也较多，第 1 对足较长，向前作为感觉器官，而其他 3 对足支持身体和运动。

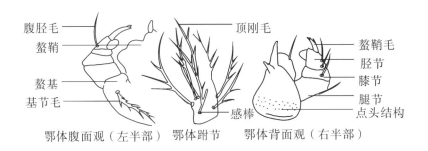

鄂体腹面观（左半部）　鄂体跗节　鄂体背面观（右半部）

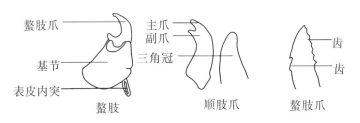

螯肢　　　　　　顺肢爪　　　　螯肢爪

图 3-12　恙螨幼虫额体（仿李朝品，2006）

三、生态习性

恙螨生活史包括卵、次卵（前幼虫）、幼虫、若蛹、若虫（稚虫）、成蛹与成虫 7 个时期。恙螨的生活史各期中，只有幼虫寄生于动物或人，若虫及成虫两期均营自由生活。恙螨种类多，分布广，在我国分布几乎遍及全国。本节描述有关恙螨的生态习性。

恙螨卵滋生在泥土表面，在适合的温度与湿度条件下开始发育，最适宜温度 25 ℃左右。在室温 25～30 ℃下，经过 4～8 d（平均 6 d）发育，卵内胚胎形成和膨大，从球形变成卵形，颜色由淡黄加深变成深黄色，卵壳破裂（一般都在卵壳中横部位裂开，即破裂线处破裂），则成次卵。

卵经过发育膨大，卵壳破裂逸出一个包有薄膜的幼虫，被称为次卵（前幼虫）。再经 7～14 d（平均 10 d）的发育，次卵在显露的内壳处又裂为两半，成熟的幼虫便孵化而出。

次卵再经约 10 d 的发育，幼虫破膜而出。幼虫孵出后，群集一处，称"螨岛"。幼虫孵出后即能爬行走动，至滋生地附近泥土表面的最高处或爬在草丛上等待宿主，遇到适宜宿主（包括鼠类或人体等），就爬至适宜的部位。它的 2 个螯肢爪刺入宿主的表皮层内，营寄生生活，吸取被分解的组织细胞和组织液。一般幼虫叮咬 2 d 可达饱食，体积膨胀，可增大几十倍甚至更多。其饱食后，随即离开宿主，落到地上，寻找缝隙躲藏。但有极少数幼虫也会重复叮咬。在室温 20～30 ℃与相对湿度 80～100% 时，幼虫经 3 d 渐进入不活动状态，4～10 d 为静止状态的若蛹期。

经过 10～16 d 的发育，原来幼虫的附肢变为空壳，体色发生变化，通常经过 12～14 d（平均 12 d）发育成若虫。

恙螨若虫在若蛹内发育成熟后，若虫从若蛹背面逸出。若虫形状与成虫相似，4 对足，躯体呈 8 字形，密披绒毛如红绒球状，体色又恢复均匀的红色，自角突裂口处蜕皮而出。孵化出的若虫，开始体刚毛潮湿，粘在体壁上，不久即干而竖立。刚毛的数量比成虫少，个体也比成虫小。若虫十分活跃，喜爬动，用第 1 对足为感觉器官，其他 3 对足支持身体和运动，营自由生活，以小昆虫及其卵等为食。在实验室中可饲若虫以蚤卵、蚊卵和弹尾目昆虫及其卵。若虫在室温和有足够食物的条件下，经 10 ~ 35 d（平均 17 d）的静止期发育，在表皮下逐渐孕育为成蛹。

恙螨成蛹的发育过程与若蛹基本相似，在泥土缝隙中经 7 ~ 15 d（平均 12 d）的发育，背面出现一角形突起，前缘破裂、蜕皮、化为成虫。

成虫从成蛹背面逸出，成虫亦营自由生活，主要以昆虫卵如蚤卵为食。成虫在自然界生活于泥土中，在 30 cm 深处也能找到它们；在实验室培养管内，成虫喜钻入裂缝或小孔，亦有群集的习性。成虫羽化出后 1 ~ 2 d 内开始摄食，食性与若虫相同。吸食的成虫腹部膨大，迅速发育长大。性成熟后，雄性螨产精球于外界，雌性螨摄取精球受精。实验室培养管底炭粉裂缝处可见雄虫产出树立的精胞。成虫受精后可以辨别雌雄性别。一般雌、雄性成虫从成蛹羽化出后，雄性螨于 2 ~ 7 d 内开始产精胞，一生可持续产精胞的时间为 3 ~ 52 d（平均 30 d），每虫可产精胞总数最高可达 150 个（平均 60 ~ 70 个）。精胞由精珠和精丝两部分构成。精珠为圆珠形、橘红色的小囊，直径约 27 μm，外围是一层薄膜，内含精液。精丝长 89 μm，为无色透明的细丝，顶部为分叉的精珠托座，根部变粗，为树根状，直立于土缝裂隙中。雌性螨于 5 ~ 8 d 内摘取精珠而受精（间接的受精方式），受精后 7 ~ 25 d 开始产卵于泥土的表层，一般可持续 41 d（平均 30 d）。雌性螨的产卵同成虫本身情况和外界因子中的温度、湿度、食物来源等都有关系，如实验室在同等的条件下培养地里纤恙螨成虫，有一些个体产卵量大，一些个体产卵异常少或完全不产卵；雄性螨也有这个现象，一些雄性螨甚至不产精胞。一般的雌性螨在 28 ± 1 ℃，相对湿度 100% 及有充分食物的条件下，通常在羽化后 6 ~ 7 d（少数 12 ~ 21 d）开始产卵。恙螨产卵情况一般比较稳定，有时产卵，有时停产，产几日，停几日，无规律可循；每日的产卵数量也有变化。产卵期变化较大，8 ~ 253 d 或更长。雌性螨一生可产卵 229 ~ 4450 个。每日每只雌螨产卵量为 1 ~ 3 个（平均 2.61 个），最多达 12 个。雌性螨产下卵后，即用其额肢与额肢爪将卵在泥土表面上盘滚，使卵粘上泥土，并将卵送到隐蔽的缝隙处。

恙螨从卵发育到成虫经历 7 个发育时期，总共需约 2 个月，完成一代生活史时间约为 3 个月。在实验室培养条件下，即温度、湿度适宜，食物足够等，一年可传 3 ~ 4 代。成虫寿命的长短因种类而不同，一般 90 ~ 400 d；实验室恒温 25 ± 1 ℃环境下培养的地里纤恙螨寿命有长达 2 ~ 3 年，少数甚至可长达 4 ~ 5 年。在自然界每年完成 1 ~ 2 代。

恙螨分布：我国恙螨种类的地理分布广泛，遍布全国。以前我国传播恙虫病的恙螨主要分布在长江以南沿海各省，1986 年以后，山东和江苏、山西、河北等地相继发生了恙虫病暴发流行，该病在我国的分布区域不断扩大。刘国平等（1980 ~ 1983）对我国东北边境地区包括黑龙江省东宁县、萝北县与吉林省和龙县的恙螨进行了区系调查，发现恙螨种类组成包括：①3 个地区的恙螨种类组成；②不同生境的恙螨种类组成，③不同宿主的恙螨种类组成；④不同季节的恙螨种类组成等，优势种为波氏新恙螨（*Neotrombicula pomeranzovi*，35%）和高丽新恙螨（*N. gardellai*，23.5%），其次为田宫新恙螨（*N. tamiyai*，11.1%）和已纤恙螨（*L. zeta*，10.5%），其他仅占 19.9%。根据该地野鼠、马、牛、猪的恙虫病血清学调查，证明存在恙虫病东方体的自然感染，可能存在恙虫病的自然疫源地。

恙螨分布的地形有海岛、平原、丘陵地、山区、高原等各种各样的地区，形成不同疫源地类型。我国恙虫病疫源地可分为南方疫源地、北方疫源地及其间的过渡型疫源地。

（1）南方疫源地：位于我国北纬 31°以南地区，除贵州和江西两省情况未见报道外，其他省（区）均有恙螨存在。其宿主动物有 20 多种，以黄毛鼠、黑线姬鼠和黄胸鼠（云南）为主。地里纤恙螨为主要传播媒介。恙螨主要流行于夏季，北纬 25°以南的广东地区全年均有流行。

（2）北方疫源地：位于北纬 40°以北与俄罗斯和朝鲜半岛接壤的沿海地区和岛屿，是我国近年新发现的疫源地。宿主动物已经证实的有黑线姬鼠、大林姬鼠和大仓鼠。人群感染率在 10% 左右，个别地区达到 30%。在吉林、辽宁、黑龙江均发现疫源地。吉林从东方纤恙螨分离出恙虫病东方体。

（3）过渡型疫源地：位于北纬 31°～ 40°之间，即南北两个疫源地中间地带，山东、江苏，可能还有天津、山西、河北属于此型。以黑线姬鼠为主要宿主动物，小盾纤恙螨为传播媒介。主要流行于秋季。

四、危害性

恙螨是小型螨类，其生活史中幼虫阶段必须营寄生生活才能继续发育，且宿主广泛，主要是啮齿类、鸟类、爬行类和哺乳动物，基本上没有宿主特异性，因此，恙螨接触和传播病原体的机会很大。恙螨叮咬人可引起恙螨性皮炎。恙螨还是恙虫病东方体的传播媒介，除恙虫病外，还可能传播出血热及流行性出血热等其他的疾病，故是一类重要的医学螨类。目前，世界已知恙螨种数超过 3000 种，我国已发现 500 多种，其分布几乎遍及全国。

恙螨性皮炎是因恙螨幼虫叮咬人而引起的。恙螨幼虫以螯肢刺入宿主皮肤，以涎液分解和液化宿主上皮细胞和组织。上皮细胞由于变性而出现凝固性坏死，形成一条吸管，称"茎口"。人体被恙螨幼虫叮咬以后 6 ～ 12 h，刺螯处可出现一个直径 3 ～ 6 mm 的丘疹，中央有一水疱，周围有红晕，并且发痒难忍，且有痛感，水疱破裂可产生细菌感染。水疱可发生坏死和出血，随后结成黑色痂皮，成为焦痂。

恙螨是恙虫病（tsutsugamushi disease）的传播媒介。恙虫病又名丛林斑疹伤寒（scrub typhus），恙虫病东方体（Orientia tsutsgamushi，原称恙虫病立克次体，Rickettsia tsutsuga-mushi）是其病原体。早在公元 313 年，我国晋代医学家葛洪就曾对恙虫病症状描述如下："人行经草丛、沙地、被一种红色微小沙虱叮咬，即发生红疹，三日后发热，叮咬局部溃疡结痂。"与现代恙虫病症状并无二致，其临床特征为突然起病、发热、叮咬处有焦痂或溃疡、淋巴结肿大及皮疹。恙虫病的症状虽在古书上早有记录，但恙虫病东方体在 1948 年才于广州分离出来。

五、防治

恙螨在我国分布广泛，不但是恙虫病的传播媒介，而且可能传播出血热病毒等其他病原体。因此，恙螨控制对防止恙虫病等虫媒病具有重要意义。目前，恙螨的控制主要通过消灭鼠类、杀灭恙螨、清除滋生环境等方面综合治理，同时，结合个人与集体防护等手段，以达到控制恙螨、恙虫病的目的。

鼠是恙螨幼虫的主要宿主，又是恙虫病的重要传染源，消灭鼠类是防治恙虫病的根本方法。在恙螨生活史的 7 个阶段中，恙螨未食幼虫必须在动物体上吸食，才能继续发育，而鼠类是恙螨幼虫最喜欢的宿主。没有机会叮咬吸食动物宿主的恙螨幼虫，最终因饥饿死亡；媒介恙螨体内之所以不间断地携带恙虫病东方体，是因为恙虫病东方体在恙螨体内消失一定时间和代数后，恙螨如果再次叮咬携带恙虫病东方体的鼠类，则又可以重新获得感染，使恙虫病东方体在恙螨体内长期维持和代代传递，以致恙虫病例不断出现。因此，灭鼠是切断恙虫病流行的一个重要环节，也是消灭恙螨的一项根本性措施。

通过改变恙螨的生长环境来控制恙螨种群的数量，可根据恙螨的生态习性因地制宜进行，如定期大搞环境卫生，铲除杂草和去除乱砖堆等。恙螨在野外主要滋生在杂草丛中，根据经验，铲去杂草和表面浮土，恙螨数量会大大降低。清除乱砖堆也可减少恙螨的滋生。在居民点内，通过修建下水道、开沟渠、填土等方法降低恙螨滋生地所在的地下水位；清除垃圾杂物、瓦砾等；或锄松表层泥土，铺平后压实，最好加一层黄泥或砂石压实，改变遮阴情况，使地面的蒸发加快，破坏恙螨的滋生地。在野外建筑永久或临时房屋时，可用翻土机翻土，再用压路机压实，达到全部消灭滋生地的目的。不能用这种方法处理的种植地带，尤其是耕作地的边缘地带，应常改变环境，如开垦种植、精耕细作、消灭所有的荒地和半荒地，以达到消灭恙螨滋生地的目的。

药物杀螨的方法费用较大，困难较多，效果也并不一致。20 世纪 50 年代使用的杀螨剂和其他昆虫的杀虫剂种类一样，如硫黄、有机氯杀虫剂二二二（DDT）和六六六等；有机磷杀虫剂如敌百虫等。硫黄是最早被使用的杀螨剂，使用剂量通常为每亩地 2268 g 粉剂，但效果不及二二二（DDT）或六六六。在恙虫病流行区，曾大面积使用 0.5% 丙体六六六粉剂，有一定效果。用 0.5% 丙体六六六粉剂喷洒草地的方法已得到证明，其持续作用时间较长，有效杀螨期可达 20 天，控制恙螨繁殖达 40 天。

在疫区处理时，可用 0.5%～1.0% 敌敌畏溶液定期喷洒铺草、地板和房顶之稻草，或用 6% 六六六 1.2 g/m^2 杀灭恙螨，效果良好。此外，还必须保持室内干燥和清洁。在人们经常活动的场所，喷洒美曲磷酯（敌百虫）等，有较好的灭螨效果。

由于昆虫螨类对上述杀虫剂产生抗药性，杀虫剂种类不断更新，其中对人畜毒性大、化学性质不稳定、残效期短、成本高，或对环境污染严重的杀虫剂，不能广泛大量应用，因而不断发展出新型杀虫剂。人工合成除虫菊、植物性杀虫剂等相关研究增多。目前已生产使用的拟除虫菊酯类杀虫剂杀虫作用强、快速、对人畜安全、残效较长，成为一类有发展前途的新型杀虫剂。昆虫生长调节剂如保幼激素和发育抑制剂等还处于试验阶段。

有些地区采用燃烧草地的方法，使地面的潮湿情况暂时改变，不利于恙螨滋生，以达到控制恙螨的目的。此外，加强个人防护和集体防护均比较容易实施，且效果较好。

个人防护：在疫区野外作业者使用防护剂和防护措施，以防恙螨幼虫叮咬。具体方法包括：①如在疫区杂草丛生的野外工作、宿营时，要求做到扎紧裤管、袖口和领口；用三角巾包扎头部和面部，防止恙蛾幼虫侵袭人体。②不要坐卧在草地上，不在杂草丛中坐卧休息，工作时脱下的衣服不要放在草丛上。穿驱虫剂浸泡过的衣服，防恙螨侵袭效果好。

早期使用石油油精肥皂和硫黄配置成浸泡液，后使用丁基苯二酸或苯二甲酸二丁酯或苯二甲酸二甲酯、安息香酸甲苯、二苯基乙二酮或水杨酸二甲噻吩酯；近年也试用溴氧菊酯浸泡衣服防螨侵袭。③外露皮肤亦可涂擦驱虫剂和驱避剂等，防螨叮咬。在皮肤裸露部位涂擦邻苯二甲酸二甲酯、苯甲酸节酯等，防螨侵袭。在有条件的地方，野外作业后，应立即洗澡和换洗衣服，或将用过的衣服立即加以烫熨处理，以杀灭隐蔽在衣服缝隙中的恙螨幼虫。

集体防护：集体如在疫区野外宿营或野外作业时，必须首先清除地面杂草，最好加以焚烧。在营区周围挖防鼠沟并喷洒药物建立防护带，尽量做到睡高铺，防螨叮咬，避免集体性的恙虫病暴发。

参考文献

[1] 李朝品. 医学蜱螨学 [M]. 北京：人民军医出版社，2006.

[2] 黎家灿，郑小英，奚志勇，等. 恙螨与媒介恙螨传播恙虫病的基础研究 [J]. 中山医科大学学报，2002：23 (1).

[3] 黎家灿. 中国恙螨 [M]. 广州：广东科技出版社，1997.

[4] 陈香蕊. 恙虫病和恙虫病东方体 [M]. 北京：军事医学科学出版社，2001.

[5] 陈成福，黎家灿，郑小英. 两种恙螨生活史的观察 [J]. 广东寄生虫学会年报，1995：17 – 125.

[6] Choi M S, Seong S Y, Kang J S, et al. Homotypic and heterotypic antibody responses to a 56-Kilodalton protein of Orientia tsutsugamushi [J]. Infection and Immunity, 1999, 67 (11)：6194.

[7] Ohashi N, Koyama Y, Urakami H, et al. Demonstration of antigenic and genotypic variation in Orientia tsutsugamushi which were isolated in Japan, and their classification into type and subtype [J]. Microbiol Immunol, 1996, 40 (9)：627.

[8] Liu Y X, Jia N, Xing Y B, et al. Consistency of the key genotypes of Orientia tsutsugamushi in scrub typhus patients, rodents, and chiggers from a new endemic focus of northern China [J]. Cell Biochem Biophys, 2013, 67 (3)：1461 – 1466.

第六节　尘螨

尘螨是世界性分布的螨类，在温暖潮湿的温带、亚热带沿海地区特别多。海拔越高，温度越低，尘螨越少。由于尘螨发育所需的温度和湿度，由尘螨导致的尘螨性哮喘好发于春秋两季，但尘螨所生存的微生态环境对尘螨的发育也至关重要，故在少数地区尘螨性哮喘也可终年发病。

尘螨是与人类过敏性疾病密切相关的螨类，尘螨过敏性哮喘的发生与尘螨水平有密切关系。在室内尘螨密度高的地区，其哮喘的发病率也相应增高，且患者血清中特异性 IgE 均值也显著增高。至于高水平尘螨房间内尘螨水平达到何种程度才能使机体致敏或引起哮喘，世界卫生组织给出了室内尘螨水平与机体致敏性或引起哮喘的暂行标准：①诱发机体致敏的尘螨水平。每克室尘中含有 100 个尘螨足以使特异性患者过敏。②诱发尘螨过敏性哮喘者急性发作的尘螨水平。每克室尘中含有 500 个尘螨可诱发尘螨过敏性哮喘患者的急性发作或出现较重的哮喘症状。

尘螨营自生生活，其排泄物和死亡虫体的分解产物等是最强烈的过敏原之一，可能导致人体出现过敏性哮喘、湿疹或皮炎以及过敏性鼻炎等超敏反应性疾病。尘螨性过敏属于外源性超敏反应，其中以屋尘螨（*Dermatophagoides pteronyssinus*）、粉尘螨（*D. farinae*）和埋内欧尘螨（*Euroglyphus maynei*）与人体过敏等疾病的关系最为密切。

近年来，过敏性疾病的发生率急剧上升，其中螨性占 80%。尘螨分布遍及全球，国内也极为广泛，尤其多见于温暖潮湿的温带和亚热带沿海地区，世界卫生组织认为这是一个世界性的重大卫生问题。在我国免疫性疾病中，尘螨变应原阳性率最高。螨性哮喘患病率为 3%～5%，特应性皮炎为 7%～10%，过敏性鼻炎为 12%～15%。在我国变应性疾病中，尘螨变应原阳性率最高。有调查显示，在高水平尘螨房间居住的特应性儿童，其哮喘发病率是生活在低水平尘螨房间内特应性儿童的 7～32 倍。

一、分类

尘螨（dust mite），属真螨目（*Acariformes*）、无气门亚目（*Astigmata*）、粉螨总科（*Acaroidea*）、蚍螨科（*Pyroglyphidae*）、尘螨属（*Dermatophagoides*），是一种呈世界性分布的微小螨类，目前已记录有 40 种。

二、形态特征

尘螨成虫为卵圆形或椭圆形，乳黄色或淡黄色，体长 0.17～0.50 mm，饱食后半透明。颚体位于虫体前端，蟹肢钳状，有蟹肢 1 对，须肢 1 对，位于躯体前端，颚体体表和躯体表面有细密或粗皱的皮纹和少量刚毛。雌雄虫躯体背面前端有狭长的前盾板。雄性螨体背后部还有 1 块后盾板，其两侧有 1 对臀盾；躯体背面前侧有一对长鬃，尾端有 2 对长鬃；外生殖器位于腹面正中，肛门靠近后端，雄螨肛侧有虹吸盘。雄性螨背后部还有 1 块后盾板，菱形肛区两侧有 1 对肛吸盘。足 4 对，腹部前、后部各有足 2 对，跗节末端具钟形吸盘。基节形成基节内突，跗节末端具爪和钟罩形爪垫各 1 个。雌性螨腿短而笨拙，前腿上有吸盘，钻入表皮，在"隧道"尽头产卵并死亡。

屋尘螨（*Dermatophagoides pteronyssinus*）体为长圆形。雌性螨体长 0.29～0.38 mm，雄螨稍小。雌性螨背部中央有纵行皮纹，足 Ⅲ 较粗长，足 Ⅳ 短小。雄性螨后盾板长大于宽，足 Ⅰ、足 Ⅱ 等粗，基结内突不相接（见图 3-13）。屋尘螨每天产生的 20～30 个粪便颗粒中的蛋白酶会引发过敏性疾病，包括哮喘、湿疹和过敏性鼻炎。

粉尘螨（*Dermatophagoides farinae*）体椭圆形。雌性螨体长 0.37～0.44 mm，雄性螨稍小。雌性螨背部中央有横行皮纹，末端拱形，足 Ⅲ、足 Ⅳ 均细长（见图 3-14）。雄螨后盾板短宽，足 Ⅰ 粗壮，基节 Ⅰ 内突相接，足 Ⅳ 细短。

埋内欧尘螨（*Euroglyphus maynei*）体长 0.20～0.29 mm。体前部呈三角形，后缘近方形，中央有凹陷，皮纹较粗，体毛较短小，仅雄性螨末端有一对中等长毛。雌螨背面后部有一长方形角化区，足 Ⅳ 比足 Ⅲ 长。雄性螨后盾板呈卵圆形，足 Ⅳ 比足 Ⅲ 短而细。

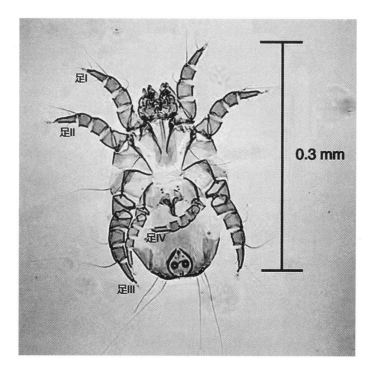

图 3 - 13 雄性屋尘螨
（引自 Courtesy, C. Whitehorn）

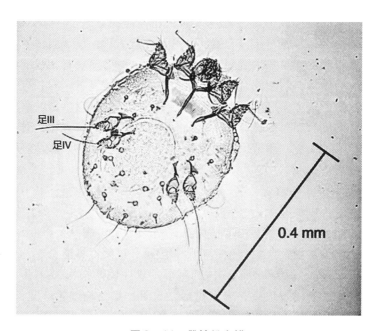

图 3 - 14 雌性粉尘螨
（引自 Courtesy, C. Whitehorn）

三、生态习性

尘螨的生活史包括卵、幼虫、第一若虫、第三若虫和成虫5个时期（无第二若虫）。虫卵呈长椭圆形，乳白色，有珠光，约经8天孵出幼螨。幼螨、第一若螨和第三若螨在发育过程中各经4～6天的蜕化期和2～3天的静息期。蜕变的成螨在1～3天内进行交配。雌性螨每天产卵1～2个，一生产卵20～40粒，多者可达200～300粒。产卵期约为1个月。在适宜条件下完成一代生活史需20～30天。雄性螨可存活60～80天，雌性螨则可存活长达150天。

螨幼虫体型小，足3对；尘螨若足4对，生殖器尚未发育；雌雄成虫在孵化出1～3日内交配，雄性螨终身都能交配，雌性螨仅在前半生（前50～70天）进行交配，交配后3～4天开始产卵，每天产卵1～2个。雌性螨一生只交配1～2次，一生产卵20～40个，也可多达300个，产卵期1个月左右（约30天）。雄性螨寿命为60～80天，雌性螨寿命可长达150天。在适宜条件下发育为成虫需20～30天。

尘螨分布广泛，屋尘螨滋生于人居住的卧室、起居室以及理发室、教室中，以枕巾、被褥、软垫椅、毛毯、地毯、旧棉衣、长毛玩具上较多见。粉尘螨主要在陈旧面粉中，棉纺厂、食品仓库等地面。埋内欧尘螨普遍存在于卧室、被褥、羊毛衣物等中。尘螨营自生生活，以人和动物皮屑、面粉、棉籽饼、霉菌粉等粉末性食物为食。尘螨发育的最适温度为25±2 ℃，10 ℃以下发育和活动停止，高于35 ℃则逐渐死亡。在合适的温度下，湿度是尘螨发育和繁殖的重要条件，是影响尘螨数量的决定因素，最适的相对湿度在80%左右。故尘螨早春的密度最低，以后随气温的上升而繁殖，至夏末初秋时密度达到最高峰，秋后尘螨数量下降，但因各地区气温不同，季节消长也不同。

四、危害性

尘螨的分泌物、排泄物、退下的皮以及死亡后的皮壳等均是过敏原，过敏体质者吸入后产生超敏反应。尘螨性过敏属于外源性超敏反应，患者往往有家族过敏史或个人过敏史。

尘螨排泄物、分泌物和死亡虫体的分解产物等都是过敏原，粪粒的致敏性最强。尘螨应变原成分复杂，约有30种，现已提纯出16类变应原，已经报道有23组，其中最主要的是尘螨第一组变应原（Der f1，Der p1）和第二组变应原（Der f2，Der p2），是研究得最多的主要变应原。屋尘螨Ⅰ类变应原（Der p1）主要定位于螨的中肠组织及肠内容物。上述物质被分解为微小颗粒，通过铺床叠被、打扫房屋等活动，使尘埃飞扬，过敏体质者吸入后产生超敏反应。

过敏性疾病（变态反应性疾病）被世界卫生组织认为是当今世界性的重大卫生问题，其发病率在全球范围内呈逐年增高趋势。过敏性疾病是由于人体吸入、食入或接触过敏原引起的，其中尘螨是最重要的室内过敏原，尘螨引起的过敏性疾病占80%左右。尘螨性过敏属于外源性超敏反应，病人往往有家族过敏史或个人过敏史。尘螨过敏可致过敏性哮喘、过敏性鼻炎和过敏性皮炎等症状。

（一）尘螨性哮喘

螨性哮喘属吸入型哮喘，好发季节在春秋两季。尘螨是诱发支气管哮喘的重要变应原。本病是尘螨过敏性疾病中危害最大的，可能与环境中的尘螨数量增多有关。尘螨性哮喘通常突发性反复发作，多在睡后或晨起突然反复发作，发作时虽然症状较为严重，但持续时间较短，可突然消失。患者离开过敏原场所到室外活动可缓解症状。

尘螨性哮喘儿童发病率高于成人，初发往往在幼年时期，通常伴有婴儿湿疹史或兼有慢性支气管炎史可并发哮喘。婴幼儿哮喘发病前往往有 1～2 天的上呼吸道过敏症状，包括鼻痒、喷嚏、流清涕、揉眼睛、揉鼻子等表现，逐渐出现咳嗽、喘息。年长儿往往突然阵咳，发作前常有干咳或连续喷嚏等先驱症状，继而喘息、胸闷、气急、呼吸困难、不能平卧、咳大量白色泡沫痰等。由于缺氧，严重时口唇、指端出现发绀，胸部听诊有哮鸣音。

（二）过敏性鼻炎

过敏性鼻炎属吸入型哮喘，常突然、反复发作，发作时往往症状较重而持续时间较短，并可突然消失。过敏性鼻炎好发于春秋季，秋季更易发作，多在晨起或者夜晚接触过敏原后立刻发作，可能与环境中的尘螨数量增多有关。

过敏性鼻炎是尘螨诱发的另一种常见的过敏性疾病，可与过敏性哮喘同时发生。典型症状表现为阵发性喷嚏、喷嚏连续不止、鼻内奇痒、大量清水鼻涕、鼻塞，有的患者还兼有流泪、头痛等症状。鼻涕中有较多嗜酸性粒细胞，检查时可见鼻黏膜苍白、水肿，嗜酸性粒细胞增多。

过敏性鼻炎的特点是发作突然，消失也突然，患者只要离开过敏场所便可很快缓解症状。过敏性鼻炎患者发生哮喘的危险性高于健康人，是健康人的 2～3 倍。反之，过敏性鼻炎也常见于哮喘患者。

（三）过敏性皮炎

过敏性皮炎多见于婴儿，表现为面部湿疹。成人多见于肘窝、腋窝、腘窝等皮肤细嫩处，表现为湿疹和苔藓样变。

（四）特应性鼻炎

特应性鼻炎是一种慢性、复发性炎症性皮肤病，表现为瘙痒、明显的湿样变和皮肤干燥。临床上可以通过详细询问病史和尘螨抗原皮试确诊。询问病史，如过敏史、发病季节、典型症状及是否生活在潮湿多尘的环境等。常用的实验诊断方法有皮内试验、皮肤点刺试验、鼻腔黏膜诱发试验及酶联免疫吸附试验等。

（五）食物过敏

尘螨过敏原与其他过敏原的交叉反应可导致或加重对某些食物的过敏。临床发现有尘螨过敏者在进食蜗牛时，有时会出现哮喘、全身性荨麻疹以及颜面部水肿等过敏症状。

（六）过敏性湿疹

尘螨过敏性湿疹，常见于婴儿期，变现为面部湿疹，成人少见。成人则表现为四肢屈面、肘窝、腋窝、腘窝等皮肤细嫩处，变现为湿疹和苔藓样变。常为多年不愈的慢性皮炎，严重时累及颜面，甚至扩展至全身。

尘螨的分泌物、排泄物、蜕下的皮屑以及死亡后的残骸等是目前已被证实的最强烈的过敏原，80%的过敏性疾病是由尘螨引起的。在室内的灰尘中，尘螨无处不在，每克灰尘中约有成千上万只螨虫存在。人群对尘螨是否发病与人的体质有关。过敏体质者吸入尘螨过敏原后，机体产生特异性 IgE 抗体，引起 I 型超敏反应。在室内的灰尘中，存在着许多螨类，每克灰尘中有 10～2000 只，大量的分泌物、排泄物、蜕下的皮壳及死亡的虫体均可成为过敏原，引起外源性超敏反应。调查显示，人群的尘螨过敏率一般在10%左右，也有高达40%，但发病与否与人的过敏素质有关，所以患者往往有家族史或个人过敏史。

尘螨在国内分布极为广泛。尘螨性过敏发病因素很多，通常与地区、职业、接触和遗传等因素有关。在我国很多地区的变应性疾病中，尘螨变应原阳性率最高。屋尘螨、粉尘螨是最重要的致敏原。尘螨过敏在儿童中的发病率比成人高，患者中约半数以上为 12 岁前发病。尘螨性哮喘好发于春秋两季，少数病例可终年发作。

五、防治

清除尘螨，降低尘螨密度是减少过敏原、预防尘螨过敏性疾病行之有效的措施。低水平的过敏原环境对过敏者非常有益。防治原则主要是注意清洁卫生，经常清除室内尘埃；降低室内相对湿度（50%以下）以保持室内通风干燥；勤洗、晾晒衣被可以将附着的尘螨及其代谢产物去除；用特殊的防螨材料包装床垫和枕头减少暴露的尘螨及其致敏原；使用高效但对人体无毒的杀螨剂，如尼帕净、灭螨磷、苯甲酸苄酯等。要彻底消灭居室环境中的尘螨几乎是不可能的，但最大限度地降低螨虫密度，达到每克屋尘中的尘螨数量最多不超过 10 只，即可有效地预防尘螨过敏性疾病的发生。总之，要控制尘螨繁殖，降低室内尘螨密度，控制尘螨滋生，降低过敏原量。

治疗主要是脱敏疗法，并逐渐递增剂量，以增强患者对变应原的耐受性，从而达到减轻或消除症状的目的，有效率可达 70%以上，儿童可高达 80%。用于螨过敏性鼻炎有效率达75%以上，用于特异性皮炎可达85%以上。近年来，通过重组 DNA 技术产生的重组螨性变应原或用标准化脱敏疫苗治疗，可提高疗效。用尘螨浸液的脱敏疗法，从小剂量开始，多次注射，逐渐增加浓度，使机体产生免疫耐受性，从而减轻症状、控制发作。发作时也可用抗过敏药物及其他药物进行对症处理和治疗。

参考文献

［1］殷国荣，王中全．医学寄生虫学［M］．5 版．北京：科学出版社，2019.

［2］郑葵阳．医学寄生虫学［M］．2 版．北京：科学出版社，2017.

［3］詹希美．人体寄生虫学［M］．3 版．北京：人民卫生出版社，2010.

［4］李士根，贾雪梅．人体寄生虫学［M］．2 版．南京：江苏凤凰科学技术出版社，2018.

［5］刘佩梅，李泽民．医学寄生虫学［M］．3 版．北京：北京大学医学出版社，2013.

［6］李朝品．医学蜱螨学［M］．北京：人民军医出版社，2006.

［7］Eguiluzgracia I, Palomares F, Salas M, et al. Precision Medicine in House Dust Mite-Driven［M］. Allergic Asthma. 2020.

第七节　粉螨

粉螨（acaroid mites）属小型节肢动物中一类较大的类群，主要以植物或动物等有机残屑为食，可分为植食性、菌食性和腐食性螨类。粉螨通过多种途径对常见的食品、中药材、家畜饲料以及人类进行入侵后繁殖，数量多、分布广，不仅严重危害储藏物，而且引起人类和动物相关疾病，如人体过敏性疾病、肺螨病、肠螨病和尿螨病等。

一、分类

粉螨属于真螨目蛛形纲（Arachnida）、蜱螨亚纲（Acari）、真螨目（Acariformes）、粉螨亚目（Acardida）。粉螨的分类研究大多数以成虫或若虫的外部形态特征为螨种的鉴定依据。目前，粉螨亚目下分为 7 个科，分别是粉螨科（Acaridae）、脂螨科（Lardnglyphidae）、食甜螨科（Glycyphagidae）、嗜渣螨科（Chortoglyphidae）、果螨科（Carpoglyphidae）、麦食螨科（Pynglyphidae）和薄口螨科（Histiostomidae）。

我国关于粉螨的研究开始于 20 世纪 30 年代，主要研究与农业密切相关的粉螨种类。1957 年，我国实施较大范围的储藏物螨类调查，也是从这一时期开始，我国对粉螨的种类、形态学以及分类学等方面开展了较为广泛的研究。目前，我国已记述的粉螨有 150 个种以上，各省市均有分布，常见的粉螨有腐食酪螨、粗脚粉螨、椭圆食粉螨、家甜食螨、屋尘螨等。

二、形态特征

（一）卵

多为椭圆或长椭圆形，大小一般为 $120 \times 100 \mu m$，其中有一些粉螨的卵可达 $200 \times 110 \mu m$。粉螨卵的颜色多样，有白色、乳白色、绿色、橙色、浅棕色或红色等，表面光滑，半透明状，一些卵有花纹和刻点。

（二）幼虫

个体较小，不同于成虫。幼虫只有足 3 对，2 对在体前部，1 对近体后端。幼虫的足有 5 节构成，跗节上刚毛形状及其排列、爪垫及爪的形状等特征具有种类鉴别意义。幼虫的生殖器官没有发育成熟，其生殖器的形态特征不明显，没有生殖吸盘和生殖刚毛。幼虫腹面足 II 基节的前方有一对称为胸柄的茎状突出物，是幼虫期所特有。

（三）若虫

包括一期若虫、三期若虫和休眠体，其中一期若虫体积较幼虫稍大而稍小于三期若虫，三期若虫体较成虫稍小。休眠体是粉螨在环境不利于其繁殖生存时形成的一个时期。粉螨自进入一期若虫时期起有足 4 对，基节杆消失，生殖孔不发达，躯体有生殖盘 1 对、生殖感觉器 1 对、生殖毛和侧肛毛各 1 对，后半体有背毛和后侧毛，若虫除生殖器尚未完全发育成熟外，其他结构均与成虫相似。三期若虫生殖器的构造与一期若虫相似，仅有痕迹状的生殖孔，但生殖吸盘已有 2 对，生殖刚毛 3 对。

（四）成虫

多呈椭圆形或卵圆形，大小多为 0.12
×0.50 mm 左右。螨类体躯的最外层组织
是体壁，也可称为外骨骼，较其他节肢动
物的更加柔软，由表皮、真皮和底膜组
成。表皮可分为上表皮、外表皮和内表皮
三层。体躯上有一条围颚沟将其分为颚和
躯体两部分。颚体构成虫体的前端部分，
其上生有螯肢和须肢。躯体位于颚体的后
方，可再划分为着生有 4 对足的足体和位
于足后方的末体两部分。足体又以背沟为
界，分为前足体和后足体，末体是后足体
的后部，以后足缝为界与后足体分开。成
虫的爪和前跗节发达，出现叶状毛、胫节
毛等结构。雌性成虫的交配囊多位于腹面
末端，躯体有刚毛，常呈光滑状，有时略
有栉齿，但无明显的分栉或呈叶状。雄性

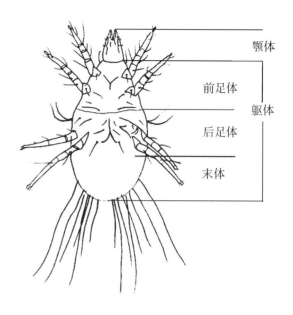

图 3-15 腐食酪螨

成虫的生殖孔外表有 1 对生殖瓣和 2 对生殖盘，中间为阳茎，肛门位于躯体的末端，周围
有肛毛（见图 3-15）。不同种属的成虫在形态特征上也有一定的区别，比如，食甜螨科
和嗜渣螨科螨类的躯体表面分节痕迹不明显或完全无分节痕迹，狭螨属和尾囊螨属的躯体
后缘呈叶状。

三、生态习性

粉螨的生活史一般可包括两个阶段：
第一阶段为胚胎发育，此阶段在卵内完
成，从受精后开始到卵孵化出幼虫为止；
第二阶段为胚后发育，经历幼虫、一期若
虫、三期若虫、成虫 4 个形态时期（见图
3-16），从卵孵化出幼虫开始直至螨发育
成性成熟的成体，但在一期若虫和三期若
虫之间亦可有二期若虫，它在某种条件下
可转化为休眠体或完全消失。休眠体分为
两种：一种是活动休眠体，可以自由活
动，如粗脚粉螨、甜果螨等螨类的休眠体；另一种是不活动休眠体，其间几乎完全不能活
动，主要是停留在一期若虫的皮壳中，如家食甜螨、害嗜鳞螨等螨类的休眠体。螨类从离
开母体至发育成性成熟成体为止的一个新个体的发育周期被称为一代或一个世代。

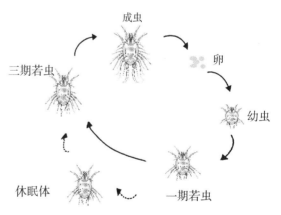

图 3-16 粉螨生活史

粉螨完成一个世代所需的时间因种类、环境和气候条件而异。同一种粉螨在我国温度
较高的南方，完成一个世代所需的时间较短，每年发生的代数较多；而在温度较低的北

方，完成一个世代所需的时间较长，每年发生的代数较少。热带及亚热带地区温湿适宜，尤其是春末夏初温度为 $25 \sim 35$ ℃、相对湿度 70%～85% 时最适合粉螨滋生。比如，腐食酪螨以麦胚作饲料，在温度 25 ℃和相对湿度 75% 的条件下，生活周期平均为 16 d，而在 18 ℃和 80%～90% 湿度条件下完成一代需要 26 d。在恒定温度、湿度等条件下，平均每只雌性成虫产卵量为 446 粒，产卵期历时 $37 \sim 55$ d，雌性成虫平均寿命为 50 d，子代中约 47% 为雄螨，54% 为雌性螨。

四、危害性

粉螨多生于储粮、干果和中药材等储藏物中，以食物碎屑为食，会严重污染食物。例如，其死亡的螨体碎片、排泄物、代谢产物以及携带的微生物会导致食品营养价值下降或发生恶臭。粉螨在中药材中大量繁殖导致中药材的质量和药用价值严重下降。粉螨在亚热带和热带地区种类繁多，还常分布于多种人类正常生活、工作和居住的场所，有些螨种还能引起人体疾病，主要为过敏性疾病和螨源性疾病，如肺螨病、肠螨病和尿螨病等。

（一）过敏性疾病

粉螨是引起过敏性疾病的重要变应原，能引起人体过敏性疾病的螨种主要是腐食酪螨、粗脚粉螨、家食甜螨、梅氏嗜霉螨、害嗜鳞螨和热带无爪螨等。临床表现为螨性哮喘、过敏性鼻炎、过敏性皮炎及螨性荨麻疹。不同螨种引起的皮疹临床表现不同，一般粉螨科螨类、食甜螨及果螨接触并叮咬人体后引起瘙痒性皮疹，而粉尘螨、屋尘螨及梅氏嗜霉螨等房舍尘埃中的常见种类则引起过敏性皮疹。目前，过敏性疾病的患病率越来越多，据报告统计，如今，全球过敏性疾病患病率为 15% 左右，其中螨性疾病就占了 80%，螨性过敏性疾病中又以哮喘的患病率较高，最早报道于荷兰，接着英国、日本、美国等国相继有发现。螨性皮炎的发病通常与接触、职业及遗传等相关因素有关，过敏性皮炎的患者往往具有家族性的过敏体质，而尘螨性哮喘经常发于春秋两季，发病高峰一般是每年的 $4 \sim 5$ 月和 $9 \sim 10$ 月。

（二）肺螨病

人体肺螨病是螨类通过呼吸道而侵入人体，从而寄生在组织或细支气管内，或因其蜕皮、死亡虫体被吸入呼吸系统而引起的一种疾病。引起肺螨病的螨种主要是粉螨和跗线螨，粉螨主要包括粗脚粉螨、伯氏嗜木螨、食菌嗜木螨、刺足根螨、粉尘螨、腐食酪螨、屋尘螨、纳氏皱皮螨和食虫狭螨。其中，粗脚粉螨、腐食酪螨和椭圆食粉螨等在医院患者的痰检中检出率较高。肺螨病多发于春秋两季，日本、委内瑞拉、西班牙和朝鲜等均有关于肺螨病的报道，国内报道多见于黑龙江、广东、广西、安徽、海南、四川、江苏、山东和江西等。肺螨病的发病率与患者的职业、工作环境、性别、年龄等有关系，其中，从事粮食的储藏、药材加工的人员为此病的易感人群。若在此环境中工作的人员不习惯戴口罩，粉螨则很有可能通过呼吸道而造成人体感染。

（三）肠螨病

某些粉螨随着污染的食物进入人体肠腔或侵入肠壁，引起腹痛、腹泻等一系列以胃肠道症状为特征的消化系统疾病。能引起人体肠螨病的螨种主要是粉螨和跗线螨，包括粗脚粉螨、腐食酪螨、长食酪螨、甜果螨、家食甜螨、河野脂螨、害嗜鳞螨、隐秘食甜螨、粉尘螨和屋尘螨10种，其中以腐食酪螨、甜果螨及家食甜螨最为常见。其临床表现为肠螨病患者消化道疾病的一些症状，如腹泻、腹胀、腹部不适、恶心、呕吐、黏液稀便、脓血便等。经治疗后，症状时轻时重，经久不愈。肠螨病的发生虽无明显的季节性，但多发于春秋两季，因为春秋季节的温度和湿度有利于粉螨的生长及繁殖。我国有关肠螨病的报道主要见于安徽、河南、山东、江苏等地，与职业和饮食习惯有关，与年龄及性别无明显关系。工作环境中粉螨的数量越多，感染肠螨病的概率越大。

（四）尿螨病

又称泌尿系统螨病，是由螨侵入并寄生于人体泌尿系统引起的一种疾病。通过尿检可以发现螨类常与痰螨或粪螨同时出现，能引起尿螨病的常见螨种主要是家食甜螨、甜果螨、害嗜鳞螨、粉尘螨、屋尘螨和梅氏嗜霉螨等10余种。主要临床症状是夜间遗尿及尿频、尿急、尿痛等尿路刺激病状，少数患者可出现蛋白尿、血尿、脓尿、发热、浮肿及全身不适等症状。粉螨虽然分布广泛，但关于其因感染人体而引起尿螨病的报道并不多见，国外仅见于日本等少数国家，国内在安徽、黑龙江及广东等地也有报道，但不多。本病的发生与职业有一定关系，可通过外阴、皮肤、呼吸系统及消化系统侵入人体引起。

五、防治

首先，虽然成虫对杀螨剂较为敏感，但其卵和休眠体对杀螨剂有很强的耐受力；其次，在进行防治的同时也进行了选择和淘汰，导致粉螨出现抗药性和适应性，要长期控制其仍比较困难。因此，控制环境中粉螨滋生是当前环境与健康主题中亟待解决的问题之一。目前，要想有效控制粉螨，需要从粉螨与生态环境和社会条件的整体观点出发，采取综合有效的治理方法。

（一）环境防治

主要是从粉螨的生态学和生物学特点出发，通过科学的改造、处理或消灭粉螨的繁殖环境，使其形成不利于粉螨生长、繁殖条件，而达到防治目的。例如：要保持房间清洁，尤其是存放食品的地方的环境和卫生，要保持通风干燥，定期清除室内尘埃、通风，控制温度湿度，要保持室内空气清洁干燥，改善居住环境和饮食卫生，要避免人—媒介—病原体三者之间的接触，防止粉螨病传播。

（二）物理防治

指利用光、声、机械力、热放射线等物理学的方法以捕杀、隔离或驱走粉螨，主要措施有通风干燥、日光暴晒、高温杀螨。比如，当温度为52 ℃时，粉螨在8 h就死亡；而当温度为55 ℃时，粉螨在10 min内就死亡。还有通过提高CO_2或降低O_2的浓度来杀灭粉螨，如自然缺氧法、微生物辅助缺氧法、抽氧补充CO_2法等方法。

（三）化学防治

主要是指用各种化学物质毒杀或驱避粉螨而达到防治目的。化学防治具有方便、速效、效果佳、成本低等特点，在室内、室外既可大规模应用，也可小范围喷洒，是目前粉螨综合防治中的主要措施。目前常见的化学方法是利用谷物保护剂和熏蒸剂的方法杀螨，如常用有马拉硫磷、虫螨磷等。林丹与马拉硫磷1∶3的混合物能有效地防治粗脚粉螨、腐食酪螨和害嗜鳞螨。

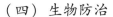

（四）生物防治

是指利用某种生物的天敌或者其代谢物来消灭另一种有害生物的防治方法，如普通肉食螨是粗脚粉螨的天敌，马六甲肉食螨每只成虫一昼夜可捕食 10 只左右的腐食酪螨。通过"以螨治螨"来控制和消灭粉螨，利用天敌捕食或吞食粉螨来达到有效防治目的。

参考文献

［1］ 李朝品，沈兆鹏. 中国粉螨概论［M］. 北京：科学出版社，2016.

［2］ Carnés J，Iraola V，Cho S H，Esch R E. Mite allergen extracts and clinical practice［J］. Ann Allergy Asthma Immunol，2017，118（3）：249 － 256.

［3］ Geest L P，Bruin J. Diseases of mites and ticks：from basic pathology to microbial control：an introduction［J］. Exp Appl Acarol，2008，46（1 － 4）：3 － 6.

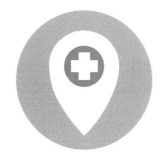

第四章 | 热带其他媒介生物

剑水蚤（Cyclopoida）、马陆（Millipede）及鼠类（Muroids）与人类生活密切相关，许多病原体在它们之间进行自然循环，在特定条件下，人因介入而被感染。它们是重要的媒介生物。例如，剑水蚤是曼氏迭宫绦虫生活史中的第一宿主，钩球蚴感染剑水蚤后发育为原尾蚴，人因喝生水而感染；许多鼠源性病原体在自然界中多在鼠—鼠之间传播，人因接触疫鼠而感染等。

第一节　剑水蚤

剑水蚤为淡水桡足类，是一类小型且低等的甲壳动物，体表上有一层角质膜，是外骨骼的一种。剑水蚤营浮游生活，分布广泛，是许多寄生虫的中间宿主。误食含剑水蚤的水容易引起裂头蚴病（Sparganosis）、丝虫病（Filariasis）等。

一、分类

剑水蚤属节肢动物门（Arthropod）、甲壳纲（Crustacea）、剑水蚤目（Cyclops）、剑水蚤科（Cyclopsidae）。目前已知剑水蚤科含70个属和1200多个物种，占剑水蚤目的一半。1929年，F. kiefer根据第5游泳足的结构将剑水蚤科分为3个亚科，分别为咸水剑水蚤亚科、真剑水蚤亚科与剑水蚤亚科。

常见近剑水蚤（*Tropocyclops frequens*）属剑水蚤科近剑水蚤属，主要生活在印度尼西亚、印度、非洲以及中国云南等地，属于热带性种类，其常栖息于小型水域内；短角异剑水蚤（*Apocyclops royi*）属剑水蚤科异剑水蚤属，分布于印度以及中国广东等地，常见于低盐度的咸淡水中；梳齿后剑水蚤（*Metacyclops pectiniatus*）属剑水蚤科后剑水蚤属，是中国的特有物种，分布于广东等地，多栖息于低盐度的咸淡水中。

二、形态特征

（一）无节幼体

卵圆形，体不分节，刚孵出即可在水中自由活动。同种、同属间形态相似，但是体长和附肢发生的先后顺序有所区别。后端附2根刚毛，前端有1单眼和3对游泳肢，即第1、第2对触角和1对大颚。第1对触角为单肢型，第2对触角及大颚为双肢型。

（二）桡足幼体

长方形，附肢生长逐渐齐备，第2触角的外肢退化，分节逐渐明显。

（三）成体

体形细小，呈圆锥状，但背部微隆起，腹面平坦，体节显著，身体分为头胸部、腹部两个部分，雌体长1.5 mm左右。

头胸部较宽，呈椭圆形，由头节和5～6个胸节组成，占身体的大部分。常见第1胸节与头部连接，最末胸节与腹部第1节结合。第4、第5胸节之间，有一明显的活动关节（主关节）。头节有1个眼点和5对附肢（2对触角、1对大颚及2对小颚）。第1触角大，长度在1/3头节至头胸部末端之间，通常用于游泳，多分为14～17节（少数为18节），末端 3 节侧缘有 1 列小刺。雄性的第 1 对触角弯曲特化为执握肢，中间的分节较雌性膨大，末端形成一长节；第 2 触角多分为 3～4 节，触角的外肢在幼体时期很发达，但生长到成体时消失，仅为单枝型，也为游泳器官；大颚的内肢分 2 节，外肢分 4 节，触须退化为小突起，带有 2～3 根刚毛，为组成口器的主要部分；第 1 小颚位于大颚后方，退化呈片状，第 2 小颚较发达，位于第 1 小颚后方，颚足内肢退化。胸部有 5 对胸肢，又称游泳肢，前 4 对为双肢型，带有多根刚毛，第 5 对退化为短小的单肢，基节与胸节分离明显。前 4 对胸肢的内肢和外肢都分 3 节，第 5 胸肢分 2 节。剑水蚤体及附肢上的刚毛、小刺等附属物均可扩大其身体的表面积，从而利于其浮游生活。

　　腹部细长，呈圆柱形，分 3～5 节，分节明显。一般雌性有 4 个腹节，雄性有 5 个腹节。雄体第 1 腹节为生殖节，雌体第 1～2 腹节愈合为生殖节，生殖节上常有 1 对简单的附肢。生殖节多数有 2 个生殖孔，雄体产精荚，雌体带有两个卵囊，分别位于腹部两旁，产的卵藏于卵囊中。腹部最末节为肛节，肛节后缘是 1 对尾叉，末端的羽状刚毛为尾毛。

　　剑水蚤无鳃、心脏和血管，血液借助肌肉、附肢及消化道的运动而流动。消化系统为一细长的管道，由口、食管、胃、肠道和肛门组成。最前端为口，细长的食道将口与胃连接，肠位于胃的后方并开口于肛门。中枢神经节集结成粗大的咽神经环集中在头部。肌肉系统较为复杂，可分为纵干肌、附肢牵引肌和附肢肌。剑水蚤无呼吸器官，主要通过体表来进行呼吸。排泄器官为一对弯曲且不规则的管道，可被称为颚腺或壳腺，开口于第 2 小颚的基部。雄体和雌体的性腺往往不成对，位于食管上方。雄体的 2 条薄的输精管的末端内常积聚许多精子，精子被包在精荚中。雌体有 2 条输卵管，多数分出多条盲管。当卵成熟并从输卵管排出时，管壁分泌黏液将卵团聚在一起，形成 1～2 个卵囊（见图 4–1）。

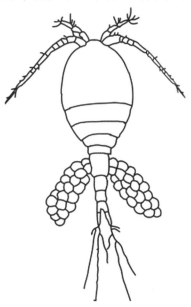

图 4–1　剑水蚤雌体

三、生态习性

　　剑水蚤的发育类型为不完全变态发育。完成生活史需经过卵、无节幼体、桡足幼体、成体 4 个阶段。卵受精后即可马上开始胚胎发育，完成胚胎发育需要的时间变化很大，与种类和环境有关。环境有利时，胚胎发育所需时间一般为 2～5 d；当环境不利时，则延缓发育，如草绿刺剑水蚤的胚胎发育可延长至 15 d。卵孵化后需要经过 5～6 个无节幼体期和 5～6 个桡足幼体期才能蜕皮而变态发育为成体，剑水蚤属则一般需要 7～180 d。在一定温度范围内，温度与剑水蚤各阶段的发育时间呈负相关性，温度越低，发育时间越长，个体越大；温度越高，发育时间越短，个体越小。同一地区的剑水蚤体长在冬季大于夏季，相同种类的剑水蚤在北方的个体会较南方的大。一般来说，剑水蚤 I 期无节幼体具第 1、第 2 触角和大颚 3 对附肢，Ⅱ期无节幼体出现第 1 小颚，在无节幼体最末期出现第 2

小颚和第1、第2对胸足的萌芽。无节幼体在水中活跃地游泳、生长和变态。进入桡足幼体期后，剑水蚤的身体会开始分节及出现新的附肢。I期幼体头胸部有4节，腹部为1节；II期幼体头胸部分为5节，腹部1节；Ⅲ～Ⅴ期幼体腹部逐次增加为2、3、4节；在Ⅳ期幼体出现两性分化的特征。通常情况下，剑水蚤无节幼体期发育要快于幼体期。

剑水蚤是水体食物链中的一环，在水环境生态系统中起着重要作用。其食物大部分都是微细的有机物，食性较复杂，而其自身又是鱼类等其他水生动物的食物。剑水蚤第1触角和第2触角可用于取食和确定寻找食物的方向，大颚帮助食物进入食管，在取食过程中不发生咀嚼。其取食方式主要分为3种：滤食型、捕食型和刮食型。滤食型剑水蚤的口部附肢形成一网筛状过滤器，多为植食性动物。捕食型剑水蚤摄食其他浮游动物，多为肉食性动物，如白色大剑水蚤、棕色大剑水蚤、矮小剑水蚤、广布中剑水蚤，主要以水蚯蚓、枝角类动物为食。刮食型剑水蚤多沿水域底层爬行取食，主要取食碎屑和动物尸体，如闻名大剑水蚤。剑水蚤的摄食率与种类、性别、温度、光照、pH、食物的密度等因素有关。一般来说，雌体需产卵，雌性成体摄食率比雄性成体大；在适温范围内，温度升高，剑水蚤代谢增加，摄食活动也随之增加。

剑水蚤营浮游生活，栖息地多样，主要分布于水底、湖泊、地下水等水域，也有些分布在水草、藻类丛中或植物的叶腋间等地方。栖息地与剑水蚤的种类相关，如广布中剑水蚤常见于池塘；洞穴剑水蚤栖息于洞穴中；毛饰拟剑水蚤生活于水底；凤梨外剑水蚤生活在高等植物叶腋间；中剑水蚤、温剑水蚤生活在湖泊中等。有些种类除分布在淡水外还可在盐浓度高、矿化作用较强的水中生活，如近邻剑水蚤。不同种类的剑水蚤栖息地的海拔高度也不同，有只分布于海拔4000 m以上的种类；有分布在从平原或数百米的高度到海拔3000～4000 m的种类；有分布于平原1000 m上下的种类；也有生长于平原上的种类。在极为贫瘠的水体中，pH为3～4的情况下，剑水蚤不能存活。

剑水蚤具有游动性，非常活跃。如果剑水蚤停止游动，则无法在水中保持悬浮状态。剑水蚤经常在水中急剧地跳跃或作间断游动，游动时速度较快，还能飞快改变方向，游动的速度与其种类及个体的大小有关。光线可引起剑水蚤垂直游动，其趋光性与种类相关，有些喜栖息于弱光及无光的环境，有些夜晚分布于水体表面，白天移动至水体下层。在一定光照波长或水中有游离二氧化碳存在的条件下，剑水蚤会表现出负趋光行为，即背向光刺激的运动反映的负趋光性。有证据表明，剑水蚤的桡足幼体垂直迁移的能力较成体弱，无节幼体几乎没有垂直迁移的能力。

剑水蚤为两性生殖。雄体以第一触角抱紧雌体，执握的时间不一，可从几分钟到几天不等。在执握过程中，雄体两个精荚贴在雌体生殖节腹面的纳精囊孔，从精荚挤出精子进入雌体纳精囊中完成受精过程。受精过程通常发生在卵细胞从输卵管排出时，所需要的时间可从几分钟到2个月。卵囊中卵的数量与种类、环境因素相关，相同种类的剑水蚤在不同环境下卵的数目会有所差别。卵在卵囊中孵出无节幼体后，无卵的卵囊随即脱落，之后又会形成新的卵囊。短角异剑水蚤一般间隔1～4 h可形成新的卵囊。雌体一生可产几个到几十个卵囊，精子在纳精囊中存活的时间较长，从一个精荚内排出的精子可以使卵子连续受精，即一次交配获得的精子数足够使雌体连续生育多次。

剑水蚤卵、幼体及成体均有进行休眠的现象，并借休眠以度过干旱、冷冻等逆境。在不良条件下，有的种类可产生休眠卵，许多种类以幼体期和雌、雄成体状态休眠，幼体大都可由分泌的有机物包围形成包囊。如常见的真剑水蚤、中剑水蚤、温剑水蚤、大剑水蚤等属的许多种类在春夏之交或秋季开始夏眠或冬眠，或在湿土中度过干涸期。

四、危害性

剑水蚤与人类关系密切，对人主要的危害是充当病原体媒介、杀伤鱼苗及污染水源。

（一）寄生虫中间宿主

许多种类的剑水蚤是绦虫、吸虫和线虫等寄生虫的中间寄生，可以使这些寄生虫完成它整个生活史，利于寄生虫的传播。已有报道证明剑水蚤和裂头蚴病有直接关系，裂头蚴可寄生在剑水蚤中，人若饮用含有感染了裂头蚴的剑水蚤的水则会感染裂头蚴病（见图4-2）。曼氏迭宫绦虫成虫寄生于人体，一般比较少见。成虫对人的致病力不大，经驱虫后临床症状可消失。较多见的是裂头蚴寄生人体进而引起曼氏裂头蚴病。裂头蚴的危害远较成虫大，其严重性与裂头蚴移行和寄居部位相关。被裂头蚴侵袭的部位可形成肉芽囊肿，进而局部肿胀，从而发生脓肿。麦地那龙线虫病又称几内亚线虫病，是由龙线虫感染所引发的疾病。患者起初没有症状，感染1年后，成虫会在下肢的皮肤上形成水泡，患者会感到痛苦和灼烧感，发生的原因主要为人饮用的水含有被龙线虫幼虫感染的剑水蚤。随着卫生条件的改善，麦地那龙线虫病的发病率有所降低，然而该病并未得到完全清除（见图4-3）。

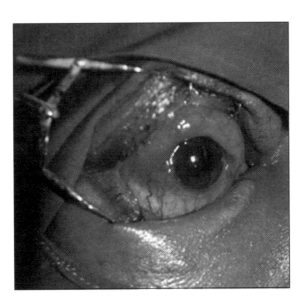

图4-2　眼裂头蚴病（引自 https：//www. tropicalparasitology. org／）

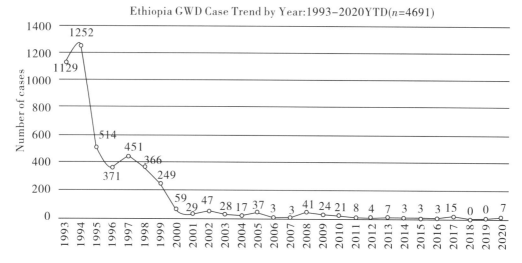

图 4 - 3　1993—2020 年麦地那龙线虫病年度病例趋势——埃塞俄比亚（引自 https：// www. who. int/）

（二）细菌载体

作为浮游动物，剑水蚤体表可作为微生物的携带载体。微生物可黏附在剑水蚤的体表，使其具有传播细菌的能力，如黏附在其体表上的嗜水气单胞菌及金黄杆菌属分别可引起腹泻及脑膜炎。由于受到浮游动物的保护，在其体表的微生物往往具有较强的抗消毒能力，为供水安全带来隐患。

（三）鱼苗杀手

剑水蚤虽然是淡水鱼类的重要天然饵料，但也是鱼苗的主要杀手之一。它可以咬破鱼卵，咬伤鱼苗，也可能释放毒素，导致鱼类胚胎和鱼苗的死亡。对于鱼卵来说，其均可遭受剑水蚤的攻击；对于鱼苗来说，剑水蚤对其攻击力大小与其种类相关。一般认为孵化后5 d 内的鱼苗可遭受剑水蚤的攻击，但也有人观察到孵化后 15 d 的鱼苗遭受剑水蚤攻击。

（四）污染水源

目前，水体污染及水体富营养化引起藻类大量繁殖，给剑水蚤类浮游动物提供了丰富的食物来源，使其在水源水体中大量繁殖。含有剑水蚤的水体进入城市的自来水水厂后，因其成体个体较大，一般会被透滤池截留，但截留的同时也截留了滤料，截留地就成为剑水蚤良好的栖息场所，使其快速增殖，从而出现透滤池堵塞的情况。此外，增殖的卵或幼虫有穿透滤料的可能，可在水厂清水池及管网水中出现，给饮水安全带来隐患。

五、防治

近年来，以剑水蚤为代表的剑水蚤类浮游动物在饮用水水源中大量滋生，并在水厂甚至生活水中出现的现象给人们的用水安全带来了严重的威胁。同时，鱼塘中出现大量剑水蚤会明显损害鱼塘的经济效益，一套便利且安全的防治方法迫在眉睫。目前使用的防治方法主要分为 3 种。

（一）对水源进行生态治理，减轻营养化程度

剑水蚤类浮游动物在饮用水水源中的大量滋生是破坏水环境的必然结果。在水体中存在很明显的食物链：浮游植物、细菌、底栖动物、浮游动物、水体鱼类。水中氮、磷等营养物质在食物链中进行传递和循环，水中的动植物也靠着捕食关系和生存竞争压力来维持其在数量级种群密度上的合理配比，从而达到动态平衡及稳定。此时，可利用"生物操纵"技术治理水体的营养化及食物链来适当地引入剑水蚤的上级营养者——鱼类来抑制剑水蚤的滋生，使水体恢复生态平衡。

（二）使用物理化学方法对剑水蚤进行杀灭

利用化学氧化法使剑水蚤类浮游动物失活，进而将其去除，是目前国内外普遍采用的除蚤措施。氯、二氧化氯、氯胺、硫酸铜、高锰酸钾、臭氧等对剑水蚤均具有较强的灭活作用，可作为有效的杀蚤剂。有关资料显示，预投二氧化氯与混凝、沉淀及过滤工艺相结合，可以保证对剑水蚤的有效去除，同时也可提高饮用水的安全性。臭氧氧化、过氧化氢的氧化也可获得较好的除蚤效果。

（三）加强检测力度，及时掌握水质情况，优化制水工艺

在对水体进行预氧化除蚤处理的同时，优化制水工艺对剑水蚤的去除也有很大的积极作用。混凝、沉淀可将水中大部分悬浮物及胶体从水中去除，部分剑水蚤也会随形成的絮凝体沉淀下来。但在排泥周期较长的情况下，沉淀池就可成为剑水蚤良好的栖息地。滤料的截留同样也使得滤池成为剑水蚤良好的栖息场所。可从排泥方便的角度设计沉淀池的大小，适当减短排泥周期及定期清洗沉淀池以防剑水蚤在沉淀池富集。目前也有利用剑水蚤类浮游动物在一定光照波长的负趋光性行为，在沉淀池集水槽区设紫外灯，使其背向集水孔运动的方法。也可利用在滤池出水口加装过滤网罩、缩短滤池工作周期及调整反冲洗强度、调整滤料间的空隙及增加表面过滤效果等方法使富集在滤池的剑水蚤类浮游动物得以清除。

参考文献

［1］杨丽媛. 水处理工艺中剑水蚤类浮游生物的控制及去除［J］. 工程建设与设计，2006，（11）：68－69.

［2］孟振，王国栋，刘新富，等. 环境因素对短角异剑水蚤摄食的影响［J］. 海洋科学，2013，（1）：81－86.

［3］张英. 自来水生产中剑水蚤的发生原因及处理对策［J］. 城镇供水，2015，（5）：23－25.

［4］林涛，曹钰，陈卫. 饮用水处理中剑水蚤携带细菌的研究［J］. 华中科技大学学报（自然科学版），2013，41（4）：128－132.

［5］林涛，陈卫，曹钰，等. 一种饮用水处理中剑水蚤类浮游动物的去除方法［P］. 2014.

［6］李朝品. 医学节肢动物学［M］. 北京：人民卫生出版社，2009.

［7］https：//www. who. int/.

［8］https：//www. tropicalparasitology. org/.

（李金谦）

第二节 马陆

马陆又称作千足虫、千脚虫、马蠲、大草鞋虫等，属于无脊椎动物。马陆可喷出有刺激性气味的液体，严重时可致人失明。由于其生存于阴暗潮湿的环境，马陆可被多种细菌附着及寄生虫寄生。

一、分类

马陆是节肢动物门、倍足纲（Diplopoda）的总称。倍足纲是陆地节肢动物的第三大类，仅次于昆虫纲和蛛形纲。目前，世界上已被描述的马陆大约有1.2万种，但地球上现存的马陆估计有1.5万～2万种或多达8万种。根据2011年的分类，倍足纲的物种大致可分为3个亚纲，26个目。毛尾马陆亚纲（Penicillata）也可称为触颚亚纲，其最大的特征是体长只有几毫米，体壁柔软无钙化，外壳上布满刚毛。这个子类只有一个目，即毛马陆目。节肋亚纲（Arthropleuridea）下有3个目，现都已灭绝。唇颚亚纲（Chilognatha）是现存种类最多的亚纲，这个亚纲包括生殖肢位于身体的末端，且与雌性交尾时只起到辅助作用的后雄总目和生殖肢位于第7体节的前雄总目。分类系统进化分析表明，触颚亚纲是比唇颚亚纲更为原始的类群。在唇颚亚纲中，后雄总目因生殖肢功能简单而被认为是比前雄总目低等的类群。马陆在世界各地都很常见，但在热带地区尤其多样。大型马陆大多分布在热带及亚热带地区，目前，世界上最大的巨型马陆是非洲巨人马陆（*Archispirostreptus gigas*）。在我国，大型马陆主要有姬马陆目、球马陆目、蟠马陆目和异蚤目。其中，白体木球马陆（*Hyleoglomeris albicorporis*）主要分布在云南。

二、形态特征

（一）卵
白色，呈球形，卵外附着透明的黏性物。

（二）幼虫
刚孵化出来的幼虫为白色、身体细长，经过几次蜕皮后，体色逐渐加深。除了畸颚目的马陆种群的第1期幼虫具有4对步足外，其他的初龄幼虫具3对足。

（三）成虫
长约0.2～30 cm，是一个非常多样化的群体，体型、颜色和大小都与其物种相关。如今，世界上最大的马陆是非洲巨人马陆，它可以长到38 cm。马陆的体节数与物种相关，大多数的身体由25～100多个体节组成，体色多为棕色、灰色或者黑色。一些生活在热带的物种可为亮橙色、蓝色或红色。马陆每1个体节都有浅白色环带，背面两侧和步足为黄色，全身有光泽。体型有蜷曲成浑圆的球形（球马陆），有扁平的带状（带马陆），也有圆柱状（姬马陆）（见图4-4）。头部及体节都覆盖着含有钙质的硬板，硬板多不同程度地融合在一起，每个体节通常形成一个实心环。

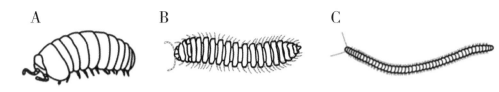

A. 球马陆；B. 带马陆；C. 姬马陆

图 4-4　马陆

马陆与蜈蚣的区别见表 4-1。大多数马陆的运动速度都比蜈蚣慢。身体呈多节，头部有触角，头部和第 1 节愈合，前 4 节为头胸部，其余皆为腹部。头部有 1 对粗短的触角，有 7~8 节，末节短而小。触角顶端有 4 个感觉圆锥体，是马陆重要的感觉器官，包括嗅觉、味觉、触觉和温度的感受器。如果马陆有眼睛，则为聚眼，由 40~50 只单眼组成，形状接近三角形。口器比较简单，由 1 对大颚和 1 个板状的颚唇部，也就是 2 对附肢组成，下唇已经退化。颚唇部由第 1 对小颚左右愈合形成，并覆盖在口腔的下边。千足虫是世界上足最多的生物。除了头节和末端部位无足，头节后 3 个体节每节有 1 对足外，其余腹部体节均有 2 对足（见图 4-5）。

表 4-1　马陆与蜈蚣的区别

	马陆	蜈蚣
体形	圆筒形或长扁形	又扁又长
体色	多呈暗褐色	背面暗绿色，腹面淡黄色
眼	聚眼，由 40~50 个单眼组成	一对单眼
口器	一对大颚和 1 个板状的颚唇	一对大颚和 1 对小颚
腿	除第 1 节无足及第 2~4 体节有 1 对足外，其余体节有 2 对足	每体节有 1 对足
气孔	在身体底部	在身体的侧面或顶部
生殖孔	开口于第 3 体节	开口于身体末端

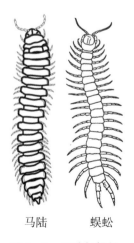

马陆　　蜈蚣

图 4-5　马陆与蜈蚣

与其他昆虫一样，马陆的呼吸器官由气管系统组成。除步足外，马陆的身体第 2 ～ 4 节均有 1 对气孔，而其余体节则有 2 对气孔，气孔位于足基节的前方侧板上；除身体前 4 节外，马陆的每对双体节含有 2 对内部器官：2 对神经节及 2 对心动脉。从发生来看，成倍的步足和气孔，是由于 2 个体节愈合的结果。马陆第 5、7、9、10、12、13、15、16、17、18 及 19 节两侧各有 1 对臭腺孔，分泌物含有氢氰酸，可用于驱逐入侵的动物。马陆为雌雄异体，在雄性千足虫中，1 对或 2 对位于腹部的步足转化成生殖肢，可称为"性腺足"；雌性生殖系统开口于第 3 体节，即第 2 对步足后边和第 3 对步足前边。有生殖孔 1 对，在第 2 对足基部。

三、生态习性

马陆的发育类型为不完全变态发育。完成生活史需经过卵、幼虫和成虫 3 个阶段。在温度适宜的条件下，经 20d 左右，卵粒孵化完成，发育为第 1 期幼虫。初龄幼虫发育 2 ～ 3 周后可有 7 个体节。在数月之内，幼虫经过 7 ～ 10 次蜕皮可达到性成熟，足及体节数目也随蜕皮而增加，马陆发育至成体时即停止蜕皮。巨型马陆初生的幼虫身体也只有 7 节，第一次蜕皮后体节增到 11 节，此时有 7 对足；第二次蜕皮后体节可以增加到 15 节，足也增加到 15 对；如此反复经过多次变态发育后，巨型马陆的体节逐渐增加，足也跟着增多。

马陆为雌雄异体，1 年 1 代繁殖期，夏季是其交配的盛期。交配时，雄性个体依靠生殖肢转移精子。产卵时，雌马陆以身体环抱卵群，将卵成堆产在潮湿背阴的草丛下、石缝中和田地表层土块下、土缝内。单个雌马陆产卵量不等，少则 1 ～ 2 个，多至数百个结成卵团。马陆的发育周期和寿命与种类、栖息环境和营养条件有关，寿命一般为 1 年以上，有的蛇马陆能存活 5 年之久。马陆的个体数量与时间变化相关，一年当中，夏末数量最多，冬季最少。其中，6 ～ 10 月这 5 个月的个体数量约为全年总个体数量的八成。

马陆在土壤中很常见，几乎完全是植食性动物，是生态系统物质分解的最初加工者之一，以分解后的植被、粪便或混有土壤的有机物作为食物，借助肠道共生微生物对植物纤维素进行分解和消化。在蚯蚓数量较少的热带雨林中，马陆对凋落叶的分解起着重要的促进作用。有些马陆是食草动物，以活的植物为食；有些吃植物的幼芽嫩根，是农业上的害虫；有些物种有可穿孔的口部，可以吮吸植物的汁液。马陆还能消化栖息在腐朽植被及腐烂木材中的真菌和细菌。此外，少数种类为杂食性，偶尔食肉，以昆虫、蜈蚣、蚯蚓或蜗牛为食。

马陆喜欢阴暗潮湿的环境，具有穴居习性。大多数马陆都营以地下生活为主的生活方式，但也有些马陆失去了穴居的习性而采取了地面生活的方式。经常可以在原木下面、岩石下、腐烂的木材中、苔藓中和落叶层中找到马陆的踪影。在人类聚居地周围，马陆常见于花园的覆盖层、落叶层和堆肥下面。在潮湿的环境下，瓦片、石头、花盆和成堆的碎片下面也常能发现马陆。马陆喜阴暗潮湿环境的原因主要是因为其角质层上缺乏一层蜡质，如果长期暴露在干燥的空气中，就很容易脱落。

马陆昼伏夜出，白天潜伏，主要在夜间活动。阴天及夜间活动十分活跃，在夏季至初秋的雨后夜晚活动最为频繁。晴天偶尔只有少量的个体在白天活动于地面。在每年的 6 ～ 10 月间的阴雨天气，马陆可全天在地面上活动。马陆常成群活动，行走时左右两侧足同时行动，前后足依次前进，密接成波浪式运动，很有节奏。

四、危害性

与其他昆虫相比，马陆对人类普遍的危害是作为媒介传播疾病、引起中毒及影响人类社会经济。

（一）传播病原体

马陆喜欢潮湿的环境，体表容易携带细菌。马陆也可以被螨虫、线虫等寄生虫寄生，真菌感染，从而具有将病原体传播给人的危害。

（二）引起中毒

马陆具有一定的毒性，它的侧腺可分泌刺激性的有毒化学物质，分泌这种毒素的腺体叫作驱逐腺，也可叫臭孔。这种化学物质是马陆的重要防御措施，可以保护马陆自身不受自然界的敌害侵袭。这些化学物质包括生物碱、苯醌、酚类、萜类和氰化氢，当中有一些是腐蚀性的，可以腐蚀蚂蚁和其他昆虫捕食者的外骨骼及较大捕食者的皮肤和眼睛。可以观察到有些灵长类动物，如卷尾猴和狐猴，会故意刺激马陆，使马陆分泌毒素，进而将马陆的毒素擦在自己身上驱赶蚊子。人类误食马陆会导致口唇过敏性水肿等。马陆的防御性分泌物大多对人类无害，通常只是造成皮肤的轻微变色，但是一些热带马陆的分泌物可能会引起疼痛、瘙痒、局部红斑、水肿、水泡、皮肤破裂等。眼睛暴露于这些分泌物会引起全身刺激，并可能导致结膜炎和角膜炎。热带雨林中的马达加斯加猩红马陆喷出的液体能使人双目片刻失明。但总体而言，人被马陆咬伤比被毒蛇、蜈蚣、蝎子咬伤所中的毒轻，只要正确常规处理，一般不会有生命危险。

（三）影响人类社会经济

大多数马陆虫都食用枯枝落叶，小部分会吃刚种下的幼苗，使幼苗无法生长或者叶子枯黄，影响农业生产，成为农业害虫，如斑点蛇马陆（*Blaniulus guttulatus*）就是甜菜和其他根茎作物的害虫。有些种类的马陆栖息于人的家庭附近，被认为是家庭害虫，此类马陆能侵扰屋顶、入侵家庭。有些马陆的周期性群集行为也可能导致其在轨道上被碾压，严重的可以造成轨道湿滑及火车延误。

五、防治

马陆通过多种方式对人类形成侵扰，因而需要对其进行防治。对马陆进行防治并不困难，可以通过它的生态习性进行防治。主要可以通过环境和化学这两种防治方法进行。

（一）环境防治方法

马陆性喜阴湿，昼伏夜出，可以通过改变虫源处的环境，从根本上解决问题。

（1）清除修剪杂草，降低草坪及土表湿度。

（2）清理如堆积的树叶和枯枝、岩石，住房周边的瓦块、砖块等，减少马陆虫的隐蔽环境。

（3）清晨浇水，白天可使水分尽快蒸发，也可在项目建造过程中，于草坪下方建立水源管道系统，以此控制土壤湿度。

（4）如果家周围出现马陆的话，需要勤打扫、保持室内清洁，常打开窗户通风，可以用生石灰铺洒在室外积水处（有研究表明生石灰能有效地杀死马陆）。

（5）对田地深翻土，使用充分腐熟的农家肥料，合理密植和灌水。

（二）化学防治方法

马陆有群居的习惯，要杀就要杀彻底。可以对马陆进行诱集以后再集中捕杀。根据马陆的危害特点，选择室内外不同农药品种，采用药效时间长短不同的农药来相互搭配，按农药对马陆作用方式的不同来相互搭配，通过反复试验，筛选出室内、室外效果好的农药品种。

（1）对于家里的马陆，可以选用市场上卖的卫生杀虫剂，对房屋喷洒一定量以后关闭门窗，间隔一段时间后再开窗通风。

（2）马陆白天隐居，早、晚爬行活动。可以选择在凌晨 5 点至上午 11 点以前、下午 5 点以后至晚上天黑为止，对同一块地进行 2 ~ 3 次、连续 3 d 的喷药。马陆外出爬行时，有不取食物的特点。在使用农药配比上，须加大农药剂量和用水量，使药液均匀渗入地表层。

（3）对于园区来说，可在每个安全通道的出入口采用滞留喷洒形式灭杀马陆成虫。对外围的绿化带，主要采用毒土处理方式，可使用溴氰菊酯滞留喷洒。最好是在下雨前将药物均匀地撒在绿化带内，如果天气干燥，撒完药物后可以在相应的地点进行局部的洒水。

天气暖和时，马陆经常在野外、乡村的房屋前后出没，此时应防止误食。如果孩童误食后出现口唇过敏性水肿，治疗的措施为：①清洗。局部用 0.9% 生理盐水冲洗口腔分泌物，干棉球擦干水珠。②外敷。用吹敷散药粉（冰片、青黛粉、水木通）吹敷双唇，每天 6 次。③内服清热解毒的中药。④对患者进行抗过敏治疗。⑤给予穿心莲液每天 2 次，每次 2 mL 的抗毒治疗。⑥支持疗法：静脉输入 5% 碳酸氢钠 20 mL，每天 2 次；10% 葡萄糖 250 mL 加鱼腥草 2 g 静滴。对于触碰或摆布沾染马陆分泌的毒素，从而导致皮肤出现红斑、疱疹和坏死的情况，应用大量肥皂水来清理，但不能用乙醇。眼周受伤者需马上渗滤，并运用皮质类固醇滴眼液或乳膏涂抹。

参考文献

[1] 张崇洲，张福祥. 蜈蚣和马陆 [J]. 生物学通报，1983，(6)：21 - 23，26.

[2] 刘卫欣. 马陆——洞穴中的隐士 [J]. 大自然，2015，(2)：22 - 23.

[3] 蓝建中. 日研究从千足虫体内提炼药用成分 [J]. 前沿科学，2015，(3)：89 - 89.

[4] 王静，孔飞，刘艳，等. 陕西地区马陆的发生规律及防治技术 [J]. 陕西林业科技，2011，(2)：58 - 59.

[5] 李朝品. 医学节肢动物学 [M]. 北京：人民卫生出版社，2009.

[6] Hopkin, Stephen P., Read, Helen J. The Biology of Millipedes [M]. Oxford：Oxford University Press. 1992.

[7] Drago, L., Fusco, G. & Minelli, A. Non-systemic metamorphosis in male millipede append-ages：long delayed, reversible effect of an early localized positional marker？ [J] Front Zool, 2008, 5：5.

（李金谦）

第三节　鼠

鼠类，在狭义上指哺乳纲里的啮齿动物，在广义上指啮齿目、食虫目、兔形目及翼手目中某些种群，这 4 个目的动物数量庞大，约占哺乳动物的一半。鼠类与人生活关系密切，是鼠疫、鼠型斑疹伤寒、流行性出血热、钩端螺旋体病等多种疾病的传播媒介。

一、分类

鼠类属脊索动物门（Chordata）、哺乳纲（Mammal）、真兽亚纲（胎盘类）［True beasts（placenta）］，是哺乳动物中种类最多、分布最广、数量最大的鼠形动物的总称，除南极洲外，其余大陆均有分布。鼠种类很多，现全世界鼠类约有 35 科 389 属 2700 多种，在我国南方主要有 33 种。鼠类动物因生存环境不同，形态差异巨大，有体长 1.3～1.5 m 的水豚（*Hydrochoerus hydrochaeris*），也有体长不足 10 cm 的巢鼠（*Micromys minutus*）。鼠类无论在体型、毛色和形态等方面，还是在生态适应特点和行为习性上，以及在地理分布和栖息的密度上都有差别。

鼠类的分类依据主要为形态特征、遗传特性及地理性状。具有分类意义的外貌特征如下。

（1）总体状况，包括形态、体重、体型肥瘦、体表测量的主要尺寸和生境。

（2）从头到尾各个部位的被毛色调，特别是鼠类毛尖、毛基、躯体各部位之间色调的差别和毛质。

（3）体型结构和结构比例。体重计量单位为 g；体长由吻到肛门后缘；尾长由肛门后缘到尾间；后足长由足跟部到最长趾端；耳高由耳壳下方缺口至耳端，计量单位均为 mm。

（4）鼠类的乳式及齿式。鼠类记乳数需记乳着生部位，如小家鼠雌鼠乳头一共 5 对，胸部 2 对，鼠鼷部 3 对，记为 2∶0∶3；小家鼠雄鼠乳头一共 3 对，均在鼠鼷部，则描述为 0∶0∶3。齿式需以分式记，即分母是下腭齿，分子是上腭齿。牙齿的齿式为：i（门齿）.c（犬齿）.p（前臼齿）.m（臼齿）/i（门齿）.c（犬齿）.p（前臼齿）.m（臼齿）。例如，褐家鼠上下腭齿排列一致，门齿 1 对，无犬齿和前臼齿，臼齿 3 对则记为 1.0.0.3/1.0.0.3 或记为 1/1.0/0.0/0.3/3 或 i＝1/1，c＝0/0，p＝0/0，m＝3/3。对于不能确定种的标本，应做体型描述的记录，将分类的外貌特征按顺序记录，进行 DNA 测序来确定种属。鼠类的种群鉴定主要依靠头骨结构形态和其组构关系。啮齿目的头骨组成较为完整，具有代表性；兔形目、食虫目相比于啮齿目有骨块融合，有些种类头骨有缺损。头骨的构造特征及其量度是种类鉴别的可靠依据。

鼠有两个分布中心，一个位于亚洲南部到大洋洲一带，另一个位于非洲。非洲一带的鼠类种类少于亚洲南部到大洋洲一带。在我国，害鼠可分为喜湿型和耐旱型，根据温度又可分为寒湿型、温湿型、热湿型、温旱型及寒旱型。热湿型为起源于亚洲热带雨林区的鼠类，以鼠科种类为主，空间分布为岭南与岭南以西地区、东南沿海岛屿地区和滇南喜马拉雅南坡，常见的种群主要有褐家鼠（*Rattus norvegicus*）、小家鼠（*Mus musculus*）、屋顶鼠

（*Rattus rattus*）、竹鼠（*Rhizomyidae*）、黄毛鼠（*Rattus losea*）等，鼠类多见于民居及农田。

二、形态特征

鼠类身体呈锥形，皮肤由表皮、真皮和皮下组织构成，大部分皮肤表面密集覆盖着毛，有皮脂腺及汗腺。鼠类依靠肺部呼吸，呼吸量大。正常情况下，鼠胃内呈酸性，肠内呈弱碱性。同其他哺乳动物一样，鼠类的躯体可明显分为头、颈、躯干、尾和四肢这几个部分（见图 4 -6）。

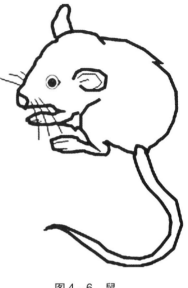

图 4 -6　鼠

头部偏圆但稍长，在头的两侧着生两只眼睛，眼的位置大致居中，可将头部分为前面的颜面和后面的颅部。眼球晶体的大小随年龄增加而增大。鼻和嘴分别位于颜面的上、下部，通常被称为鼻吻部。吻端通常尖突，有触须鼠每侧上唇触须呈水平方向排列为 8 ～ 10 行，由鼻向后沿上唇分布 50 ～ 60 根。鼠类口腔内上、下颌各有 1 对锄状门齿，无犬齿，犬齿位置为齿隙。门齿可终生生长，因此需要经常啃啮较硬东西以保持门齿一定长度。下颌骨与颅骨连接的关节面呈长轴形，与上颌骨的结合较松弛，其下颌骨可以左右移动，也可以前后移动。颅部两侧的一对耳，是鼠类的听觉器官，分为外耳、中耳和内耳，耳壳的长短和形状差异较大，与鼠的种类相关。例如，长耳跳鼠的耳长接近体长的一半；黄鼠类的耳壳退化，只留存痕状物；竹鼠营地下生活，已完全没有外耳壳。

颈部是头和躯干链接的部位，位于头部后方，颈部的长短也与鼠的种类相关。例如，以跳跃为主要运动的鼠类则有较长的颈部；挖洞居住的鼠类颈部较短；完全营地下生活的鼠类几乎没有明显的颈部。

鼠类的胸和腹部统称为躯干，是身体主要组成部分。许多重要的器官均位于躯干内。躯干长而微弯，呈弓形，上边称为背部和背面，下边称腹面。背部可分前背和后背，前背的前部两侧连接前肢的部位被称为肩部，后背后部连接后肢的部位被称为臀部。腹面可分为胸部和腹部。胸部以肋骨为界，腹部大于胸部。雌鼠在腹面有乳头 3 ～ 6 对，最前一对位于胸部，最后一对位于腹股基部。雄性鼠的乳头极小，不易被发现。靠近尾根处为会阴部，有肛门、阴茎和阴囊，是雄性外生殖器。雌性鼠的泄殖孔被称为阴门，包括阴蒂和尿道口。在会阴部的两侧各有一无毛的浅凹陷，被称为鼠鼷部。鼠鼷部的作用是分泌鼠种特有的气味。

鼠类尾部通常明显，尾的长短、大小和形状因种类的不同差异很大。尾巴的作用一般与其保持平衡、协助攀爬、散热等有关。鼠科尾部多与其体长相近；仓鼠科尾部较短；毛足鼠属、兔尾鼠属和鼠兔属则没有外尾。

鼠类的四肢位于躯体前后两侧，是主要的运动器官。在森林中栖息的鼠类四肢修长，动作敏捷；善跳跃的鼠类，后肢长是前肢的 2.5 ～ 5 倍；营穴居生活的鼠类，四肢粗短；

生活与地下挖掘有关的鼠类，前足掌粗大；在潮湿环境中生活的种类，除足掌裸露外，通常还具有许多发达的掌垫；生活在水中的种类，后足趾间还有半蹼，可起到桨的作用。

雌性鼠的生殖系统为一对位于腹腔的卵巢、一对开口于卵巢附近的输卵管、连接输卵管的子宫及于体外的开口，位于肛门前方、尿道下方的阴道。雄性鼠的生殖系统为性成熟时由腹腔下降到阴囊中的一对卵圆形睾丸、位于睾丸之上的附睾、与附睾相连的左右两根输精管、贮精囊及射精管。

小家鼠为啮齿目鼠科中的小型鼠，呈世界范围内分布。体长 60～90 mm，尾长变化较大，北方种群尾部较躯体短，而南方种群尾部与躯体体长相近或稍微长于躯体。头部较小，吻不长，耳呈圆形，大小为 11～14 mm，明显暴露于毛被外。四肢细弱，后足较短，仅稍微较耳部长。毛色与其栖息的环境及当时的季节相关，体背多呈棕灰、暗褐色，毛基部呈黑色，腹面毛呈灰白色、灰黄色。尾两色，背面颜色较深腹面较浅。小家鼠与其他体型差不多的鼠种最主要的区别特征是小家鼠上颌门齿内侧，从侧面看有一明显的缺刻。

黄毛鼠别称田鼠、黄毛仔、黄哥仔、罗赛鼠、小黄腹鼠，主要分布于柬埔寨、中国、老挝、马来西亚、泰国、越南。黄毛鼠体型呈中等大小，躯干细，体长 140～180 mm。外貌与褐家鼠十分相似，但是它的后足较短，耳朵小且薄。黄毛鼠头骨颞嵴弯曲呈弧形，与褐家鼠显著不同。黄毛鼠毛色变异较大，背毛有淡棕褐色、棕褐色至黄褐色不等，腹毛呈白色、灰白、灰色不等，尾巴接近一色，足背呈白色。黄毛鼠的门齿孔较长，臼齿咀嚼面的齿突十分明显，每列横嵴上的齿突较为发达。

三、生态习性

鼠类整个生长发育过程大致可分为 4 个阶段。从受孕到出生为第一阶段，这个阶段也可称为胚胎期，指从受精卵发育至分娩的过程。该时期时间的长短与鼠类体型有关，一般小型鼠为 20 d 左右，大型鼠为 25～30 d。大多数鼠类一次可有多个卵子受精，但受精卵的数量并不等于产出幼鼠的数量，因为有些胚胎会在母体内死亡或被母体吸收。这种现象的出现，主要是由母鼠自身的生理状况和环境条件所致。从出生到睁眼为第二阶段，这阶段的时间为 10～15d，在此期间鼠类内部器官迅速发育，生长迅速，形态变化明显，开始掌握攀登、逃避、隐藏等能力。在此阶段，幼鼠需要依靠母鼠的哺乳才能存活。从开始睁眼到性成熟为发育的第三阶段，睁眼后的 15～20 d，幼鼠开始活动并逐渐独立生活，这个时期被称为亚成体期，鼠类性器官尚未发育成熟，虽能够独立到洞外活动，但仍需要与母鼠共同栖息在同一个洞穴。性成熟期为第四阶段，这个时期的个体达到完全性成熟。出生后的 60 d 有少数个体可以繁殖，绝大多数在出生后 80 d 能繁殖。性成熟期的鼠类为成体鼠，该阶段的鼠活动力强、生殖力旺盛，对种群数量动态起着重要的作用。鼠的生长发育。因种类和年份的不同差异很大。气候适宜且食物充足时，生长发育需要的时间大大缩短。在气候寒冷的地方，小型鼠从受孕到性成熟期需要 100 d 左右。鼠类的寿命因种类不同差异很大，一般田鼠、家鼠的寿命为 2 年左右。

鼠类常为杂食性动物，多以草茎、草根、树皮、蔬菜、瓜果等为食，但是各有侧重，有的以植物性食物为主，有的以动物性食物为主。微量元素和水是其维持生命和繁殖不可缺乏的物质。鼠类个体小，但体表面积大，散热多，需要大量取食才能使体温维持在恒定温度。除物种本身的特性外，食性受季节、环境、个体性别和年龄等多种因素影响。褐家鼠的食谱很广，包括各种谷物、肉类、水果、垃圾等。小家鼠则喜食高蛋白、高糖类的食物，最喜食面粉类食物。黄毛鼠是杂食性鼠类，动物性、植物性食物都喜欢，在红树林栖息也吃小虾和小蟹。不同种类的鼠食性差别较大，即使是同一物种，在不同环境或季节下，食性也存在较大差异。不同种类个体大小的鼠类食量各不相同，一般每日食量约为鼠体重的 1/5 ~ 1/10。据调查，一只褐家鼠平均每年消耗粮食 12.3 kg，一只小家鼠每年平均消耗粮食 1.4 kg。

鼠类栖息地较广，只要是可以满足啮齿类动物生存所需的空间、食物等存活繁衍的需求的地方均可成为其栖息地。根据鼠类种群选择习性的不同，栖息地可分为最适栖息地、可居住栖息地和不适栖息地。这三类栖息地随着环境条件的改变而发生相互转化。相对来说，适宜程度高的栖息地，种群的密度也高。例如，春季比较低洼的地段，常常有较好的食物和气候条件，是一些鼠类的最适栖息地，但是一旦到了雨季，该地段常常被洪水淹没，就变成了鼠类的不适栖息地。

除少数鼠类营树栖和半水栖外，多数鼠类营地下穴居生活，洞穴是鼠类居住和隐蔽的场所。地下温度变化较小，鼠类常根据气候条件来决定洞穴的深浅。鼠类的洞穴形式多样，各种鼠类的洞穴结构有很大差异。农田和家栖环境里的鼠类洞穴较为复杂，可被称为"洞系"；而在隐蔽条件较好的林地、灌丛中的鼠类洞穴则比较简单。洞系一般包括洞口、洞道、窝巢、仓库、厕所、盲道、暗窗等部分。洞穴的洞口数量、大小和形状与鼠种有关，如东方田鼠的洞口可多至十几或几十个（见图 4-7），而黄鼠的洞口最多不超过 2 个（见图 4-8）。地下有纵横交错、结构复杂的洞道，洞道的直径、深浅、长短与鼠类的生活方式、体型及季节有关。一般冬季洞穴和永久洞穴的洞道非常复杂，分支多。盲道和暗窗是由洞道或窝巢引出的，末端接近地面但又不与地面相通。当鼠类受到惊吓时，会立即离开窝巢进入盲道或暗窗，在危急时扒开地表土，从而破洞逃走。

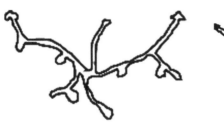 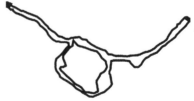

图 4-7　东方田鼠洞穴剖面　　　图 4-8　黄鼠洞穴剖面

鼠类的出洞活动，通常以洞穴为中心，有一个经常活动的范围——巢区。各种鼠类的巢区大小不一，是鼠类进行觅食和交配等行为的场所。食种子的鼠类巢区一般较大，而食茎、叶的鼠类巢区一般较小。同一鼠类的巢区大小也会随鼠类的繁殖和食物条件的季节变化而有所不同。一般在交配期，雌雄鼠的活动范围扩大；在冬眠前，活动范围也会扩大；在食物条件丰富时，鼠类活动范围缩小。

在长期进化过程中，各种鼠类形成了其特有的活动节律。活动期与安静期之间的周期性交替，与气候条件及其性别、年龄和每个个体的生理状态密切相关。在大风大雨天气情况下，鼠类活动频率减少，在天气好转后，活动频率会明显增高。鼠类出洞活动，主要是从事觅食、占域和交配等。不同种类的鼠种，昼夜活动规律不同。白天活动的鼠种，多栖息于隐蔽条件较好和便于入洞躲藏的环境中，每天活动的高峰随天气的变化而改变。冬季气温比较低，鼠类只会在气温较高的中午才出来活动，一天只有一个活动高峰；夏季气温高时，鼠类一般只在早晨和黄昏前后活动，一天有两个活动高峰，如黄鼠和花鼠等。有的鼠夜间活动，此类鼠隐蔽条件较差，如仓鼠、黄毛鼠、黑线姬鼠等；有的鼠昼夜都出来活动，主要是常年在地下生活的鼠类和部分在树上生活的鼠类，如家鼠、小家鼠等。小家鼠虽昼夜活动，但还是以夜间活动为主，尤其在晨昏时候活动最活跃，一天可形成两个明显的活动高峰。黄毛鼠夜出活动，黄昏前后活动比较频繁。黄毛鼠善游泳，虽然多筑巢在小河旁的围堤上，但能游过小河到稻田、甘蔗地等农田窃食农作物。鼠类的生长发育阶段也影响其活动频率，如母鼠怀孕后，活动极为频繁。不同季节，鼠类活动频率也不相同：早春食物缺乏，鼠类为寻找食物，活动较多；秋季作物成熟后，鼠类为贮存食物，活动也很频繁。

有些鼠在数量大暴发的年代，可以成群结队、浩浩荡荡地翻山越岭，迁移数千千米，如高纬度冻土地区的草原旅鼠。鼠的迁移可以分为主动迁移和被动迁移。主动迁移又可分为季节性迁移和扩散性迁移两种。季节性迁移主要发生在春、夏、秋三个时期：①春季迁移：春季气候转暖，越冬后的鼠类到播种地取食，危害作物的种子及幼苗。②夏季迁移：庄稼幼苗逐渐生长发育，为鼠类提供了取食和荫蔽的条件。大量鼠迁移至农田，此时早期出生的幼鼠也离开母体独立生活，到农田寻找适宜的居住地点。③秋季迁移：作物收割开始后，分散在田间和四周的鼠逐渐向谷物堆集中或向邻近的农田迁移。例如，小麦被收割后，麦田的害鼠又向大豆、玉米地迁移。大豆被收割后，害鼠向谷物迁移。秋翻后鼠的食物减少，隐蔽条件变差，气温逐渐降低，鼠又迁回越冬地，重新挖洞贮粮过冬。鼠类季节性迁移的进程平缓，通常会在原栖地留存一定数量。扩散性迁移的原因主要有幼鼠和亲鼠的分居、发情寻偶、种群密度的压力等。被动迁移具有较大的突发性，有逃难性质，迁移过程中死亡率很高，在迁移程度上具有彻底性。

鼠类的性周期是指生殖器官发育成熟并具有生殖能力后，导致雌雄鼠交配的生理状态周期。一般雌性鼠比雄性鼠表现得更为明显。雌性鼠的性周期可以分为动情间期、动情前期、动情期和动情后期。雄鼠的性周期较雌鼠简单，动情期与雌鼠动情期一致。动情期的雄鼠睾丸增大，由腹腔降入阴囊，形成大量成熟的精子，雄性鼠活动频率增加。雄鼠生殖器官中有凝固腺，分泌物在交配后 10 ～ 12 h 凝固在雌鼠阴道口，形成 1 个白色、绿豆大小的阴道栓，可以防止精液倒流，提高受孕率。阴道栓的出现被视为交配成功的标志，但不能作为受孕的标志。

鼠类的繁殖能力普遍较强，但不同种的鼠类繁殖力有较大差异。一般来说，地表活动的鼠类比栖息在地下的鼠类出生率高；非冬眠鼠类比冬眠鼠类的出生率高。鼠类的出生率大小主要取决于本身的繁殖状况、动情期开始的迟早、妊娠期和哺乳期的长短、每年受孕次数、每胎产仔数、幼鼠性成熟年龄、种群的年龄组成和性比等。一般寿命长的鼠类繁殖力弱，寿命短的鼠类繁殖力强。鼠在一年内可进行多次重复发情，多次妊娠生育，所以又称为多动情期动物。

同一种类的鼠，栖息在不同生态环境中，由于气候和食物条件的不同，其繁殖力有很大差异。所处环境的食物丰富且营养价值高，则鼠类繁殖开始早。食物中的水分含量也明显影响鼠类的繁殖力。春季若天气过冷，会影响雄性鼠精子的形成和雌性鼠的排卵，使鼠类繁殖时间推后。高温也会使个别种类的鼠停止繁殖。秋冬季节，人为增加日照时间，可以加速鼠类的性成熟，缩短怀孕时间，从而加速鼠类的性成熟。

鼠类一般春季开始交配，晚春及夏初产仔，秋季繁殖速度减弱。在黑龙江地区，气候寒冷，鼠类推迟至 4 月开始繁殖，5～8 月为繁殖盛期，10 月后停止繁殖。在南方地区，气候温暖，鼠类繁殖季节较北方长，一般从 2～3 月以后开始繁殖，11～12 月繁殖结束，少数鼠类全年繁殖。小家鼠一年四季都能繁殖，出生后 2 个月左右，就开始性成熟。雌性鼠孕期为 19 d，每年可受孕 4～5 胎，每胎一般产 5～8 只幼仔，多的时候可达 16 只。小家鼠的平均寿命少于 1 年，据估计，一只雌性小家鼠一生中可有 20～30 只健康后代参与繁殖。褐家鼠 1 年可生育 5～7 胎，孕期为 22 d，每胎产仔 6～22 只。

冬眠和夏蛰是一些鼠类以休眠度过严寒冬季和干旱或炎热夏季的特性。有冬眠习性的鼠，在冬季来临前积蓄皮下脂肪，严冬蛰伏在洞内不食不动，生命活动处于极度降低的状态。鼠类冬眠可以分为三种类型：①不定期冬眠、间断性冬眠及不间断冬眠。不定期冬眠：体温比平时降低 1～2 ℃，容易被惊醒，有时在食物充足时不冬眠。②间断性冬眠：体温下降得比较少，容易被惊醒，在冬季温暖的时候还可以外出活动。③不间断冬眠：体温下降得多，即使受到轻度伤害也不会惊醒，冬眠期长。在纬度较低的热带地区，气候季节性变化不明显，一年四季气候温和，鼠类没有冬眠和储存食物的习性，可常年繁殖。夏蛰也叫夏眠，夏眠期很短，其生理特性与冬眠基本相同，指少数鼠类夏季为避开炎热和干旱也会在洞内蛰伏的状态。夏眠时，鼠类体温变化不大，和气温相差不多，鼠类的新陈代谢比冬眠时旺盛，代谢水平变化不大。

鼠类是有社群特性的动物，其社会行为主要表现为觅食行为、婚配制度、避敌行为、等级行为和领域性行为。鼠类的觅食行为包括丰富其生存环境中的食物、鼠类可取食的比例及鼠类为了争夺资源而发生的种间竞争。鼠类的婚配制度是指雌雄鼠发生性行为的关系，包括雌雄数量比例、雌雄个体之间的联系方式、紧密程度以及雌雄性所负担的育幼行为等。同一种类的婚配制度具有相对的稳定性。婚配制度可以分为一雄一雌制、一雄多雌制和一雌多雄制。一雄一雌制的鼠类具有特定和稳定的家庭组织形式。多配偶制的鼠类，雌性鼠所产的幼仔一般在断奶后就离开母鼠独立生活。鼠类的避敌方式主要依靠身体保护色、发达的感觉器官、敏捷的行动及分散的栖息方式。对于个体较小、不善奔跑的鼠类来说，避敌的最好方式是躲藏。等级行为包括群体中的趴卧顺序、交配优先、采食次序等。享有高等级的个体占有资源优势。领域行为指的是在同一栖息地，不同的鼠种都占据一定的范围。这样的行为可以使其获得比较稳定的食物和空间资源，有利于生存。鼠类占有领域所付出的代价与其获得的好处有一定的关系。领域过大，维持和竞争付出的代价也大；相对应地，领域过小，维持和竞争付出的代价小，但食物资源、避敌空间、寻求交配对象的机会也小。

家栖鼠营群居生活，雄性首领会在领土内和若干雌性组成家庭，并和它们的后代一起生活。家栖鼠的等级行为表现为优势者在种群中占有统治支配地位，其他个体处于从属地位。家栖鼠的领域性主要表现在它的巢区，即栖息、觅食、繁殖、活动的范围，其巢区没有固定的形式与面积，往往因周围环境而异。家栖鼠有留恋旧巢的特性，即外出数天后常返回原来熟悉的巢区活动。

四、危害性

鼠类在自然界中适应能力强，分布广泛，繁殖速度快，数量多，几乎可在各种生态环境中生存。鼠类很多的栖息地都与人类重合，因而与人生活密切相关。鼠类是生态系统中的重要组成部分，只有在鼠类干扰人类正常生活和生产秩序或对生态环境造成的破坏超过一定的范围后，我们才称之为害鼠。害鼠的危害性主要表现在将鼠间流行的某些疾病传播给人或充当媒介将病原体传播给人，危害农、林、牧业及破坏人类的各种设施。

（一）充当媒介传播病原体

鼠类是许多自然疫源性疾病的储存宿主或媒介，目前，全世界90%的鼠种能携带200多种病原体，已知鼠类传给人类的疾病有57种，如鼠疫、鼠型斑疹伤寒、流行性出血热、钩端螺旋体病、地方性斑疹伤寒、恙虫病等。许多鼠原性疾病的病原体在自然界中多以"鼠—鼠—鼠"或"鼠—昆虫—鼠"的形式自然传播，很少以"鼠—人—鼠"的形式传播。鼠类作为传染源的危害程度，主要取决于人与感染的鼠的接触机会、接触程度及是否有传播该病的适宜条件。鼠传疾病的传播途径主要分为直接传播和间接传播。直接传播途径是通过被鼠咬伤或是其他伤口直接接触鼠排泄物或分泌物，或食入受鼠排泄物或分泌物污染的水、食物及吸入鼠粪便、尿等污染物形成的气溶胶而传播；间接传播途径是在鼠体表寄生的蜱、蚤、螨等媒介通过叮咬的方式将病原体传播给人。鼠类在历史上造成的死亡人数巨多。例如，鼠疫仅14世纪就造成了当时欧洲四分之一的人死亡。鼠疫是由鼠疫杆菌引起的一种虫媒性烈性传染性疾病，以蚤类为媒介流行于鼠类之间。患者在感染后主要会出现发热、淋巴结肿大及出血等症征，部分患者还会出现严重的毒血症症状。我国在新中国成立后虽然已经有效控制了鼠疫，但疫源尚未消灭，个别地方依然有零星病例。我国目前有12种类型的鼠疫自然疫源地，分布在19个省（区）。钩端螺旋体病及流行性出血热等同样也有致命的危险，病原体贮存在鼠类体内，通过螨、蜱、蚤等寄生虫或鼠类排泄物传染给人及家畜。鼠类有时还会主动攻击人类，被鼠直接咬伤也可能会感染病原体。

（二）危害农、林、牧业

鼠类对农业生产的危害是严重的。鼠类对水稻、小麦、玉米等粮食作物的盗食种子、咬断禾苗、咬苞及窃取籽粒各种行为均可造成重大的粮食损失。鼠类也爱吃各种油类作物及各种经济作物。一只褐家鼠平均每年可吃掉9kg的粮食。森林鼠害主要表现为鼠类危害人造幼林。在林区，鼠类可盗食树种、啃食幼苗及咬断树根等，危害树木的生长和森林生态。在养殖业方面，鼠类咬死、咬伤家禽家畜的事例经常可见。

（三）破坏人类的各种设施

鼠类在人房屋内的危害，主要表现在咬坏衣服及书籍。火车、轮船和飞机等公共交通工具也经常遭到鼠患。鼠类容易制造隐患，危险性极大。其在堤坝内打洞能引起水灾，咬破电线而引起火灾的事故也并不罕见。

五、防治

要预防鼠类传染病，就应彻底消灭害鼠，要想彻底消灭害鼠，又必须从防鼠方面着手。防鼠建筑和防鼠设备是消灭鼠类的基本方法。有了防鼠建筑，室外的鼠类无法进入室内，对其进行活动范围的限制；做好防鼠设备，断绝鼠类粮食的来源；堵塞鼠洞和消除鼠巢，可对其进行数量管制。鼠类经多方面的管制，生殖率就会逐渐降低，再配合生物防治、毒鼠捕鼠等综合治理方法，即可逐渐降低害鼠的数量。主要的方法如下。

（1）生态防治：破坏鼠类的生态环境和食物条件，从而影响其数量增长。

（2）生物防治：使用鼠类天敌或者对人、畜无害但对鼠有致病力的微生物灭鼠。

（3）物理防治：使用鼠夹、鼠笼、电猫等物理工具灭鼠、捕鼠。

（4）化学防治：使用灭鼠药对鼠类进行杀灭。该措施是害鼠综合治理的一个重要手段，然而随着使用年限的增加，灭鼠剂的灭鼠效果会逐年下降。为取得好的灭鼠效果，应从下边几方面进行：①优化灭鼠时机。②合理使用化学灭鼠剂进行灭鼠。③科学配制及投放毒饵。④做好灭鼠的组织管理工作。

参考文献

［1］韩雪清，林祥梅，王景林，等．中国国境口岸病媒生物及动物虫媒病［M］．北京：科学出版社，2019.

［2］许国章，白勇．实用病媒生物防治技术［M］．上海：复旦大学出版社，2010.

［3］王勇，张美文，李波．鼠害防治实用技术手册［M］．北京：金盾出版社，2003.

［4］张韶华，马汉武，贾凤龙．深圳媒介生物及其防治［M］．广州：中山大学出版社，2012.

［5］张知彬，王祖望．农业重要害鼠的生态学及控制对策［M］．北京：海洋出版社，1998.

（李金谦）

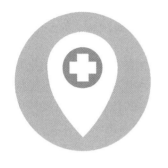

第五章 | 热带媒介生物
检测技术

媒介生物（vectors）又称病媒生物，指通过生物和（或）机械方式将病原生物从传染源或环境向人类传播的生物，主要包括节肢动物中的蚊、蝇、蜚蠊、白蛉、蚤、虱、蠓、蚋、蜱、螨和啮齿动物的鼠类等。媒介生物可以携带病原体，伴随交通工具、货物等全球流动，给人类健康、生命安全以及经济造成严重威胁。本章主要介绍媒介生物传染病的病原体检测技术以及媒介生物的监测与控制技术。

第一节　媒介生物传染病的病原体检测技术

媒介生物性传染病（vector-borne disease）指与病媒生物相关的传染病，包括虫媒传染病（arthropod-borne disease）和鼠源性疾病（rodent-borne disease）。虫媒传染病是指以节肢动物为传播媒介的传染病；鼠源性疾病是指以啮齿动物为宿主的传染病。虫媒传染病与鼠源性疾病广义上均被称为虫媒传染病。虫媒传染病种类多、分布广、危害大，如疟疾、利什曼病、锥虫病、丝虫病、登革热、黄热病、寨卡病毒病、肾综合征出血热以及斑疹伤寒等，目前一般按照病原体的生物属性来分类。病原体的检测技术包括病原学检测技术、免疫学检测技术和分子生物学检测技术。

一、虫媒传染病分类

虫媒传染病种类较多，目前广泛采用病原体的生物属性来分类，可分为虫媒寄生虫病、虫媒病毒病、虫媒细菌病、虫媒立克次体与埃立克体病和虫媒螺旋体病。

虫媒寄生虫病包括疟疾、利什曼病、丝虫病、锥虫病、弓形虫病、结膜吸吮线虫病，以及美丽筒线虫病等。本节以疟疾、利什曼病和丝虫病为例进行介绍。

（1）疟疾：是由疟原虫寄生人体所致的严重传染病，在全球致死性寄生虫病中位居第一，传播媒介是按蚊。疟疾在全球广泛分布，主要流行于热带、亚热带地区，温带地区次之，热带地区全年均可发病。根据 WHO 的数据，2019 年，全球疟疾病例约 2.29 亿例，死亡病例约 40.9 万例。疟疾是《中华人民共和国传染病防治法》规定的乙类传染病，国家卫健委公布的"我国卫生健康事业发展统计公报"数据显示，2015—2019 年，全国共报告疟疾 14007 例，死亡病例 67 例。

（2）利什曼病：传播媒介是白蛉，是由利什曼原虫寄生人体引起的一种寄生虫病，主要分为内脏利什曼病、皮肤利什曼病和黏膜皮肤利什曼病三种类型。内脏利什曼病又称黑热病，是最严重的利什曼；皮肤利什曼病是最常见的利什曼病；黏膜皮肤利什曼病是最容易致残的利什曼。利什曼病被 WHO 列为"七种最重要的热带病"之一，呈全球分布，主要流行于亚洲、非洲、欧洲与拉丁美洲。据 WHO 报道，每年约有 70 万至 100 万新发病例出现。黑热病是仅次于疟疾的第二大全球致死性寄生虫病。黑热病属于《中华人民共和国传染病防治法》规定的丙类传染病，国家卫健委公布的"我国卫生健康事业发展统计公报"数据显示，2015—2019 年，全国共报告黑热病 1305 例。

（3）丝虫病：是由丝虫寄生于人体淋巴系统、皮下组织或浆膜腔所引起的寄生虫病。例如，班氏丝虫和马来丝虫引起淋巴丝虫病，其传播媒介是蚊；盘尾丝虫引起盘尾丝虫病

（又称河盲症），其传播媒介是蚋，盘尾丝虫病是仅次于沙眼的全球第二大导致失明的感染性疾病。

虫媒病毒病包括登革热、肾综合征出血热、黄热病、寨卡病毒病、西尼罗热、裂谷热、基孔肯雅热、克里米亚－刚果出血热、流行性乙型脑炎和森林脑炎等。本节以登革热、肾综合征出血热和黄热病为例进行介绍。

（1）登革热：由登革病毒导致的急性传染病，传播媒介主要是埃及伊蚊，其次是白纹伊蚊，病毒通过感染的雌性蚊叮咬传染给人类。病毒在蚊体内孵化 4～10d 后，被感染的蚊虫可终生传播病毒。据 WHO 报道，在"2019 年全球健康十大威胁"中，登革热排在第九位，位居"艾滋病"之前。登革热广泛分布于热带及亚热带地区，在非洲、美洲、东地中海、东南亚和西太平洋地区 100 多个国家呈地方性流行，其中美洲、东南亚和西太平洋区域受影响最为严重，东南亚是登革热的主要流行区。登革热是《中华人民共和国传染病防治法》规定的乙类传染病，国家卫生健康委员会"我国卫生健康事业发展统计公报"数据显示，2015—2019 年，全国共报告登革热病例 39125 例。2014 年，登革热在广东省大暴发，报告病例达 46864 例，死亡 6 例。

（2）肾综合征出血热：又称流行性出血热，是由汉坦病毒感染导致的一种自然疫源性疾病，一般认为病毒是通过啮齿动物的分泌物、排泄物经气溶胶方式传播。肾综合征出血热呈世界性流行，主要分布于欧亚大陆，我国是世界上肾综合征出血热疫情最严重的国家，疫区分布广、发病病例多，除青海和新疆外，其他省份均有病例报告。肾综合征出血热是《中华人民共和国传染病防治法》规定的乙类传染病，国家卫生健康委员会"我国卫生健康事业发展统计公报"数据显示，2015—2019 年，全国共报告流行性出血热 51991 例，死亡 315 例。

（3）黄热病：由黄热病毒引起，通过伊蚊叮咬传播。主要流行于撒哈拉以南非洲和拉丁美洲，亚洲尚无本地感染病例报告，但近年来有输入性病例报道。黄热病属于国际检疫的传染病之一。

虫媒细菌病包括鼠疫和野兔热等。本节以鼠疫为例进行介绍。

鼠疫：由鼠疫耶尔森菌引起的烈性传染病，是一种自然疫源性疾病。鼠疫属于国际检疫传染病之一，也是《中华人民共和国传染病防治法》规定的甲类传染病。动物和人间鼠疫主要以鼠蚤为传播媒介；少数可因直接接触患者的痰液、脓液或病兽的皮、血、肉感染；肺鼠疫患者痰液中的鼠疫耶尔森菌可通过飞沫传播，造成人间的大流行。目前，我国有 12 类鼠疫自然疫源地，分布在 19 个省（区）。国家卫生健康委员会"我国卫生健康事业发展统计公报"数据显示，2015—2019 年，全国共报告鼠疫 7 例，死亡 2 例。

虫媒立克次体与埃立克体病包括流行性斑疹伤寒、地方性斑疹伤寒、恙虫病、Q 热和埃立克体病等。本节以流行性斑疹伤寒和地方性斑疹伤寒为例进行介绍。

（1）流行性斑疹伤寒：又称虱型斑疹伤寒，是由普氏立克次体所致的急性传染病，传播媒介是人虱，以体虱为主，头虱次之。

（2）地方性斑疹伤寒：又称鼠型斑疹伤寒或蚤传斑疹伤寒，是由莫氏立克次体引起的急性传染病，传播媒介是鼠蚤。斑疹伤寒属于我国丙类传染病，国家卫健委公布的"我国卫生健康事业发展统计公报"数据显示，2015—2019 年，全国共报告斑疹伤寒 5694 例。

虫媒螺旋体病包括流行性回归热、地方性回归热和莱姆病等。

（1）流行性回归热：又称虱媒回归热，病原体是回归热包柔螺旋体，传播媒介主要是人体虱，头虱也可传播此病。

（2）地方性回归热：又称蜱媒回归热，病原体有 10 余种包柔螺旋体，传播媒介主要是软蜱。

（3）莱姆病：病原体是伯氏疏螺旋体，传播媒介主要是硬蜱。

如果按照传播媒介的生物属性来分类，虫媒传染病可分为蚊媒传染病、白蛉传染病、蜱媒传染病、蚤媒传染病、虱媒传染病以及螨媒传染病。

常见媒介生物及其传播疾病见表 5 - 1。

表 5 - 1　常见媒介生物及其传播疾病一览表

疾病名称	病原体	主要传播媒介	主要感染方式	疾病名称	病原体	主要传播媒介	主要感染方式
疟疾	疟原虫	按蚊	经叮咬	利什曼病	利什曼原虫	白蛉	经叮咬
淋巴丝虫病	班氏丝虫、马来丝虫	按蚊、库蚊、伊蚊	经叮咬	盘尾丝虫病	盘尾丝虫	蚋	经叮咬
非洲锥虫病	布氏冈比亚锥虫、布氏罗得西亚锥虫	采采蝇	吸血时随唾液进入人体	美洲锥虫病	克氏锥虫	锥蝽	吸血时随唾液进入人体
登革热	登革病毒	埃及伊蚊	经叮咬	肾综合征出血热	汉坦病毒	鼠类	通过啮齿动物的分泌物、排泄物经气溶胶方式传播
黄热病	黄热病毒	伊蚊	经叮咬	寨卡病毒病	寨卡病毒	埃及伊蚊	经叮咬
西尼罗热	西尼罗病毒	库蚊	经叮咬	裂谷热	裂谷热病毒	伊蚊	直接接触、伊蚊叮咬、吸入气溶胶
基孔肯雅热	基孔肯雅病毒	埃及伊蚊、白纹伊蚊	经叮咬	克里米亚 - 刚果出血热	克里米亚 - 刚果出血热病毒	璃眼蜱	经叮咬

（续上表）

疾病名称	病原体	主要传播媒介	主要感染方式	疾病名称	病原体	主要传播媒介	主要感染方式
流行性乙型脑炎	乙型脑炎病毒	三带喙库蚊	经叮咬	森林脑炎	森林脑炎病毒	硬蜱	经叮咬
流行性斑疹伤寒	普氏立克次体	体虱	经叮咬	地方性斑疹伤寒	莫氏立克次体	鼠蚤	经叮咬
恙虫病	恙虫病东方体	恙螨	经叮咬	Q热	Q热立克次体	硬蜱	经叮咬
流行性回归热	回归热包柔螺旋体	体虱	经叮咬	地方性回归热	10余种包柔螺旋体	软蜱	经叮咬
莱姆病	伯氏疏螺旋体	硬蜱	经叮咬	鼠疫	鼠疫耶尔森菌	鼠蚤	经叮咬

二、标本采集

标本采集是虫媒传染病实验室诊断至关重要的一步，正确地采集、运输及保藏标本是准确检测的前提。选择合适的标本及采集时间对病原体的分离十分重要。标本的种类很多，有患者血液、脑脊液、鼻咽拭子、痰液、肛拭子、尿液、病灶部位分泌物，宿主动物血液、组织器官标本，以及各种媒介昆虫标本，等等。

三、病原学检测技术

病原学检测是虫媒传染病诊断的金标准，包括病原体形态学检查和病原体分离培养。

病原体形态学检查是利用显微镜观察技术，根据病原体的形态、结构及染色性等特征，为病原体鉴定提供参考依据。疟原虫、杜氏利什曼原虫、锥虫、微丝蚴、鼠疫耶尔森菌及回归热螺旋体等病原体可在显微镜下检查到。

不染色标本的显微镜检查一般用于观察细菌形态、动力及运动情况，也可用于观察微丝蚴活动。常用直接涂片法，将待检样品直接均匀涂布于载玻片上，加盖玻片，镜检。样品可为患者血液、尿液、痰液以及骨髓、淋巴结穿刺液等，例如，检验杜氏利什曼原虫、锥虫，可取患者骨髓、淋巴结穿刺液涂片镜检；对于盘尾丝虫，可取患者皮下结节检查；也可从患者尿液、血液中检查微丝蚴。

染色标本的显微镜检查，指细菌或寄生虫标本经染色后，与周围环境间在颜色上形成鲜明对比，在光学显微镜下即可观察形态特征。例如，检验疟原虫、锥虫、班氏微丝蚴和马来微丝蚴，可取患者外周血标本制作薄血膜和厚血膜以吉姆萨染液或瑞氏染液染色镜检；对回归热螺旋体，可采集患者发热期的外周血标本直接涂片后进行吉姆萨染色镜检；

对鼠疫耶尔森菌，可采取患者脑脊液、脓液、尿液及血液等标本做涂片或印片，进行革兰染色镜检。

病原体分离培养是根据病原生长特性，通过人工方法培养，使用相应的培养介质，将微生物培养出来以便进行后续的分析鉴定。

细菌：将待检标本按不同培养需求进行相应处理，接种于固体培养基或增菌肉汤培养基中，分离出待检标本，再进一步用生化鉴定、药物敏感性试验及血清学鉴定等方法确定。

立克次体：由于标本中立克次体含量较低，直接镜检意义不大。目前，立克次体属的分离培养主要采用细胞培养方法；恙虫病东方体常采用将患者血液标本接种小鼠（或豚鼠）腹腔的方式进行分离。

病毒：病毒的分离培养一直是致病微生物实验室诊断的金标准，不仅能够鉴定病毒，还能够区分病毒的血清型，尤其是对新发传染病的病原体确诊更为重要。病毒的分离方法常用的有动物接种、细胞组织培养和鸡胚培养分离法等。

动物接种是最原始的病毒培养方法，常用的动物有小白鼠和豚鼠等。根据病原体对动物不同的嗜性，接种途径往往不同，如腹腔接种、鼻腔接种、皮下接种和脑内接种等。对有些原虫，如杜氏利什曼原虫，当应用常规方法不易查到时，也采用动物接种法。

细胞组织培养是从机体中取出组织或细胞，模拟机体内的生理条件在体外进行培养，使之生长。分离病毒常用单层细胞培养，不同的病毒有不同的敏感细胞，目前，病毒的细胞培养常用HeLa（人宫颈癌细胞）、Vero（非洲绿猴肾）细胞、BHK21（仓鼠肾）细胞、FL（人羊膜细胞）等。例如：寨卡病毒的分离可将患者全血标本接种于蚊源细胞（C6/36）或哺乳动物细胞（BHK21、Vero）；乳鼠脑内接种、伊蚊胸内接种也可用于该病毒分离。登革热病毒的分离可将急性期登革热患者的血清标本接种于乳鼠脑内或C3/36细胞。至于鸡胚培养，鸡胚对于大部分病毒均较敏感。鸡胚来源经济方便，但鸡胚可能具有某些家禽病毒的母源抗体，也不能排除鸡胚存在自身潜伏病毒或细菌，并且操作不当易造成鸡胚物理死亡。

四、免疫学检测技术

免疫学检测技术是虫媒传染病实验室检测技术之一，包括血清凝集试验、补体结合试验、中和试验、酶联免疫吸附试验、胶体金免疫层析试验、间接免疫荧光试验以及免疫印迹试验等。

血清凝集试验包括直接凝集试验（direct agglutination test）和间接凝集试验（indirect agglutination test）。

直接凝集试验：颗粒性抗原本身直接与相应的抗体反应出现的凝集现象。常用玻片法和试管法。

玻片法为定性试验方法，方便快捷。一般用已知抗体作为诊断血清与受检颗粒性抗原各加一滴在玻片上，混匀，数分钟后出现肉眼可见的凝集现象，即为阳性反应。

试管法为半定量试验方法。常用已知一定量的抗原与一系列稀释的待检血清混合，保温放置一段时间后观察结果。通常以产生明显凝集现象的最高稀释度作为血清中抗体的效价，效价越高，抗体含量越多。该方法常用于测定传染病患者血清中抗体的效价，以辅助临床诊断。如用于流行性斑疹伤寒和恙虫病辅助诊断的外 – 斐试验（Weil-Felix test），利用变形杆菌中某些菌株的菌体抗原代替立克次体抗原，与待检患者血清中的特异性抗体产生凝集反应，抗体效价≥1∶160 或病程中效价有 4 倍及以上增高者有诊断价值。

间接凝集试验：将可溶性抗原（或抗体）预先吸附或偶联于与免疫无关、大小合适的颗粒状载体表面，使之形成致敏颗粒，然后与相应抗体（或抗原）作用，在适宜的在条件下，出现肉眼可见特异性凝集现象。常用的载体颗粒有人 O 型红细胞、绵羊红细胞、聚苯乙烯乳胶颗粒和活性炭颗粒等。如载体颗粒是红细胞，则称之为间接血凝试验（indirect hemagglutination test），常用于抗体的检测，如黑热病、流行性斑疹伤寒和鼠疫等，可用特异性荚膜 F1 抗原检测鼠疫患者或动物血清中 F1 抗体。

补体结合试验（complement fixation test）：抗原与相应的抗体特异性结合形成抗原抗体复合物，抗原抗体复合物可进一步与补体结合，在定量补体参与下，以绵羊红细胞和溶血素作为指示系统，检测未知的抗原或抗体。若待检系统有相应抗体或抗原，则能形成抗原抗体复合物，进而与补体结合，消耗了补体，不出现溶血现象，为阳性反应；相反，出现溶血则为阴性反应。该方法可用于检测某些病毒、立克次体患者血清中的抗体，亦可辅助某些病毒的分型鉴定。如检测流行性乙型脑炎、恙虫病和斑疹伤寒等，以提纯的普氏立克次体颗粒性抗原做补体结合试验，不仅有组特异性，还有种特异性，可以用以区别流行性斑疹伤寒和地方性斑疹伤寒。

中和试验（neutralization test）：在机体受到病毒感染后，体内产生抗体，如果该抗体能与相应的病毒特异性结合，阻止病毒吸附敏感细胞或抑制其侵入，失去感染能力，这种抗体被称为中和抗体。中和试验是典型的抗原抗体特异性反应，以测定病毒的感染力为基础，以比较病毒与中和抗体结合后的残存感染力为依据，来判断中和抗体中和病毒的能力。先将待测血清与病毒悬液充分混合，使一定量的病毒被特异血清抗体中和，再接种于细胞培养，观察细胞的死亡或病变情况，判断病毒是否被中和。可将已知病毒的免疫血清与未知病毒作中和试验，鉴定病毒种属；或用已知病毒检测患者血清内的中和抗体及其效价。

空斑减少中和试验：病毒感染敏感细胞后，可在敏感细胞内繁殖并破坏周围的细胞。当细胞染色时，死细胞因不能被染色而出现空斑，病毒特异的中和抗体可抑制相应的病毒形成空斑，根据空斑减少的数量判断患者血清中特异抗体的中和能力，间接诊断，如寨卡病毒的检测。

酶联免疫吸附试验（enzyme-linked immunosorbent assay，ELISA）：将已知的抗原或抗体包被在固相载体表面，加入待测标本与之特异性结合形成抗原抗体复合物，再加入酶标记抗原或抗体，特异性结合，用洗涤的方法将液相中游离的成分洗除，最后加入无色的酶底物，在酶的作用下经一系列反应产生有色物质。采用酶标仪测定溶液的吸光度（absorbance，A）值或光密度（optical density，OD）值，计算抗原或抗体的含量。常用方法有间接法、双抗体夹心法、竞争法和捕获法。ELISA 特异强、敏感性高，操作快速、简便，应用广泛，可用于疟疾、黑热病、锥虫病、班氏丝虫病、寨卡病毒病、黄热病、登革热、肾综合征出血热、鼠疫、莱姆病、流行性斑疹伤寒，以及恙虫病等病的检测。

胶体金免疫层析试验（gold immunochromatography assay，GICA）：以硝酸纤维素膜为载体，采用胶体金作为示踪标记物进行的抗原抗体反应。一般胶体金免疫层析试纸条从下往上由样品垫、连接垫（胶体金垫）、硝酸纤维素膜（含检测区和质控区）及吸收垫4个部分组成。最常用的是双抗体夹心法检测抗原。将试纸条置于待检标本中（体液或血清），由于毛细管作用，标本将沿着试纸条向上端移动，当抵达胶体金垫区域时，若标本中含有待测抗原，免疫胶体金复合物中偶联的抗体就会识别待测抗原形成特异性抗原抗体复合物。标本继续移动至检测区，此抗原抗体复合物被检测区上包被的固相抗体捕获，呈现红色条带，剩余的免疫胶体金复合物继续前行，至质控区与包被在质控区的另一种抗体结合，呈现红色条带。检测区和质控区均出现红色条带为阳性标本；仅质控区出现红色条带为阴性标本；质控区无条带出现则检测失败。GICA操作简单快速、结果直观可靠，已经在临床检验中得到广泛应用，如疟疾、黑热病、丝虫病、登革热以及肾综合征出血热等疾病的临床诊断。

间接免疫荧光试验（indirect immunofluorescence assay，IFA）：用特异性抗体与标本中相应抗原反应形成抗原抗体复合物，继而加入荧光素（常用的有异硫氰酸——黄绿色荧光和藻红蛋白——红色荧光）标记的第二抗体（抗抗体）使之与抗原抗体复合物特异性结合，最后通过荧光反应检测抗原或抗体。在荧光显微镜下观察反应结果，若可见形态结构清晰的荧光发光体，则为阳性反应，而阴性对照不可见。本法比直接法敏感度高 5～10 倍，且一种荧光二抗可检测多种抗原抗体系统，但缺点是易产生非特异性荧光。IFA 可用于检测丝虫病、黑热病、锥虫病、登革热、肾综合征出血热、寨卡病毒病、黄热病、流行性乙型脑炎、鼠疫、斑疹伤寒，以及恙虫病等疾病。

免疫印迹试验（immunoblotting test，IBT）：免疫印迹试验又称 Western blot，是将可溶性抗原进行十二烷基磺酸钠 – 聚丙烯酰胺凝胶电泳，分离得到按分子量大小排列的蛋白质，然后将分离到的蛋白条带转移到硝酸纤维膜上形成固相抗原，再用酶标记的抗体对转印在膜上的蛋白条带进行特异性反应，加入显色底物以显示结果。IBT 特异强、敏感性高，可用于莱姆病及恙虫病等疾病的免疫诊断。

五、分子生物学检测技术

不同病原体，其遗传物质各具有独特的核苷酸序列。分子生物学检测技术具有高度的敏感性和特异性，该技术的发展和应用为在分子水平上进行病原体检测开辟了一条新的途径。

DNA 探针（DNA probe）：指用放射性核素、生物素或酶标记的特定 DNA 片段，在DNA 探针与待测样本杂交过程中，借助上述标记物可探查出有无特异性 DNA。双链 DNA的变性和复性特点是本技术的基础。将样品中提取到的 DNA 分子经变性处理后，得到单链 DNA，使其固定在硝酸纤维素膜载体上，再与经标记的 DNA 探针单链分子混合，在适当的条件下，互补杂交结合，将未杂交的成分洗脱后，标记物显色，即可观察结果。

DNA 探针敏感性高、特异性强且较稳定，在合适条件下可长期保存，试验结果的重复性较好，应用面广，可应用于疟疾、锥虫病、丝虫病、鼠疫等疾病的诊断和相关病原体的鉴定。

聚合酶链式反应（polymerase chain reaction，PCR）：是一种由引物介导，在体外选择性地快速扩增特异性 DNA 片段的技术。一个 PCR 循环包括高温变性、低温复性（又称退火）、适温延伸三个步骤，其基本原理是根据 DNA 半保留复制机制，以待扩增的 DNA 片段为模板，由人工合成的引物介导，以四种脱氧核糖核苷三磷酸（dNTPs）为原料，在 DNA 聚合酶的催化下，于体外快速扩增特异性 DNA 序列。引物决定了 PCR 扩增 DNA 靶序列的特异性。整个 PCR 过程一般需 25～30 个循环，每循环一次，可使模板 DNA 的复制数呈指数性扩增。常用的还有逆转录 PCR（reverse transcription PCR，RT-PCR）和定量 PCR（quantitative PCR，q-PCR）等。

PCR 技术具有特异性强和敏感性高等优点，应用领域广泛。例如，应用 PCR 检测患者体内杜氏利什曼原虫的动基体 DNA（kDNA）等；在黑热病的临床诊断中，PCR 技术具有较大的发展潜力，有早期诊断与考核疗效的价值，特别是在黑热病的无症状感染和亚临床型的诊断方面有独特优势；q-PCR 可定量检测原虫用于早期疗效评价，检测 DNA 可鉴别原虫种类。盘尾丝虫基因组中有一段长为 150 kb 的基因序列属于盘尾丝虫虫种特有，应用 PCR 技术扩增此段序列，对该病的诊断具有重要价值。此外，PCR 技术也应用于疟原虫、锥虫、普氏立克次体、莫氏立克次体、东方体、伯氏疏螺旋体、乙型脑炎病毒等特异性 DNA 检测；RT-PCR 技术常应用于寨卡病毒、黄热病毒、基孔肯雅病毒、汉坦病毒以及登革热病毒等 RNA 的检测，可用于疾病早期诊断。

环介导等温扩增技术（loop-mediated isothermal amplification，LAMP）：2000 年由日本学者 Notomi 等人发明的一种新型恒温核酸扩增技术。其原理是针对靶基因上的 6 个区域设计 4 个引物，分别与靶基因的不同位置结合，利用链置换 DNA 聚合酶（BstDNA 聚合酶）在恒温条件下扩增目标序列（如 65 ℃下孵育 45～60 min 即可完成核酸扩增反应），形成大量长短不一的重复序列。如果待测样本中有靶基因存在，反应过程中将产生大量焦磷酸根离子，形成可见的白色焦磷酸镁沉淀。

LAMP 技术具有灵敏度高、特异性强、操作简单且对设备要求低等优点。该方法的缺点是假阳性问题比较严重。目前，LAMP 技术已应用于细菌、病毒和寄生虫的检验，如在鼠疫耶尔森菌、锥虫、黄病毒等病原体基因检测中的应用。

此外，还有生物芯片及基因测序等分子生物学检测技术。

 ## 第二节　媒介生物的监测与控制技术

鼠、蚊、蝇、蜚蠊等媒介生物可以携带病原体，伴随交通工具、集装箱和货物等全球流动。疟疾、登革热、黄热病、黑热病等虫媒传染病在全球流行范围越来越广，原本局限于一定地域范围内的媒介生物性传染病突破自然地理限制，在全球范围内传播与流行。这一切与医学媒介生物的跨境流动、定殖直接相关，给人类健康、生命安全以及经济造成严重威胁。有效监测和控制医学媒介生物对人们的安全与健康有着重大意义。

一、媒介生物的监测

媒介生物监测（surveillance of vectors）指长期、连续、系统地收集、核对、分析病媒生物的动态分布、种群密度、携带病原体和对杀虫剂抗药性等资料，并将信息及时上报和反馈的活动。媒介生物监测是做好媒介生物性传染病防治工作的前提和基础。根据《全国病媒生物监测方案》，媒介生物监测包括鼠、蚊、蝇、蜚蠊、蜱、臭虫监测以及蚊、蝇和蜚蠊的抗药性监测。

（一）鼠的监测

鼠源性疾病是指以啮齿动物为宿主的传染病，主要包括鼠疫、肾综合征出血热、钩端螺旋体病、地方性斑疹伤寒、恙虫病以及广州管圆线虫病等。

鼠类监测参考中国疾病预防控制中心《全国病媒生物监测实施方案》以及国家标准《GB/T 23798—2009 病媒生物密度监测方法　鼠类》执行。

监测方法采用夹（笼）夜法，城镇居民区室内可采用粘鼠板法，室外可采用路径法进行监测。

（1）夹（笼）夜法：在调查生境中，以生花生米等食物为诱饵。建议选用规格为 120×65mm 中号钢板鼠夹或规格为 240×110×110 mm 可折叠铁丝鼠笼。室外放在鼠类出没的地方，可沿着一定地势放置鼠夹（笼），沿农田直线或田埂、沟渠等自然地形距离每 5 m 放置 1 个，两列鼠夹（笼）间距不少于 50 m。室内沿墙根放置，垂直于墙壁，或放置于家具底下或者隐蔽处，小于 15 m² 的房间放置 1 个，15 m² 的房间放置 2 个，大于 15 m² 的房间按照每 15 m² 放置夹（笼）1 只，超过 100m² 的房间沿墙根每 5m 放置夹（笼）1 只。重点行业以室内环境为主，各种房间（厨房、库房）均应兼顾，农村居民区室内外均匀布放。傍晚放置，次日清晨检查捕获情况。每一监测生境每月放置夹（笼）累计不少于 200 个有效夹（笼）。

（2）粘鼠板法：粘鼠板胶面规格为 150×200 mm。居民区室内外环境布放鼠夹有困难时，可以使用粘鼠板法。布放时将粘鼠板展开，紧靠墙根放置于室内鼠类经常活动或栖息的场所，不需要诱饵。粘鼠板应避免放置于阳光直射、水淋和地面潮湿的场所，并防止尘土等污物对粘鼠板的污染。民房室内每 15 m² 放 1 张，每户布放不超过 3 张，监测居民区不少于 35 户。

捕获鼠类后，进行鼠种鉴定，并同时记录性别等信息，逐只鼠登记并顺序编号，每个监测县（区）每年监测的序号不得重复。

（3）路径法：沿选择的线路如街道或铁路两侧、河湖两岸或公共绿地行走，仔细搜索并记录行走距离内发现的活鼠、鼠尸、鼠粪、鼠道、鼠洞、鼠爪印和鼠咬痕等鼠迹的处数。合计检查单位 20 个以上，总调查路径 2000 m 以上。

夹（笼）夜法和粘鼠板法的监测时间为每两个月至少开展监测 1 次（单月监测），于每监测月中旬开展，两次监测时间间隔不小于 30 d。路径法作为夹（笼）夜法的替代，监测时间同上。不同月份应在监测点内的不同区域进行监测，以免连续监测对鼠密度造成影响。三个月内不得在同一区域实施监测，不同月份选取的监测区域之间距离应大于 250 m。

鼠密度指单位面积或空间内监测到的鼠类数量或活动量，用百分数表示。统计与计算方法如下。

夹（笼）夜法鼠密度以每百只鼠夹（笼）捕获鼠数量表示，计算公式如下：

$$捕获率（\%）= \frac{捕获鼠总数}{有效夹（笼）总数} \times 100\%$$

有效夹（笼）数＝布夹（笼）总数－无效夹（笼）数。有效夹（笼）指处于正常布放状态的鼠夹（笼），以及捕获到鼠类或由于鼠类原因造成击发和诱饵丢失的鼠夹（笼）；无效夹（笼）是指丢失或不明原因击发失效的鼠夹（笼）。捕获鼠总数指捕获的整鼠、鼠头或部分肢体（腿、大片鼠皮），若已击发的鼠夹上仅夹到鼠毛、鼠尾或鼠爪等非致命性部位则不计算在捕获鼠数量内，但夹数计入布夹总数。

粘鼠板法鼠密度以每百张粘鼠板捕获鼠数量表示，计算公式如下：

$$捕获率（\%）= \frac{捕获鼠总数}{有效粘鼠板总数} \times 100\%$$

有效粘鼠板总数＝布放粘鼠板总数－无效粘鼠板数。有效粘鼠板指粘到鼠或正常展开、未受损坏且未捕到鼠的粘鼠板；无效粘鼠板指丢失或水淋及尘土污染导致失效的粘鼠板。

路径指数法鼠密度以每千米发现的鼠迹数量，即路径指数（I）表示，单位为处每千米（处/km），计算公式如下：

$$路径指数（I）= \frac{鼠迹数}{检查距离}$$

为防止感染各种鼠源性疾病，监测时需要做好个人防护，收放鼠夹和鉴定鼠种时应戴手套、佩戴可防止气溶胶吸入的口罩。农田鼠类监测应穿防蚤袜并喷洒驱避剂。鉴定标本前需要将所有标本在密闭容器中用乙醚或氯仿进行麻醉熏蒸，防止鼠类体表各种寄生虫逃逸及叮咬。鼠尸体用消毒液消毒后深埋或焚烧，接触鼠尸物品经消毒后才可继续使用。

（二）蚊的监测

蚊媒传染病包括疟疾、淋巴丝虫病、登革热、黄热病、寨卡病毒病、基孔肯雅热、西尼罗热、裂谷热以及流行性乙型脑炎等。

蚊类监测参考中国疾病预防控制中心《全国病媒生物监测实施方案》以及国家标准《GB/T 23797—2009 病媒生物密度监测方法　蚊虫》执行。

成蚊监测采用诱蚊灯法或 CO_2 诱蚊灯法、人诱停落法或双层叠帐法。

（1）诱蚊灯法：每处监测生境放置诱蚊灯1台。选择远离干扰光源和避风的场所作为挂灯点，诱蚊灯光源离地1.5 m。日落前1 h接通电源，开启诱蚊灯诱捕蚊虫，直至次日日出后1 h。密闭收集器后，再关闭电源，将集蚊袋取出。

（2）CO_2 诱蚊灯法：在诱蚊灯法的操作中增加 CO_2 供给，或者直接选用 CO_2 诱蚊灯。

其他要求与诱蚊灯法相同。

（3）人诱停落法：选择避风遮阴处为监测点。在媒介蚊虫活动高峰时段，收集者暴露一侧小腿，静止不动，利用电动吸蚊器收集被引诱的蚊并持续 30 min。

（4）双层叠帐法：选择避风遮阴处放置蚊帐，在媒介蚊虫活动高峰时段，收集者位于内部封闭蚊帐中暴露两条小腿，收集者利用电动吸蚊器在两层蚊帐之间收集停落在蚊帐上的蚊虫并持续 30 min。

将捕获蚊虫用乙醚麻醉或冰箱冷冻处死，鉴定种类、性别并计数。

监测时间：蚊虫活动期内每月开展工作不少于 2 次，相邻两次的测定时间间隔不少于 10 d，风力五级以上顺延。

统计与计算如下：

诱蚊灯法、CO_2 诱蚊灯法密度计算公式：

$$蚊密度 [只/(台 \cdot 夜)] = \frac{捕获雌性蚊数}{布放灯数 \times 诱蚊夜数}$$

人诱停落法密度计算，停落指数计算公式：

$$停落指数 [只/(人 \cdot 小时)] = \frac{捕获雌性蚊数}{人数 \times 30 \text{ min}} \times 60 \text{ min/h}$$

双层叠帐法密度计算，帐诱指数计算公式：

$$帐诱指数 [只/(顶 \cdot 小时)] = \frac{捕获雌性蚊数}{蚊帐数 \times 30 \text{ min}} \times 60 \text{ min/h}$$

采集者需要做好监测时的个人防护，着长衣长裤，必要时戴好防蚊帽，但监测过程中不使用蚊虫驱避剂。

幼蚊监测采用布雷图指数法、路径法和勺捕法。

（1）布雷图指数法：于监测县（区）按不同地理方位开展调查，选 4 个街道/村的居民区等调查不少于 100 户，其他生境如医院、公园、工地、废品收购站、废旧轮胎厂（废旧物品处）以及港口/码头等视各地实际情况选择。检查记录室内外所有小型积水容器及其幼蚊滋生情况，收集阳性容器中的幼蚊进行种类鉴定，或带回实验室饲养至成蚊后再进行种类鉴定，计算布雷图指数。

（2）路径法：以人居环境为核心，根据当地实际情况，选择居民区、单位（有独立院落）、建筑工地、道路等，总调查路径 4000 m 以上。调查时，依据监测人的步幅设定好计步参数，随身携带计步器等，沿监测路径，以均匀步伐前进，并记录沿途所有积水容器及小型水体（如水生植物、废弃容器、功能性积水容器、管井及下水道口、竹筒/树洞、轮胎、绿化带垃圾、喷泉、叶鞘积水等）中发现的幼蚊（蛹）阳性容器数和小型积水处数，收集阳性容器中的幼蚊进行种类鉴定。结束后记录路径长度。

（3）勺捕法：选取户外大中型水体共20处（如河流、池塘/水坑、湖泊、水渠等）进行调查，且监测县（区）当地主要水体类型每种不少于5处。调查时，沿着大中型水体岸边，每隔10 m选择一个采样点，每个水体共捞10勺（水体面积确实不足捞10勺时，记录实际捞勺数，但不得少于5勺），用水勺在水体边缘或有水草缓流处迅速从水体中舀起1勺水，吸出幼蚊（蛹）并放入已编号的采样管中，进行种类鉴定。

监测时间：蚊虫活动高峰期每月中旬开展1次。

统计与计算如下：

布雷图指数法密度指标，布雷图指数（BI）计算公式：

$$布雷图指数（BI）=\frac{幼虫阳性容器数}{调查户数}\times100$$

路径法密度指标，以路径指数（I）表示，单位为阳性水体数每千米（阳性水体数/km），计算公式：

$$路径指数（I）=\frac{阳性容器或小型水体数}{行走距离}$$

勺捕法密度指标，采用幼蚊（蛹）阳性勺指数，单位为阳性勺/100勺；勺舀指数（I），单位为条/勺。

$$阳性勺指数=\frac{具有幼蚊（蛹）勺数}{采集总勺数}\times100$$

$$勺舀指数（I）=\frac{采集得到的幼蚊（蛹）总数}{阳性勺数}$$

（三）蝇的监测

与蝇相关的疾病有非洲锥虫病和蝇蛆病。蝇主要通过机械性传播，将病原体扩散，传播痢疾、霍乱、伤寒、副伤寒、脊髓灰质炎、肠道蠕虫病等；也可通过生物性传播疾病。

蝇类监测参考中国疾病预防控制中心《全国病媒生物监测实施方案》以及国家标准《GB/T 23796—2009 病媒生物密度监测方法 蝇类》执行。

监测方法采用笼诱法和目测法。

（1）笼诱法：每监测县（区）随机选择农贸市场、绿化带、居民区、餐饮外环境各不少于2处。每处放诱蝇笼1个，笼内放置红糖50 g、食醋（陈醋）饵50 g及水50 mL作为诱饵（或者根据监测目的采用其他诱饵，可根据当地具体工作条件调整），诱饵盘与捕蝇笼下沿间隙不大于20 mm，捕蝇笼着地放置。农贸市场监测环境内的捕蝇笼为避免农副产品对蝇类的引诱干扰，可将捕蝇笼设置在距离农贸集市50～100 m的绿地内。于第一天

9：00 前（各地可根据当地作息情况适当调整）布放，次日同时间收回。记录监测当天的天气情况（气温、湿度、风力）。收笼后，用乙醚或氯仿杀死后分类，统计各蝇种的数量。

（2）目测法：检查餐饮店、商场、超市、机关、企业单位、饭店宾馆、农贸市场、医院、建筑拆迁工地、机场或车站室内成蝇和防蝇设施；检查室内外蝇类滋生物；检查室外垃圾容器、垃圾中转站、外环境散在滋生地、公共厕所的蝇类滋生物。监测人员目测计算，记录检查间数、阳性间数、每一间蝇数、防蝇设施合格数、滋生物和阳性滋生物数。

笼诱法根据当地主要蝇类发生规律，确定常年的监测时间，在蝇类活动期内每月中旬开展一次。目测法在每年蝇类活动的高峰季节开展，在上半年和下半年各检查一次。如辖区仅选择目测法开展监测，可适当增加监测频次。

统计与计算如下：

笼诱法成蝇密度计算公式：

$$成蝇密度（只／笼）= \frac{捕蝇总数}{捕蝇笼数}$$

目测法室内成蝇侵害率，室内蝇密度计算公式：

$$室内成蝇侵害率（\%）= \frac{阳性标准间数}{检查标准间数} \times 100\%$$

注：$检查标准间数 = \frac{实际检查面积(m^2)}{15(m^2)}$，$阳性标准间数 = \frac{查见蝇数(只)}{3(只／间)}$。

$$室内蝇密度（只／间）= \frac{蝇数}{阳性间数}$$

$$防蝇设施合格率（\%）= \frac{合格防蝇间数}{应设防蝇间数} \times 100\%$$

$$蝇类滋生率（\%）= \frac{阳性滋生物数}{检测滋生物数} \times 100\%$$

（四）蜚蠊的监测

蜚蠊，俗称蟑螂，主要通过机械性的方式传播疾病。蜚蠊的监测参考中国疾病预防控制中心《全国病媒生物监测实施方案》以及国家标准《GB/T 23795—2009 病媒生物密度监测方法 蜚蠊》执行。

监测方法包括粘捕法和目测法。

（1）粘捕法：建议采用规格为 170×100 mm 的粘蟑纸调查，在粘蟑纸中央放 2 g 新鲜面包屑等作为诱饵，将其放在蜚蠊经常栖息活动的地方，每处布放不少于 10 张粘蟑纸，晚放晨收，记录粘捕到的蜚蠊种类，以及雌、雄性成虫和若虫数，并记录有效粘蟑纸数。对市场和超市布放在食品加工销售柜台，餐饮环境和宾馆布放在操作间及餐厅，医院布放在病房，居民区布放在厨房。每个标准间（房间数按 15 m²/间折算）放置 1 张，若监测点面积不足，须另加相同环境类型场所。不得选择一周内药物处理过的场所作监测点，每次监测时，粘蟑纸必须更新。

（2）目测法：在监测房间选择蜚蠊栖息活动的场所，用手电筒照明，检查记录每个场所 3 min 内观察到的蜚蠊种类、数量、活卵荚数和蟑迹（空卵荚壳、死尸、残尸等）。

粘捕法全年开展监测，每两个月至少监测一次，监测时间为奇数月的上旬；目测法一年至少进行两次。

统计与计算如下。

粘捕法计算公式：

$$蜚蠊粘捕率（\%）= \frac{粘捕到蜚蠊的粘蟑纸数}{有效粘蟑纸数} \times 100\%$$

$$蜚蠊侵害率（\%）= \frac{监测到蜚蠊房间数}{监测总房间数} \times 100\%$$

$$蜚蠊密度（只/张）= \frac{粘捕到蜚蠊总数}{有效粘蟑纸数}$$

$$蜚蠊密度指数（只/张）= \frac{粘捕到蜚蠊总数}{粘捕到蜚蠊的粘蟑纸数}$$

有效粘蟑纸：粘到蜚蠊，或未损坏、未移动且未粘到蜚蠊的粘蟑纸。

目测法计算公式：

$$蜚蠊侵害率（\%）= \frac{有蜚蠊/卵荚/蜚蠊踪迹房间}{监测总房间数} \times 100\%$$

$$蜚蠊密度指数（只/间）= \frac{监测到活蜚蠊/卵荚总数}{有活蜚蠊及卵荚房间}$$

对于监测捕获的蜚蠊，选择体态完整者分类鉴定，并做成针插标本备查，以便于标本复核和质量控制。

（五）蜱的监测

参考中国疾病预防控制中心《全国病媒生物监测实施方案》执行。

寄生蜱监测方法采用宿主体表检蜱法，游离蜱采用布旗法。

（1）体表检蜱法：在城镇居民区、农村居民区生境，采用体表检蜱法开展监测。重点检查动物的耳朵、眼睛周围、口鼻周围、脖子、腋窝、胸脯、乳房、大腿根、阴囊、肛周、会阴及尾根等部位，对毛较长的动物需用手触摸，收集和记录蜱的种类和数量。

（2）布旗法：在农村外环境和景区生境，采用布旗法开展监测。用 90 cm × 60 cm 的白色或浅色布旗，窄的一边两端用绳子固定，将旗子平铺于地面，拖拉绳子前进，每步行 10 m 停下检视附着的蜱数，根据调查地段内植被情况选择不同的方法进行定距离拖蜱。如是较平整的草地，可拖拉布旗在草地上行走；如是灌木丛，则手持木杆在灌木丛和杂草上来回挥动布旗。将附着在布旗上和拖蜱者身上的蜱用镊子捡起装入管内，立即旋紧管盖或塞紧塞子。将每一样地的蜱放入同一管内或做一致编号，带回实验室进行相关的分类鉴定、计数和检测。采用布旗法在选择的样地均匀地拖或挥旗，以每人每 500 m 所捕获蜱数进行密度指数统计（单位只/布旗 100 m）。一般每一样地拖旗不能少于 500 m，时间不能少于 30 min，记录捕获蜱的种类和数量。

各地根据当地气候条件、蜱类活动高峰和实际工作情况，确定监测月份，每年监测 3 次以上。监测月份每月中旬监测一次，或根据当地蜱类活动情况选择开展时间。

统计与计算如下。

对体表蜱采用蜱指数统计，计算公式：

$$蜱指数 = \frac{每种动物体表检获 / 记录的蜱总数}{动物的调查数量}$$

分类用标本可采用 70 ～ 80 ℃ 的热水将蜱烫死，然后放入 70% 乙醇溶液中保存。注意保存容器的密封，定期检查添加乙醇。

监测时的个人防护和注意事项：如有可能，提前注射相关的疫苗；最好穿白色连体防护服，若穿不连脚防护服，则需加穿防蚤袜，套于裤腿外，并扎紧收口，或用驱避药浸泡衣物；进入林区采蜱时务必带好防护帽，操作时带上乳胶手套，对裸露的皮肤涂抹驱避剂；定时检查体表，防止蜱叮咬。每天的调查活动结束后，调查人员还应仔细检查自己或相互检查对方的身体和衣物，看是否有蜱叮入或爬上，发现蜱后立即清除，以避免将蜱带出疫区；一旦发现有蜱已咬钻入皮肤，可用 75% 乙醇涂在蜱身上，使蜱头部放松，再用尖头镊子取下蜱。不要生拉硬拽，以免拽伤皮肤且易将蜱的头部留在皮肤内。应尽快找专业医疗机构取出，然后做局部消毒处理，并随时观察身体状况。如出现发热、叮咬部位发炎破溃及红斑等症状，及时到相关部门诊断是否患上蜱传疾病，避免错过最佳治疗时机。尽量不要接触蜱的体液，如不小心接触，及时做消毒处理。

（六）臭虫的监测

臭虫的监测参考中国疾病预防控制中心《全国病媒生物监测实施方案》以及中华人民共和国卫生行业标准《WS/T 692—2020 病媒生物密度监测方法　臭虫》执行。

监测方法有粘捕法和目检法。

（1）粘捕法：建议采用胶面规格为 170 × 100 mm 的粘虫纸。在监测时间段，监测房间内宜有人员正常居住。将臭虫粘纸放置于臭虫经常栖息活动的场所，如床、沙发及家具周围等处，应在床和沙发与地面接触的四个角均放置粘虫纸，每个房间粘虫纸的放置数量根据房间内的家具摆放具体选择。放置臭虫粘纸 7 d，记录捕获臭虫种类及数量。

（2）目测法：在监测房间内选择臭虫栖息活动的场所，如床板、床垫（包括其上的孔、洞、缝）、床架、床头、抽屉等缝隙、家具连接处、沙发以及床周围的家具、孔隙。用手电筒照明，借助放大镜、镊子、解剖针等工具，采取直接目测、敲击等检查方式，搜索10 min，检查并记录每个场所捕获到的臭虫数量和查到的臭虫迹。检查区域不足15 m² 的单独房间按1 间计算，大于15 m² 的房间按每15 m² 为1 间折算。

监测时间，根据当地的臭虫发生情况，随时开展监测。集中监测至少每年进行两次，监测时间在每年4 月和9 月。

统计与计算如下。

粘捕法计算公式：

$$臭虫粘捕率（\%）= \frac{粘捕到臭虫的粘纸数}{有效粘臭虫纸数} \times 100\%$$

$$臭虫侵害率（\%）= \frac{监测到臭虫的房间数}{监测总房间数} \times 100\%$$

$$臭虫密度（只/张）= \frac{粘捕到臭虫总数}{有效粘臭虫纸数}$$

$$臭虫密度指数（只/张）= \frac{粘捕到臭虫总数}{粘捕到臭虫的粘纸数}$$

有效粘虫纸：粘到臭虫，或未损坏、未移动且未粘到臭虫的粘纸。

目测法关于臭虫迹密度的计算公式：

$$臭虫迹阳性率（\%）= \frac{有活臭虫／臭虫迹房间总数}{监测总房间数} \times 100\%$$

臭虫迹：臭虫的尸体、蜕皮、卵、粪迹等。

监测采集的臭虫，放入95％乙醇浸泡保存，用于监测结果的复核和其他相关工作。

（七）抗药性监测

通过抗药性监测，能够更加了解媒介生物对常用杀虫剂的抗药性水平，掌握抗药性的发展变化趋势，合理选择、使用有效杀虫剂，通过抗药性治理，采用适当的策略和措施防止或延缓媒介生物抗药性的形成和发展，以提高所用杀虫剂的使用寿命和经济效益，提高媒介生物的防控效果。

监测对象包括蚊（当地优势种或者至少一种重要媒介蚊虫的幼虫和成蚊，一旦选定，应持续监测）、家蝇和德国小蠊。

每个监测县（区）选择辖区内不同方位的城市居民区、公园、医院、城乡接合部、农村等生境采集蚊虫、家蝇和德国小蠊，移入实验室饲养，进行抗药性测定。不同年度间抗药性监测试虫采集点应相对固定。

监测方法：蚊虫抗药性测定采用 WHO 推荐使用的幼虫浸渍法和成虫接触筒法；家蝇抗药性测定采用 WHO 推荐使用点滴法；德国小蠊抗药性测定采用药膜法。

监测频次和时间：每类病媒生物至少每两年开展一次抗药性监测。各类试虫应在其活动高峰期采集。

二、媒介生物控制技术

媒介生物对人类健康构成严重威胁，媒介生物的防控应采取综合治理的策略。了解当地重要媒介生物种类、滋生特点、生物学习性与生态学习性、季节消长规律等，是控制其危害的基础。当前媒介生物控制办法主要有物理防治、化学防治和生物防治等方法。

（一）病媒生物综合管理（integrated vector management）

根据媒介生物的生物学与生态学特性，应用在生态系统管理实践中证明行之有效的科学方法和适宜技术，配合适当的政策与法规以及必要的人力和财政资源，建立各部门及各层次间的协调和合作机制，广泛发动群众参与，把病媒生物控制在不足为害的水平。

（二）环境防治

通过环境治理、环境改造、环境处理以及改善人类居住条件和习惯，以防止或减少媒介生物的滋生繁殖，或减少人类与媒介的接触而避免其侵害。

（三）物理防治

利用机械方法、小型设备、简单工具、陷阱和各种物理因素，如光、声、电、冷、热等方式防治有害生物的方式，如捕鼠笼、夹鼠板、诱蚊灯、粘蝇纸、蟑螂屋、纱窗及超声波驱鼠器等。

（四）化学防治

使用天然或合成的有毒物质，以不同的剂型（粉剂、乳剂、油剂、缓释剂、悬浮剂及颗粒剂等），通过不同的途径（毒杀、熏蒸等）控制有害生物的办法。化学防治见效快、效果显著、使用方便，适用于大面积防治，是目前媒介生物防控重要措施之一。但化学防治存在着环境污染和抗药性的问题，需合理、科学用药。常用的化学杀虫剂有有机氯类杀虫剂、有机磷类杀虫剂、氨基甲酸酯类杀虫剂以及拟除虫菊酯类杀虫剂。

（五）生物防治

利用其他生物（天敌）或其代谢产物来控制有害生物的办法。这种方法最大的优点是不污染环境，已成为目前媒介生物防治的主要方向之一。主要包括引入捕食者、微生物农药（苏云金芽孢杆菌、绿僵菌及白僵菌）和病毒（核型多角体病毒及颗粒体病毒）等。

（六）法规防治

为预防媒介生物的入侵、栖息、生长繁殖和扩散，以媒介生物防治法律、法规为依据，依法行政，强制性地防治媒介生物，包括卫生监督、卫生检疫和强制防治。

参考文献

［1］吕斌，张际文．卫生检疫学［M］．2 版．北京：人民卫生出版社，2015.

［2］李金明，刘辉．临床免疫学检验技术［M］．6 版．北京：人民卫生出版社，2015.

［3］汪天平，李石柱．热带病诊疗及防护手册［M］．北京：人民卫生出版社，2018．

［4］李兰娟，任红．传染病学［M］．9 版．北京：人民卫生出版社，2018．

［5］诸欣平，苏川．人体寄生虫学［M］．9 版．北京：人民卫生出版社，2018．

［6］董柏青，景怀琦，林玫，等．传染病预防控制技术与实践［M］．2 版．北京：人民卫生出版社，2020．

［7］巩沅鑫，郭红霞，叶楠，等．登革病毒实验室诊断方法研究进展［J］．中华疾病控制杂志，2020，24（1）：85－89．

［8］王国艳，曹姗姗，孙肖红．环介导等温扩增技术在黄病毒检测中的研究进展［J］．中国国境卫生检疫杂志，2020，43（4）：301－304．

［9］中华人民共和国国家质量监督检验检疫总局，中国国家标准化管理委员会．GB/T 23798—2009 病媒生物密度监测方法 老鼠［S］．北京：中国标准出版社，2009．

［10］中华人民共和国国家质量监督检验检疫总局，中国国家标准化管理委员会．GB/T 23797—2009 病媒生物密度监测方法 蚊虫［S］．北京：中国标准出版社，2009．

［11］中华人民共和国国家质量监督检验检疫总局，中国国家标准化管理委员会．GB/T 23796—2009 病媒生物密度监测方法 蝇类［S］．北京：中国标准出版社，2009．

［12］中华人民共和国国家质量监督检验检疫总局，中国国家标准化管理委员会．GB/T 23795—2009 病媒生物密度监测方法 蜚蠊［S］．北京：中国标准出版社，2009．

［13］中华人民共和国国家质量监督检验检疫总局，中国国家标准化管理委员会．GB/T 31721—2015 病媒生物控制术语与分类［S］．北京：中国标准出版社，2016．

［14］中华人民共和国国家卫生健康委员会．WS/T 692－2020 病媒生物密度监测方法 臭虫［S］．北京：中国标准出版社，2020．

［15］中国疾病预防控制中心．全国病媒生物监测实施方案（2016）．http：//www.cdc-gov.cn/newsview－736.html．

［16］中华人民共和国国家卫生健康委员会．2015 年我国卫生和计划生育事业发展统计公报．（2016－07－20）．http：//www.nhc.gov.cn/guihuaxxs/s10748/201607/da7575d64fa04670b5f375c87b6229b0.shtml．

［17］中华人民共和国国家卫生健康委员会．2016 年我国卫生和计划生育事业发展统计公报．（2017－08－18）．http：//www.nhc.gov.cn/guihuaxxs/s10748/201708/d82fa7141696407abb4ef764f3edf095.shtml．

［18］中华人民共和国国家卫生健康委员会．2017 年我国卫生健康事业发展统计公报．（2018－06－12）．http：//www.nhc.gov.cn/guihuaxxs/s10743/201806/44e3cdfe11fa4c7f928c879d435b6a18.shtml．

［19］中华人民共和国国家卫生健康委员会．2018 年我国卫生健康事业发展统计公报．（2019－05－22）．http：//www.nhc.gov.cn/guihuaxxs/s10748/201905/9b8d52727cf346049de8acce25ffcbd0.shtml．

［20］中华人民共和国国家卫生健康委员会．2019 年我国卫生健康事业发展统计公报．（2020－06－06）．http：//www.nhc.gov.cn/guihuaxxs/s10748/202006/ebfe31f24cc145b198dd730603ec4442.shtml．

［21］World Health Organization. A global brief on vector-borne diseases［M］. Geneva：WHO

Press, 2014.

[22] Notomi T, Okayama H, Masubuchi H, et al. Loop – mediated isothermal amplification of DNA [J]. Nucleic Acids Res, 2000, 28, (12): E63.

[23] World Health Organization. Malaria. https://www. who. int/health-topics/malaria#tab = tab_1.

[24] World Health Organization. Leishmaniasis. https://www. who. int/health-topics/leishmaniasis#tab = tab_ 1.

（权云帆）